小儿神经系统疾病诊疗常规

编著 于 菲

U0345272

汕头大学出版社

图书在版编目（CIP）数据

小儿神经系统疾病诊疗常规 / 于菲编著. —— 汕头：
汕头大学出版社, 2019.9
ISBN 978-7-5658-3291-8

Ⅰ.①小… Ⅱ.①于… Ⅲ.①小儿疾病—神经系统疾
病—诊疗 Ⅳ.①R748

中国版本图书馆CIP数据核字(2018)第290366号

小儿神经系统疾病诊疗常规

XIAOER SHENJINGXITONG JIBING ZHENLIAO CHANGGUI

编　　著：于　菲
责任编辑：宋倩倩
责任技编：黄东生
封面设计：成　风
出版发行：汕头大学出版社
　　　　　广东省汕头市大学路243号汕头大学校园内　邮政编码：515063
电　　话：0754-82904613
印　　刷：朗翔印刷（天津）有限公司
开　　本：710 mm×1000 mm　1/16
印　　张：12.75
字　　数：255千字
版　　次：2019年9月第1版
印　　次：2019年9月第1次印刷
定　　价：98.00元
ISBN 978-7-5658-3291-8

目　录

上篇　概论

第一章　小儿神经系统结构与功能

第一节　神经系统基本简介

神经系统是人体内起主导作用的功能调节系统。人体的结构与功能均极为复杂，体内各器官、系统的功能和各种生理过程都不是孤立的，而是在神经系统的直接或间接调节控制下，互相联系、相互影响、密切配合，使人体成为一个完整统一的有机体，实现和维持正常的生命活动。同时，人体又生活在经常变化的环境中，环境的变化必然随时影响着体内的各种功能，这也需要神经系统对体内各种功能不断进行迅速而完善的调整，使人体适应体内外环境的变化。可见，神经系统在人体生命活动中起着主导的调节作用。人类的神经系统高度发展，特别是大脑皮层不仅进化成为调节控制人体活动的最高中枢，而且进化成为能进行思维活动的器官。因此，人类不但能适应环境，还能认识和改造世界。

神经系统分为中枢神经系统和周围神经系统两大部分。中枢神经系统包括脑和脊髓。脑和脊髓位于人体的中轴位，它们的周围有颅骨和脊椎骨包绕。这些骨质地很硬，在人年龄小时还富有弹性，因此可以使脑和脊髓得到很好的保护。脑分为端脑、间脑、中脑、后脑（包括脑桥和小脑）以及延髓5个部分。大脑还分为左、右两个半球，分别管理人体不同的部位。脊髓主要是传导通路，能把外界的刺激及时传送到脑，然后再把脑发出的命令及时传送到周围器官，起到了上通下达的桥梁作用。周围神经系统包括脑神经、脊神经和自主神经。脑神经共有12对，主要支配头面部器官的感觉和运动。人能看到周围事物，听见声音，闻出香臭，尝出滋味，以及有喜怒哀乐的表情等，都必须依靠这12对脑神经。脊神经共有31对，其中包括颈神经8对，胸神经12对，腰神经5对，骶神经5对，尾神经 1对。脊神经由脊髓发出，主要支配身体和四肢的感觉、运动和反射。自主神经也称为内脏神经，主要分布于内脏、心血管和腺体。心跳、呼吸和消化活动都受它的调节。自主神经分为交感神经和副交感神经两类，两者之间相互拮抗又相互协调，组成一个配合默契的有机整体，使内脏活动能适应内外环境的需要。脑是按对侧支配的原则来发挥功能的，此外，左、右侧脑还有各自侧重的分工。如左脑主要负责语言和逻辑思维，右脑负责艺术思维等。

第二节　神经系统的功能

　　神经系统调节和控制其他各系统的功能活动，使机体成为一个完整的统一体。例如，当参加体育运动时，随着骨骼肌的收缩，出现呼吸加快加深、心跳加速、出汗等一系列变化。

　　神经系统通过调整机体功能活动，使机体适应不断的外界环境，维持机体与外界环境的平衡。如气温低时，通过神经系统的调节，使周围小血管收缩，减少体内热量散发；气温高时，周围小血管扩张，增加体内热量的散发，以维持体温在正常水平。

　　人类在长期的进化发展过程中，神经系统特别是大脑皮质得到了高度的发展，产生了语言和思维，人类不仅能被动地适应外界环境的变化，而且能主动地认识客观世界，改造客观世界，使自然界为人类服务，这是人类神经系统最重要的特点。

第三节　神经系统主要特点

　　神经系统由中枢部分及其外周部分所组成。中枢部分包括脑和脊髓，分别位于颅腔和椎管内，两者在结构和功能上紧密联系，组成中枢神经系统。外周部分包括12对脑神经和31对脊神经，它们组成外周神经系统。外周神经分布于全身，把脑和脊髓与全身其他器官联系起来，使中枢神经系统既能感受内外环境的变化（通过传入神经传输感觉信息），又能调节体内各种功能（通过传出神经传达调节指令），以保证人体的完整统一及其对环境的适应。神经系统的基本结构和功能单位是神经元（神经细胞），而神经元的活动和信息在神经系统中的传输则表现为一定的生物电变化及其传播。例如，外周神经中的传入神经纤维把感觉信息传入中枢，传出神经纤维把中枢发出的指令信息传给效应器，都是以神经冲动的形式传送的，而神经冲动就是一种称为动作电位的生物电变化，是神经兴奋的标志。

　　中枢神经通过周围神经与人体其他各个器官、系统发生极其广泛复杂的联系。神经系统在维持机体内环境稳定，保持机体的完整、统一及其与外环境的协调平衡中起着主导作用。在社会劳动中，人类的大脑皮层得到了高度发展和不断完善，产生了语言、思维、学习、记忆等高级功能活动，使人不仅能适应环境的变化，而且能认识和主动改造环境。内、外环境的各种信息，由感受器接受后，通过周围神经传递到脑和脊髓的各级中枢进行整合，再经周围神经控制和调节机体各系统器官的活动，以维持机体与内、外界环境的相对平衡。神经系统是由神经细胞（神经元）和神经胶质所组成。

　　人体各器官、系统的功能都是直接或间接处于神经系统的调节控制之下，神经系统是整体内起主导作用的调节系统。人体是一个复杂的机体，各器官、系统的功能不是孤立的，它们之间互相联系、互相制约；同时，人体生活在经常变化的环境中，环境的变化随时影响着体内的各种功能。这就需要对体内各种功能不断做出迅速而完善的调节，使机体适应内外环境的变化。实现这一调节功能的系统主要就是神经系统。

第四节　神经系统基本结构

一、神经系统的组成

神经系统由脑、脊髓、脑神经、脊神经和自主神经，以及各种神经节组成，能协调体内各器官、各系统的活动，使之成为完整的一体，并与外界环境发生相互作用

（一）神经元（神经细胞）

神经元（neuron）是一种高度特化的细胞，是神经系统的基本结构和功能单位，它具有感受刺激和传导兴奋的功能。神经元由细胞体和突起两部分构成。胞体的中央有细胞核，核的周围为细胞质，胞质内除有一般细胞所具有的细胞器如线粒体、内质网等外，还含有特有的神经元纤维及尼氏体。神经元的突起根据形状和机能又分为树突（dendrite）和轴突（axon）。树突较短但分支较多，它接受冲动，并将冲动传至细胞体，各类神经元树突的数目多少不等，形态各异。每个神经元只发出一条轴突，长短不一，胞体发生出的冲动则沿轴突传出。

根据突起的数目，可将神经元从形态上分为假单极神经元、双极神经元和多极神经元三大类。

1. 假单极神经元　胞体在脑神经节或脊神经节内。由胞体发出一个突起，在不远处分两支，一支至皮肤、运动系统或内脏等处的感受器，称周围突；另一支进入脑或脊髓，称中枢突。

2. 双极神经元　由胞体的两端各发出一个突起，其中一个为树突，另一个为轴突。

3. 多极神经元　有多个树突和一个轴突，胞体主要存在于脑和脊髓内，部分存在于内脏神经节。

根据神经元的功能，又可分为感觉神经元、运动神经元和联络神经元。感觉神经元又称传入神经元，一般位于外周的感觉神经节内，为假单极或双极神经元，感觉神经元的周围突接受内外界环境的各种刺激，经胞体和中枢突将冲动传至中枢；运动神经元又名传出神经元，一般位于脑、脊髓的运动核内或周围的自主神经节内，为多极神经元，它将冲动从中枢传至肌肉或腺体等效应器；联络神经元又称中间神经元，是位于感觉和运动神经元之间的神经元，起联络、整合等作用，为多极神经元。

（二）神经纤维

神经元较长的突起（主要由轴突）及套在外面的鞘状结构，称神经纤维（nerve-fibers）。在中枢神经系统内的鞘状结构由少突胶质细胞构成，在周围神经系统的鞘状结构

则是由神经膜细胞（也称施万细胞）构成。神经纤维末端的细小分支叫神经末梢。

（三）突触

神经元间联系方式是互相接触，而不是细胞质的互相沟通。该接触部位的结构特化称为突触（synapse），通常是一个神经元的轴突与另一个神经元的树突或胞体借突触发生机能上的联系，神经冲动由一个神经元通过突触传递到另一个神经元。长而分支少的是轴突，短而呈树枝状分支的是树突。

（四）神经胶质细胞

神经胶质细胞（neuroglia）的数目是神经元10～50倍，突起无树突、轴突之分，胞体较小，胞质中无神经元纤维和尼氏体，不具有传导冲动的功能。神经胶质对神经元起着支持、绝缘、营养和保护等作用，并参与构成血脑屏障。

（五）神经冲动

神经冲动就是动作电位。在静息状态下（即没有神经冲动传播的时候），神经纤维膜内的电位低于膜外的电位，即静息膜电位是膜外为正电位，膜内为负电位。也就是说，膜属于极化状态（有极性的状态）。在膜上某处给予刺激后，该处极化状态被破坏，叫做去极化。在极短时间内，膜内电位会高于膜外电位，即膜内为正电位，膜外为负电位，形成反极化状态。接着，在短时间内，神经纤维膜又恢复原来的外正内负状态——极化状态。去极化、反极化和复极化的过程，也就是动作电位——负电位的形成和恢复的过程，全部过程只需数毫秒的时间。

神经细胞膜上出现极化状态：由于神经细胞膜内外各种电解质离子浓度不同，膜外钠离子浓度高，膜内钾离子浓度高，而神经细胞膜对不同粒子的通透性各不相同。神经细胞膜在静息时对钾离子的通透性大，对钠离子的通透性小，膜内的钾离子扩散到膜外，而膜内的负离子却不能扩散出去，膜外的钠离子也不能扩散进来，因而出现极化状态。

动作电位的产生：在神经纤维膜上有两种离子通道，一种是钠离子通道，一种是钾离子通道。当神经某处受到刺激时会使钠通道开放，于是膜外的钠离子在短期内大量涌入膜内，造成了内正外负的反极化现象。但在很短的时期内钠通道又重新关闭，钾通道随机开放，钾离子又很快涌出膜外，使得膜电位又恢复原来外正内负的状态。

二、神经系统的分类

神经系统在形态上和机能上都是完整的不可分割的整体，为了学习方便，可从不同角度将其区分。

（一）按位置功能区分

1.中枢神经系统（central nervous system）　包括位于颅腔内的脑和位于椎管内的脊髓。

（1）脑（brain）：是中枢神经系统的头端膨大部分，位于颅腔内。脑分为端脑、间脑、中脑、后脑（包括脑桥和小脑）以及延髓5个部分。通常把中脑、脑桥和延髓合称为脑干，延髓向下经枕骨大孔连接脊髓。脑的内腔称为腔室，内含脑脊髓液。端脑包括左、右大脑半球。每个半球表层由灰质所覆盖，叫大脑皮质。人类的大脑皮质在长期的进化过程中高度发展，不仅是人类各种机能活动的高级中枢，也是人类思维和意识活动的物质基础。

同时，大脑皮层是神经系统的最高中枢，其不同部位具有不同功能，有管理躯体运动的区域，如中央前回的运动区、颞叶的听区、枕叶的视区等。大脑皮质通过两条下行路径管理躯体运动，即锥体系与锥体外系。前者发动运动，后者协调运动。此外，大脑皮质边缘叶为调节内脏活动的主要部位。在高等动物中，条件反射主要是大脑皮质的功能。

小脑与低位脑干有双向纤维联系，因此，小脑可以调节躯体运动，并与前庭核、红核等共同调节肌紧张，调节躯体反射活动。小脑与大脑皮质也有双向纤维联系，因而小脑对随意动作起调节作用，使动作的力量、快慢与方向得到精准的控制。

脑干是脊髓与大脑间的上下通路。脑干中存在许多反射中枢。延髓内有调节呼吸、循环等活动的基本生命活动中枢，还有调节躯体运动反射的重要中枢。脑桥中存在角膜反射中枢。中脑上丘为视觉反射中枢，下丘为听觉反射中枢，红核是姿势反射的重要中枢。

（2）脊髓（spinal cord）：呈前后扁的圆柱体，位于椎管内，上端在平齐枕骨大孔处与延髓相续，下端终于第1腰椎下缘水平。脊髓前、后面的两侧发出许多条细的神经纤维束，叫做根丝。一定范围的根丝向外方集中成束，形成脊神经的前根和后根。前、后根在椎间孔处合并形成脊神经。脊髓以每对脊神经根根丝的出入范围为准，划分为31个节段，即颈髓8节（C1—8），胸髓12节（T1—12），腰髓5节（L1—5），骶髓（S1—5），尾髓1节（Co1）。

2. 周围神经系统（peripheral nervous system）　联络于中枢神经和其他各系统器官之间，包括与脑相连的12对脑神经（cranial nerves）和与脊髓相连的31对脊神经（spinal nerves）。按其所支配的周围器官的性质，可分为分布于体表和骨骼肌的躯体神经系和分布于内脏、心血管和腺体的内脏神经系。

周围神经的主要成分是神经纤维。将来自外界或体内的各种刺激转变为神经信号向中枢内传递的纤维称为传入神经纤维，由这类纤维所构成的神经叫传入神经或感觉神经（sensory nerve）；向周围的靶组织传递中枢冲动的神经纤维称为传出神经纤维，由这类神经纤维所构成的神经称为传出神经或运动神经（motor nerve）。分布于皮肤、骨骼肌、肌腱和关节等处，将这些部位所感受的外部或内部刺激传入中枢的纤维称为躯体感觉纤维；分布于内脏、心血管及腺体等处并将来自这些结构的感觉冲动传至中枢的纤维称为内脏感觉纤维。分布于骨骼肌并支配其运动的纤维叫做躯体运动纤维；而支配平滑肌、心肌运动以及调控腺体分泌的神经纤维叫做内脏运动纤维，由它们所组成的神经叫做自主神经。

（二）躯体与内脏神经系统

神经系统可分为躯体神经系统（somatic nervous system）和内脏神经系统（visceral nervous system）（自主神经系autonomic nervous system）。它们的中枢部都在脑和脊髓，周围部分分别称躯体神经和内脏神经。

1. 躯体神经（somatic nerves） 主要分布于皮肤和运动系统（骨、骨联结和骨骼肌），管理皮肤的感觉和运动器的感觉及运动。

2. 内脏神经（visceral nerves） 主要分布于内脏、心血管和腺体，管理它们的感觉和运动。

两种神经都含有感觉（传入）神经和运动（传出）神经，内脏运动神经又根据其功能分为交感神经和副交感神经。

第五节　脊神经与脑神经

一、脊神经

脊神经由与脊髓相连的前根（anterior root）和后根（posterior root）在椎间孔合并而成。前根属运动性，由位于脊髓灰质前角和侧角（侧角位—C8—L3节段）及骶髓副交感核（S2—4）的运动神经元轴突组成。后根属感觉性，由脊神经节内假单极神经元的中枢突组成。脊神经节是后根在椎间孔处的膨大部，为感觉性神经节，主要由假单极神经元胞体组成。

脊神经出椎间孔后立即分为前支和后支。此外，脊神经还分出一支很细小的脊膜返支，经椎间孔返入椎管，分布于脊膜。脊神经后支一般都较细小，按节段分布于项、背、腰、骶部深层肌肉及皮肤。脊神经前支粗大，分布于躯干前外侧部和四肢的皮肤及肌肉。在人类，除胸神经前支保持着明显的节段性外，其余脊神经的前支则交织成丛，然后再分支分布。脊神经前支形成的丛计有颈丛、臂丛、腰丛和骶丛。

（一）颈丛

颈丛（cervical plexus）由第1—4颈神经前支组成。它发出皮支和肌支。皮支分布到颈前部皮肤。肌支分布于颈部部分肌肉（颈部深肌）、舌骨下肌群和肩胛提肌；其中最主要的是膈神经（phrenic nerve），为混合性神经，由第3—5颈神经前支发出，下列穿经胸腔至膈肌，主要支配膈肌的运动以及心包、部分胸膜和腹膜的感觉。

（二）臂丛

臂丛（brachial plexus）由第5—8颈神经前支和第1胸神经前支的大部分组成。先位于颈根部，后伴锁骨下动脉经斜角肌间隙和锁骨后方进入腋窝。其间几经相互编织，可分为根、干、股、束四段，并发出许多分支，在腋窝臂丛形成三个束，即外侧束、内侧束和后束，包绕腋动脉。

臂丛的分支很多，其主要分支如下：

1. 肌皮神经　肌皮神经（musculocutaneous nerve）自外侧束发出，支配着臂前群肌和前臂外侧的皮肤。

2. 正中神经　正中神经（median nerve）由内侧束和外侧束各发出一根合成，支配前臂前群肌的大部分、手鱼际肌及手掌面桡侧三个半指的皮肤。

3. 尺神经　尺神经（ulnar nerve）由内侧束发出，支配前臂前群肌的靠尺侧的小部分肌肉、小鱼际肌和手肌中间群的大部分，以及手掌面尺侧一个半指和手背面尺侧两个半指的皮肤。

4. 桡神经　桡神经（radial nerve）发自后束，支配臂及前臂后群肌、臂及前臂背侧面皮肤和手背面桡侧两个半指的皮肤。

5. 腋神经　腋神经（axillary nerve）由后束发出，支配三角肌、小圆肌及三角肌区和臂外侧面的皮肤。

（三）胸神经前支

胸神经前支共12对，其中第1—11对胸神经前支位于相应的肋间隙中，称肋间神经（intercostal nerve）；第12对胸神经前支位于第12肋下缘，叫肋下神经（subcostal nerve）。下6对胸神经前支除支配相应的肋间肌及皮肤外，还支配腹前、外侧壁的肌肉和皮肤。

（四）腰丛

腰丛（lumbar plexus）由第12胸神经前支的一部分，第1—3腰神经前支和第4腰神经前支的一部分组成。位于腰椎两侧、腰大肌的深面，其主要分支有：

1. 股神经　股神经（femoral nerve）经腹股沟韧带深面下行至股部，支配股前群肌和肌前部、小腿内侧部和足内侧缘的皮肤。

2. 闭孔神经　闭孔神经（obturator nerve）经小骨盆穿闭膜管至股内侧部，支配股内收肌群及股内侧面的皮肤。

（五）骶丛

骶丛（sacral plexus）由第4腰神经前支的一部分与第5腰神经前支合成的腰骶干以及骶、尾神经的前支编织而成，位于骶骨和梨状肌前面，分支分布于会阴部、臀部、股后部、小腿和足的肌肉与皮肤。主要分支有坐骨神经。

坐骨神经（sciatic nerve）自梨状肌下孔出骨盆腔后，经臀大肌深面至股后部，在腘窝上方分为胫神经和腓总神经。沿途发出肌支支配股后群肌。胫神经（tibial nerve）为坐骨神经的延续，在腘窝下行至小腿后部，分支支配小腿后群肌、足底肌以及小腿后面、足底和足背外侧的皮肤。腓总神经（common peroneal nerve）沿窝外侧壁绕过腓骨颈下行至小腿前区，支配小腿前群肌、外侧群肌以及小腿外侧面、足背和趾背的皮肤。

二、脑神经

脑神经与脑相连，自颅腔穿过颅底的孔、裂、管出颅，共12对。其名称为：Ⅰ嗅神经、Ⅱ视神经、Ⅲ动眼神经、Ⅳ滑车神经、Ⅴ三叉神经、Ⅵ展神经、Ⅶ面神经、Ⅷ前庭蜗神经、Ⅸ舌咽神经、Ⅹ迷走神经、Ⅺ副神经及Ⅻ舌下神经。其中Ⅰ、Ⅱ、Ⅷ为感觉性神经，Ⅲ、Ⅳ、Ⅵ、Ⅺ、Ⅻ主要为运动性神经，Ⅴ、Ⅶ、Ⅸ、Ⅹ为混合性神经。

第六节 神经系统活动方式与常用术语

一、活动方式

神经系统的功能活动十分复杂，但其基本活动方式是反射（reflex）。反射是神经系统对内、外环境的刺激所做出的反应。

反射活动的形态基础是反射弧（reflex-arc）。反射弧的基本组成：感受器→传入神经→神经中枢→传出神经→效应器。反射弧中任何一个环节发生障碍，反射活动将减弱或消失。

反射弧必须完整，缺一不可。脊髓能完成一些基本的反射活动。

二、折叠消除脑细胞疲劳的方法

（一）静止性（消极）休息

静止性休息主要是通过睡眠，使大脑细胞产生广泛的抑制，从而使已经疲劳的脑细胞恢复机能。

（二）活动性（积极）休息

活动性休息则是通过一定的户外活动，使大脑皮层不同功能的细胞产生兴奋与抑制过程相互诱导，从而使细胞得到交替休息。

（三）经常参加体育锻炼可以预防和治疗神经衰弱

神经衰弱一般是由于长期长时间用脑，不注意休息，使大脑皮层兴奋，抑制长时间失衡而引起的神经系统机能下降的一种功能性疾病。体育锻炼可以有效地预防和治疗神经衰弱。

三、常用术语

在中枢和周围神经系统中，神经元的胞体和突起因聚集部位和排列方式不同而有不同的术语：

（一）灰质（gray matter）

在中枢神经系统内，神经元的胞体连同其树突集中的部位，色泽灰暗，称灰质。位于大脑和小脑表层的灰质分别称大脑皮质和小脑皮质。

（二）白质（white matter）

在中枢神经系统内，神经元轴突集中的部位，因多数轴突具有髓鞘，颜色苍白，称白质。大、小脑深部的白质分别称大脑髓质和小脑髓质。

（三）神经核（nucleus）

在中枢神经系统内，包埋在白质内的灰质团块，内有形态和功能相同的神经元胞体，称神经核。

（四）神经节（ganglion）

是神经元胞体在周围的集中部位，外面为结缔组织所包绕，并与一定的神经相联系。根据节内神经元的功能又可分为感觉性神经节和自主神经节。感觉性神经节为感觉神经元胞体的聚集地，例如脊神经后根节、三叉神经半月节等。自主神经节由交感或副交感神经的节后神经元胞体集中所形成。

（五）神经（nerve）

在周围神经系统中，神经纤维集合成大小、粗细不等的集束，由不同数目的集束再集合成一条神经。在每条纤维，每个集束及整条神经的周围，都包有结缔组织被膜，分别称神经内膜、神经束膜和神经外膜。

（六）纤维束（fiber tract）

在中枢神经系统白质内，起止、行程和功能相同的神经纤维集聚成束，称纤维束或传导束。

第二章　小儿神经系统发育特点

一、小儿神经系统的发育

（一）脑的发育

在胎儿时期，神经系统发育最早，尤其是脑的发育最为迅速。新生儿脑重已达成人脑重的25%左右。

出生时，大脑神经细胞数目已与成人接近，但其树突和轴突少而短。小儿出生后，皮层细胞的数目不再增加，脑重的增加主要是神经细胞体积增大和树突的增多、加长，以及神经髓鞘的形成和发育。

出生时神经髓鞘的形成和发育不完善，神经纤维约在4岁时才完成髓鞘化。故在此之前，尤其是婴幼儿时期，由于神经髓鞘形成不完善，当外界刺激作用于神经纤维传入大脑时，因没有髓鞘的隔离，兴奋可传入邻近的神经纤维，不易在大脑皮层形成明确的兴奋灶；同时，各种刺激引起的神经冲动在无髓鞘的神经传导速度也较缓慢。这就是婴幼儿对外来刺激的反应较慢且易于泛化的主要原因，因不易形成兴奋灶，故易疲劳而进入睡眠状态。

（二）脊髓的发育

脊髓在出生时已具备功能。脊髓的增长和运动功能的发育是平行的，随年龄增长而加长增重。在胎儿期，脊髓下端位于第2腰椎下缘，4岁时上移至第1腰椎，在进行腰椎穿刺定位时应注意。

（三）神经反射

小儿出生时即具有一些原始反射，如觅食、吸吮、吞咽、握持、拥抱等反射，和对寒冷、疼痛及强光的反应。随着年龄的增长，某些原始（暂时性）反射如吸吮、拥抱、握持等反射应于3～4个月时自然消失。如这些反射在新生儿期减弱或消失，或数月后仍不消失，常提示有神经系统疾病。

新生儿和婴儿肌腱反射较弱，提睾反射、腹壁反射也不易引出，至1岁时才稳定。出生后3～4个月前的婴儿肌张力较高，Kernig征（凯尔尼格征）可呈阳性，2岁以下小儿Babinski征（巴彬斯基征）阳性亦可为生理现象。

出生后2周左右形成第一个条件反射，即抱起喂奶时出现吸吮动作。生后2个月开始逐渐形成视觉、触觉、味觉、听觉、嗅觉等条件反射，3～4个月开始出现兴奋性和抑制性条件反射；2～3岁时皮质抑制功能发育完善，至7～14岁时皮质抑制调节功能才能达到一定强度。

小儿神经系统发育特征：先快后慢。小儿腰穿部位：腰椎4、5间隙（成人3、4间隙）。出生时有原始反射，如觅食、吸吮、吞咽、握持、拥抱等反射，3～4个月消失。

二、小儿神经系统的发育特点

（一）生长、发育迅速

1. 单神经细胞的生长发育 从一个单神经细胞来看，其生长发育经历了3个阶段。

（1）神经细胞增长期：自受精卵在子宫着床，神经细胞就开始生长。在胎儿末期和新生儿初期，皮层细胞的增生、长大和分化达最高峰，以后逐渐减弱。小儿出生后，皮层细胞的数目不再增加（有人认为脑细胞增殖持续到出生后的6个月）。以后的变化主要是细胞功能日趋成熟与复杂化。

（2）神经细胞延伸期：孕4个月后，神经细胞像蝌蚪一样渐渐长出一条长尾巴。

（3）髓鞘形成期：出生4个月，神经细胞形成分支，这些分支被脂质包裹，像电线包皮一样，一方面起着绝缘作用，使信息传递不会发生混乱；另一方面使信息传递迅速（近音速），使头脑反应灵敏。各部分髓鞘形成的次序依次为：周围神经（感觉神经早于运动神经）、脊髓、延髓、脑桥、中脑、小脑、间脑、大脑。

单个神经细胞的发育完毕，并不等于整个神经系统的发育成熟。众多的神经细胞如果不相互沟通，再多也不过是一盘散沙。

2. 脑整体的生长发育 从脑整体发育来看，每根神经产生大量的分支，这些分支相互交织，形成突触联系，构成复杂的网络。脑的发育也经历了3个阶段。

（1）第一阶段：0～3岁，脑神经网络已形成80%，这是脑发育的黄金时期。出生6个月，脑重量比初生时增加1倍。2岁时为初生时的3倍，成人的3/4倍。3岁的脑重量是初生时的3倍。

（2）第二阶段：4～7岁，脑神经网络已形成90%，孩子个性在此阶段形成。7岁时的脑重量是初生时的4倍。

（3）第三阶段：7～12岁，脑的神经网络均已形成，脑的重量与成人脑十分接近。

3. 脑发育是一个"修剪"过程 未使用的连接通道被淘汰，相关的突触消失，神经细胞萎缩或凋亡。活跃的传导通道保留、加强，神经细胞体积增大，代谢旺盛。环境对"连接"通道的刺激频率，决定着哪些通道存留，哪些通道凋亡。所谓某种功能的"关键期"，就是执行这些功能的通道的快速接通期。没有接通的神经细胞就会凋亡。

（二）睡眠时间较长

睡眠是一种生理现象。充足的睡眠是身体发育（包括脑发育）所必需的前提条件。整个睡眠过程有两种睡眠时相交替出现，即快波睡眠和慢波睡眠。快波睡眠时，脑电波呈同步化快波，肌肉松弛，间断性眼球快速运动，脑内蛋白质合成加快，有利于新的突触形成，智力发展。做梦是快波睡眠的特征之一。慢波睡眠时，脑电波呈同步化慢波，生长素分泌明显升高，促进生长并有利于体力的恢复。

新生儿每天需要睡眠时间为18～20小时；1～6个月，16～18小时；7～12个月，14～15小时；1～2岁，13～14小时；2～3岁，12小时；5～7岁，11小时；小学生，保证10小时；中学生，保证8小时。

（三）营养需求量大

神经系统是支配全身的重要系统，因而在胎儿期和出生后，一直是最先发育的。出生时脑的平均重量为380克，6岁时约为1 300克，达成人的90%。营养的充足是脑发育的物质基础。因此，在6岁之前对儿童进行头围的测量，对了解其脑部发育状况有重要的意义。

（四）能量需求量多

大脑的能量供应有两个特点：需要氧，需要糖。即大脑只能利用体内的葡萄糖氧化供能。儿童脑细胞的耗氧量约为全身的50%。在大脑迅速发育时期，缺氧或低血糖可损伤脑细胞，尤其是在出生后的头两年，缺氧、低血糖情况发生越早、越频繁，大脑受损伤的可能性越大，可导致智力落后、生长发育迟缓。对于年长儿童，单纯低血糖不会造成大脑损伤，但可导致注意力、记忆力以及学习能力的下降。

第三章 小儿神经系统查体方法

小儿神经系统检查的主要内容与成人大致相同，但由于小儿神经系统正处于生长发育阶段，不同年龄的正常标准不一样，检查方法也有其特点，而且小儿有时难以合作，检查顺序也应灵活掌握。

一、一般检查

（一）意识和精神状态

需根据患儿对外界的反应状况来判断其是否有意识障碍。意识障碍的轻重程度可分为嗜睡、意识模糊和昏迷等。精神状态要注意有无烦躁不安、激惹、谵妄、迟钝、抑郁、幻觉及定向障碍等。

（二）皮肤

许多先天性神经系统疾病常合并有皮肤异常，如脑面血管瘤病（Sturge-Weber综合征），在一侧面部三叉神经分布区可见红色血管瘤；结节性硬化症（tuberoussclerosis）可见面部血管纤维瘤，躯干或四肢皮肤的色素脱失斑；神经纤维瘤病（neurofibromatosis）可见浅棕色的皮肤"咖啡牛奶斑"（Cafe-au-Laitspots）。

（三）头颅

首先要观察头颅的外形及大小。狭而长的"舟状头"见于矢状缝早闭；宽而短的扁平头见于冠状缝早闭；各颅缝均早闭则形成塔头畸形。小儿出生时头围约34 cm，生后前半年内每月约增加1.5 cm，后半年每月约增加0.5 cm，1岁时头围约46 cm，2岁时48 cm，5岁时50 cm，15岁时接近成人头围，为54~58 cm。还要注意头皮静脉是否怒张，头部有无肿物及瘢痕。头颅触诊要注意前囟门的大小和紧张度、颅缝的状况等。囟门过小或早闭见于小头畸形；囟门迟闭或过大见于佝偻病、脑积水等；前囟饱满或隆起提示颅内压增高，前囟凹陷见于脱水等。生后6个月不容易再摸到颅缝，若颅内压增高可使颅缝裂开，叩诊时可呈"破壶音"（Macewen征阳性）。颅透照检查适用于婴幼儿，当硬膜下积液时，透光范围增大；如有脑穿通畸形或重度脑积水时，照一侧时对侧也透光。

（四）五官

许多神经系统疾病可合并五官的发育畸形，如小眼球、白内障见于先天性风疹或弓形体感染，眼距宽可见于21-三体综合征、克汀病，耳大可见于脆性X染色体综合征，舌大而厚见于克汀病、黏多糖病等。

（五）脊柱

应注意有无畸形、异常弯曲、强直，有无叩击痛，有无脊柱裂、脊膜膨出、皮毛窦等。

二、脑神经检查

（一）嗅神经

检查时利用牙膏、香精等气味，通过患儿表情观察有无反应，不可用刺激三叉神经的物品，如氨水、浓酒精、胡椒、樟脑等。

（二）视神经

主要检查视觉、视力、视野和眼底。正常儿出生后即有视觉，检查小婴儿的视觉可用移动的光或色泽鲜艳的物品，年长儿可用视力表检查视力，年幼儿的视力可用图画视力表或小的实物放在不同的距离进行检查。检查视野年长儿可用视野计，年幼儿童可用对面检查法，5~6个月的婴儿，可用两个颜色、大小相同的物品，从小儿背后缓缓地移动到小儿视野内，左右移动的方向和速度要尽量一致，若小儿视野正常就会先朝一个物体看去，面露笑容，然后再去看另一个，同时用手去抓。如果多次试验小儿只看一侧物体，可能对侧视野缺损。检查眼底时应注意小儿特点，正常婴儿的视盘由于小血管发育不完善，颜色稍苍白，不可误认为视神经萎缩。

（三）动眼、滑车、外展神经

此三对脑神经支配眼球的运动及瞳孔反射，检查时应使小儿头不转动，眼球随医生的手指或玩具向上下左右各方向注视，观察有无运动受限，注意眼球位置，有无斜视、复视、眼震、眼睑下垂等。检查瞳孔时应注意其大小、形状、是否对称及对光反应等。

（四）三叉神经

运动纤维支配咀嚼肌，当瘫痪时，做咀嚼运动时扪不到咀嚼肌收缩；三叉神经运动纤维受刺激时，咀嚼肌强直，出现牙关紧闭。三叉神经感觉纤维司面部感觉，可用大头针和细棉条分别测试面部两侧的痛、触觉，并做上下、内外的比较。角膜反射检查可了解三叉神经感觉支是否受损。

（五）面神经

观察鼻唇沟深浅及面部表情，注意皱眉、闭眼、露齿、微笑、哭闹时左右是否对称。周围性面神经麻痹时，患侧上下部面肌全部瘫痪，该侧眼睑不能闭合、鼻唇沟变浅、口角歪斜等。中枢性面神经麻痹时，只表现为病变对侧下部面肌麻痹，如口角歪斜、鼻唇沟变浅，而眼裂改变不明显。

（六）听神经

检查听力可观察患儿对声音、语言和耳语的反应，较大儿童可用音叉鉴别是传导性耳聋还是神经性耳聋。检查前庭功能，可做旋转试验或冷水试验。年长儿可用转椅，婴幼儿可持其腋下平举旋转；冷水实验是在外耳道注冷水2~4 mL。正常儿做上述试验时可引发眼震，前庭神经或脑干病变时不能引起眼震，前庭器官或前庭神经兴奋性增强时眼震持续时间延长。

（七）舌咽、迷走神经

此两条神经损害时表现为吞咽困难、声音嘶哑，检查时可发现咽后壁感觉减退或消失。一侧舌咽、迷走神经麻痹时，可见该侧软腭腭弓较低，悬雍垂偏向健侧，发"阿"音时，病侧软腭不能上提或运动减弱。在急性延髓病变导致舌咽、迷走及舌下神经麻痹时，咽反射消失，并可有呼吸及循环功能障碍，称为延髓性麻痹（bulbarpalsy）。当病变在大脑或脑干上段时，如果双侧锥体束受累，也有吞咽、软腭及舌的运动障碍，但咽反射不消失，下颌反射亢进，此时称为假性延髓性麻痹（pseudobulbarpalsy）。在临床上应注意鉴别。

（八）副神经

主要支配斜方肌和胸锁乳突肌，可通过耸肩、转头检查其功能。

（九）舌下神经

应注意观察舌静止时的位置，有无萎缩、肌束震颤，伸舌是否居中等。舌下神经麻痹时，伸舌偏向麻痹侧，如果是周围性舌下神经麻痹，常伴舌肌萎缩和肌束震颤。

三、运动功能检查

（一）肌容积

应注意有无肌萎缩或肥大，萎缩多见于下运动神经元损伤，腓肠肌假性肥大多见于Duchenne型肌营养不良。

（二）肌张力

可用手触摸肌肉以判断在静止状态时肌肉的紧张度，或在肢体放松的情况下做被动的伸屈、旋前旋后、内收外展等运动以感其阻力。小婴儿肌张力可通过内收肌角、足跟碰耳试验、足背屈角、围巾征等观察。

（三）肌力

令患儿对抗阻力向各个可能的方向运动，从四肢远端向近端逐一检查各关节，两侧对比，注意各部位肌力。肌力大致可分为6级。0级：完全瘫痪，即令患儿用力时，肌肉无收缩；1级：可见到或触到肌肉收缩，但未见肢体移动；2级：有主动运动，但不能抵抗重力；3级：有主动运动，能对抗重力，但不能对抗人为阻力；4级：能对抗重力及人为阻力，但力量稍弱；5级：正常。

（四）共济运动

首先观察小儿持物、玩耍、行走时动作是否协调，然后可做如下检查：①鼻—指—鼻试验，小儿与检查者对坐，令其用食指端触自己的鼻尖，然后指检查者的示指，再指自己的鼻尖，反复进行，观察有无震颤，动作是否准确。②指鼻试验，先让小儿伸直前臂，再令其用示指端触鼻尖，反复进行，两侧比较，睁眼闭眼皆试。③跟膝胫试验，小儿仰卧，抬高一腿，将足跟准确地落在对侧膝盖上，然后沿胫骨向下移动，观察动作是否准确。④Romberg征，嘱小儿双足并拢站立，双手向前平伸，注意睁眼闭眼时站立是否平稳，如摇摆跌倒则为阳性。

（五）姿势和步态

观察卧、坐、立、走的姿势是否正常。检查步态时要注意有无摇晃不稳或蹒跚步态、痉挛性步态、剪刀式步态、"鸭步"等。

（六）不自主运动

观察有无不自主运动，如舞蹈样运动、手足徐动、扭转痉挛、抽动等。

四、感觉功能检查检查各种不同的感觉，并注意两侧对比

较大儿童尽可能地取得患儿合作，婴幼儿则难于准确判断，可根据患儿对刺激的反应估计。

（一）浅感觉

1. 痛觉检查　用针尖轻刺皮肤，让患儿回答有无痛感或根据患儿表情判断。
2. 触觉检查　用细棉条轻触皮肤。
3. 温度觉　可用装有冷水或热水的试管测试。

（二）深感觉

1. 位置觉　移动患儿的指或趾关节，让其回答是否移动及移动的方向。
2. 震动觉　用音叉柄放在骨突起部，测试有无震动感。

（三）皮层（综合）感觉

令患儿闭目，用手辨别物体的大小、形状、轻重等。

五、神经反射

正常小儿的生理反射有两类，一类是终生存在的反射（浅反射及腱反射），另一类为小儿时期暂时存在的反射。小儿浅反射、深反射及病理反射的检查方法基本同成人。现将婴儿特有的反射简介如下。

（一）觅食反射（rooting reflex）

轻触小婴儿口角或面颊部，小儿将头转向刺激侧，唇噘起。正常小儿生后即有，4~7个月消失。

（二）吸吮反射（sucking reflex）

用干净的橡皮奶头或小指尖放入小儿口内，引起小儿口唇及舌的吸吮动作。此反射生后即有，4~7个月消失。

（三）握持反射（palmergraspingreflex）

用手指从尺侧进入小儿手心，小儿手指屈曲握住检查者的手指。此反射生后即有，2~3个月后消失。

（四）拥抱反射（Moro reflex）

小儿仰卧，检查者拉小儿双手使肩部略微离开检查台面（头并未离开台面）时，突然将手抽出，小儿表现为上肢先伸直、外展；再屈曲内收，呈拥抱状，有时伴啼哭。正常新生儿生后即有，4~5个月后消失。

（五）颈肢反射

又称颈强直反射（neck tonic reflex）：小儿仰卧位，将其头转向一侧90°，表现为与颜面同侧的上下肢伸直，对侧上下肢屈曲。此反射生后即存在，3~4个月消失。

（六）交叉伸展反射（crossedextensionreflex）

小儿仰卧位，检查者握住小儿一侧膝部使下肢伸直，按压或敲打此侧足底，此时可见到另一侧下肢屈曲、内收，然后伸直，检查时应注意两侧动作是否对称。新生儿期有此反射，2个月后减弱，6个月后仍存在应视为异常。

（七）降落伞反射（parachute reflex）

托住小儿胸腹部呈俯卧悬空位，将小儿突然向前下方冲一下，此时小儿上肢立即伸开，稍外展，手指张开，好像阻止下跌的动作。此反射生后8~9个月出现，终生存在。

六、脑膜刺激征

（一）颈强直

患儿仰卧，检查者一手托住病儿枕部，向前屈曲颈部，正常时无抵抗感，阳性时颈部屈曲受阻，下颌不能抵胸部。

（二）Kernig征

患儿仰卧，检查者将其一侧下肢在髋关节及膝关节均屈曲成直角，然后抬高其小腿，如有抵抗不能上举时为阳性。

（三）Brudzinski征

患儿仰卧，检查者以手托起枕部，将头前屈，此时若膝关节有屈曲动作则为阳性。

第四章　婴儿期儿童神经系统发育及心理特点

　　婴儿期是指儿童从出生到1岁的时期，出生时新生儿的大脑在形态上与成人无显著差别，已有重要的沟和回，但发育差，脑皮层较成人薄，虽已有细胞分层，但细胞分化不全，缺乏树状突。出生时新生儿头围一般34 cm左右，脑重量400 g左右；1岁时头围46 cm，重量达900 g，故婴儿期是脑的重量增加最快的时期。从新生儿起随着脑重量的增加，神经突的数量及长度都在不断增加，神经纤维不断延长，为儿童与外界环境发生联系提供了物质基础。

　　胎儿刚出生后主要依靠皮层下中枢，通过非条件反射来保证他的内部器官和外部条件的最初适应，此时重要的非条件反射有食物反射、防御反射及定向反射。婴儿期由于神经髓鞘的形成不全，神经兴奋不能沿一定的通路迅速传导，故兴奋特别容易扩散，这也是小儿易激动的生理原因。

　　随着脑的不断发育，皮质中的暂时性联系也日益发展起来。新生儿明显的条件反射见于在出生后两周左右。4个月的儿童能区别各种气味，能分辨不同颜色的物体。4~5个月便能分辨亲人和生人。从第4个月起开始能分辨成人的声音，如听到母亲说话的声音就高兴起来，并开始发出一些声音以回答成人。5~6个月婴儿就可以再认妈妈，这是由于条件反射的建立和发展，婴儿出现的短暂记忆的表现。7~8个月时起，由于儿童多次感知某种物体或动作，并同时听到成人说出关于这一物体或动作的词，在他的脑里，就在这一物体或动作的形象和词的声音之间，建立暂时联系，以后只要再听到这个词的声音就能引起相应的反应。10~11个月起婴儿开始"懂得"词的意义，并对词的内容发生反应，词开始成为信号，即第二信号。儿童的语言或说出的词是从成人所发出的词或者语言的声音模仿开始产生的，因此，为了尽快开发儿童的语言能力，成人在与儿童接触时应尽可能不断给予语言刺激。

　　儿童情绪自2个月以后，积极情绪开始发展，当吃饱、温暖时，可以看到儿童活泼而微笑的表情；反之，能引起否定的情绪反应，如哭闹、呆滞等。因此，为了培养儿童良好的情绪状态，应经常和儿童交往，提供安静舒适的生活环境，提供适当的玩具，并多给予关心、照顾和抚爱。

第五章　幼儿期儿童神经系统发育及心理特点

幼儿期是指儿童从1岁到3岁的时期，又叫学前期。在这段时间内神经系统的结构和功能继续发展，至3岁左右，脑皮质细胞分化已基本完成，脑重量也达1 000 g以上，相当于成人脑重量的2/3，不但神经细胞体在增大，神经纤维也在延长，而且神经纤维髓鞘化过程也在迅速进行。约2岁时，感觉神经、运动神经以及锥体束纤维的神经髓鞘初步完成。

随着神经系统的发育，儿童脑的兴奋过程比以前更加集中，暂时性的联系也较容易形成，皮质的抑制过程也进一步加强，神经功能更易于集中，加强了对外界事物的分析综合能力，减少了儿童的冲动性，从而有利于儿童心理过程的发展。但就整个儿童期来讲，抑制过程还必将弱，兴奋过程仍然占优势，因而幼儿期儿童易于疲倦，容易激动，易受外界刺激物的影响，注意力不集中、不稳定等。

在幼儿期，行走动作方面有了很大的进步，1岁左右，儿童就会站起来，并有可能开始行走；在2～3岁时，儿童不但学会了行走，而且也逐渐学会了跳、跑、攀登阶梯、越过障碍物等复杂的动作。行走动作的发展扩大了幼儿的生活范围，为空间知觉、初步思维活动的形成准备了条件，可以帮助儿童及早摆脱对成人的过多依赖，发展儿童的独立性，对儿童的心理发展具有重大意义。

儿童的语言发育，只有在幼儿期才开始发展起来。儿童在与成人进行语言的不断交流过程中，语言得到了迅速发展。1岁左右能听懂的词10～20个，能说出的词则更少；在1岁至3岁时，儿童的语言能力大大加强。1岁半以前主要是单词句时期，即用一两个词来代表一个句子，如儿童常说"帽帽""猫猫""宝宝"等。1岁半以后儿童掌握的词汇数量增加，开始出现多词句。到了二三岁时，在成人正确教育的影响下，词汇量日渐增加，每个词所代表的经验也比较丰富，能按照词的指示来调节自己的行为，例如：成人往往利用"好""可以""对"来进行阳性的强化，而利用"不好""不可以""不对"来进行阴性的强化，儿童自己对自己说"我要……""我不要……"等，来表达自己的意愿。由于儿童语言的概况调节作用不断发展，给儿童学习社会经验、道德品质的形成提供了可能性。幼儿期儿童思维活动尚处于低级形式，缺乏自觉性、目的性，想象是零散的、片段的，故在幼儿期，我们应给儿童言语交流机会，如讲故事、说歌谣等，多鼓励儿童说话，利用言语交流不断丰富儿童的知识。

幼儿期儿童不但已经具有了各种愉快和不愉快的情绪，而且也开始有了比较复杂的情感体验，如喜欢与亲近的人交往，因为在交往中产生愉快的体验，在受到关心爱护时也会产生愉快的情感体验，但在不正确的教育下，也会产生不良情绪和情感，如产生嫉妒、爱发脾气等。幼儿期儿童由于大脑皮层的兴奋和抑制过程不平衡，故情绪、情感不稳定，不能较长时间控制自己的行为。为了培养儿童良好的情绪，应经常和儿童交往，开展多样化的活动。

第六章 学龄前期儿童神经系统发育及心理特点

学龄前儿童指的是3～7岁的儿童。此期儿童大脑的重量继续增加，到6～7岁时脑重量达1 280克，基本接近成人。神经纤维继续增长，分枝加多，长度加长，能更有利于神经联系。到6岁，神经髓鞘基本上发育完成，神经传导也就更加迅速、准确。大脑各叶的分化到6岁末也渐趋成熟。大脑结构生理的日趋成熟，为儿童行为的发育打下了良好基础。

随着神经系统的发育，学龄前儿童的兴奋和抑制功能在不断增强，兴奋过程也比以前进一步增强。儿童每天醒着的时间，比以前相对增加。7岁儿童每天睡11个小时就足够了，这使儿童有更充足的时间参加游戏和学习实践活动。

在实践活动进一步复杂化以及在与成人交际的范围日益扩大的基础上，语言能力也迅速发展起来。学龄前是完整的口头语言发展的关键时期，也是连贯性语言逐步发展的时期。3岁左右儿童掌握词汇1 000～1 100个，4～5岁儿童的常用词2 000～3 000个，5～6岁则可掌握3 000～4 000个词。3岁左右儿童语言的表达仅限于与其他儿童或成人对话提问，而缺乏连贯性的叙述，不可能讲述完整的故事。如能给予正确的教育，则儿童语言的连贯性会逐步发展。5～6岁已能讲述完整的故事。语言连贯性的发展是儿童语言能力和逻辑性思维发展的重要环节。此期儿童虽然语言表达能力有了进一步的发展，能用语言表达各种印象，但其表达能力一般还是差的。

在学前期，儿童的情绪情感虽有了进一步的发展，但由于皮层下中枢的活动仍占优势，故此期儿童的情绪易激动、不稳定，情感也具有易变性和富有冲动性，情感和情绪的受调节性差，成人有时不得不用转移的方法消除他们的某种消极情绪。到学前晚期，随着儿童内抑制和第二信号系统的发展，情绪的冲动性逐渐减少，自我调节情绪的能力逐渐增强，情感的稳定性和有意性才逐步增长起来，并能多少有意地控制自己情感的外部表现，甚至控制情感本身。成人的不断教育和要求以及儿童所参加的集体活动，都有利于儿童逐渐学会控制自己的情绪，减少冲动性。儿童情感的发展对儿童个性的形成起着重要的作用，因此，应从小培养儿童良好感情，如教育儿童爱祖国、爱人民、爱劳动、爱学习、爱公物等，同时也注意克服一些不良情绪，如虚荣心、嫉妒心等。

学前期儿童性格最突出的特点是活泼好动、好奇心强、好提问题、易冲动、自制力差、易受暗示、模仿性强。故针对儿童以上的特点，应给予正确指导，使发展为勤奋好学、进取心强的良好性格，努力创造良好的环境，为儿童创设良好的榜样，使儿童在模仿中学习。

第七章　儿童异常心理问题及心理障碍

儿童心理问题和心理障碍越来越受到关注。然而很多年轻的父母难以辨识孩子的行为是否异常，即使发现有不妥，往往感到疑惑，不知道是否该向心理医生求助。下面介绍一些幼儿常见的心理疾病症状，供父母参照。

咬指甲：咬指甲是儿童时期很常见的不良行为，男女儿童均可发生。程度轻重不一，重者可引起局部出血，甚至甲沟炎。爱咬指甲的孩子常伴有睡眠不安和抽动。

吮吸手指：到2~3岁以后，这种现象会明显减少。随着年龄增长，会逐渐消失。如不消失，则是一种不良的行为偏差。

选择性缄默症：是指已获得语言能力的孩子，因为精神因素的影响，在某些特定场合保持沉默不语。如在学校里不讲话，但在家里讲话。这种心理问题多在3~5岁时起病。

遗尿症：指5岁以上的孩子还不能自己控制排尿，夜间经常尿湿床铺，白天有时也尿湿裤子。多见于5~10岁的儿童，男孩多于女孩。

入睡困难：是指儿童在临睡时不愿上床睡觉，即使是躺在床上，也不容易入睡，在床上不停地翻动，或反复地要求父母给他讲故事，直到很晚才能勉强入睡。

梦魇：指从噩梦中惊醒，能生动地回忆梦里的内容，使孩子处于极度紧张焦虑状态的一种睡眠障碍。多发生在后半夜，多见于学龄前儿童。

偏食：是指儿童不喜欢或不吃某一种食物或某一些食物，是一种不良的进食行为。偏食在儿童中很常见，在城市儿童中占25%左右，在农村儿童中占10%左右。

拔毛癖：是指儿童时期出现的经常无缘无故地拔自己的头发、眉毛、体毛的不良行为。多见于4~5岁以上的儿童。

攻击行为：是指因为欲望得不到满足，采取有害他人、毁坏物品的行为。

儿童攻击行为常表现为打人、骂人、推人、踢人、抢别人的东西或玩具等。儿童的攻击行为一般在3~6岁出现第一个高峰，10~11岁出现第二个高峰。总体来说，攻击方式可分暴力攻击和语言攻击两大类，男孩以暴力攻击居多，女孩以语言攻击居多。

退缩行为：是指胆小、害羞、孤独，不敢到陌生环境中去，不愿意与小朋友们玩的不良行为。这种儿童对新事物不感兴趣，缺乏好奇心。

依赖行为：是指儿童对父母过分依赖，并与年龄不相符的一种不良行为。这种儿童如果父母不在，便容易发生焦虑或抑郁。

分离性焦虑：是指6岁以下的儿童，在与家人，尤其是母亲分离时，出现的极度焦虑反应。男女儿童均可得病，与患儿的个性弱点和对母亲的过分依恋有关。

神经性尿频：指每天的排尿次数明显增加，但尿量不增加、尿常规正常的一种心理疾病。排尿次数可以从正常的6～8次增加到20～30次，甚至每小时10多次，每次排尿很少，有时仅几滴。以4～5岁的儿童为多见。

神经性呕吐：指反复的餐后呕吐，但不影响食欲、体重的心理疾病。常常具有癔症性格，自我中心，暗示性强，往往在明显的心理因素作用下发病，以女孩为多见。

下篇　各论

第八章　儿童情绪与行为障碍

第一节　儿童焦虑症

儿童焦虑症（anxiety disorder of childhood）是最常见的情绪障碍，是一组以恐惧不安为主的情绪体验。可通过躯体症状表现出来，如无指向性的恐惧、胆怯、心悸、口干、头痛、腹痛等。婴幼儿至青少年均可发生。Anderson 等于1987年报道11岁新西兰儿童分离性焦虑症（SAD）年患病率为3.5%，过度焦虑性障碍（OAD）年患病率为2.9%。Bowen等1990年报道12～16岁儿童的SAD和OAD患病率是3.6%和2.4%。Whitaker报道14～17岁少年OAD的终生患病率是3.7%。国内目前仍无关于儿童焦虑症的流行病学资料。

一、病因

儿童焦虑症主要与心理社会因素及遗传因素有关。患儿往往是性格内向和情绪不稳定者，在家庭或学校等环境中遇到应激情况时产生焦虑情绪，并表现为逃避或依恋行为。部分患儿在发病前有急性惊吓史，如与父母突然分离、亲人病故、不幸事故等。如父母为焦虑症患者，患儿的焦虑可迁延不愈，成为慢性焦虑。家族中的高发病率及双生子的高同病率都提示焦虑症与遗传有关。

二、临床表现

（一）临床特点

焦虑症的主要表现是焦虑情绪、不安行为和自主神经系统功能紊乱。不同年龄的患儿表现各异。幼儿表现为哭闹、烦躁；学龄前儿童可表现为惶恐不安、不愿离开父母、哭泣、辗转不宁，可伴食欲不振、呕吐、睡眠障碍及尿床等；学龄儿童则可表现为上课思想不集中、学习成绩下降、不愿与同学及老师交往，或由于焦虑、烦躁情绪与同学发生冲突，继而拒绝上学、离家出走等。自主神经系统功能紊乱以交感神经和副交感神经系统功能兴奋症状为主，如胸闷、心悸、呼吸急促、出汗、头痛、恶心、呕吐、腹痛、口干、四肢发冷、尿频、失眠、多梦等。

（二）临床分型

根据起病形式、临床特点和病程临床上可分为惊恐发作与广泛性焦虑症。惊恐发作为急性焦虑发作，发作时间短，表现为突然出现强烈的紧张、恐惧、烦躁不安，常伴有明显的自主神经系统功能紊乱。广泛性焦虑症为广泛持久性焦虑，焦虑程度较轻，但持续时间长，患儿上课紧张、怕被老师提问、怕成绩不好等，也有自主神经系统功能紊乱表现。

根据发病原因和临床特征分为分离性焦虑、过度焦虑反应和社交性焦虑。分离性焦虑多见于学龄前儿童，表现为与亲人分离时深感不安，担心亲人离开后会发生不幸，亲人不在时拒不就寝，拒绝上幼儿园或上学，勉强送去时哭闹并出现自主神经系统功能紊乱症状。过度焦虑反应表现为对未来过分担心、忧虑和不切实际的烦恼。多见于学龄期儿童，担心学习成绩差、怕黑、怕孤独，常为一些小事烦恼不安、焦虑。患儿往往缺乏自信，对事物反应敏感，有自主神经系统功能紊乱表现。社交性焦虑患儿表现为与人接触或处在新环境时出现持久而过度的紧张不安、害怕，并试图回避，恐惧上幼儿园或上学，有明显的社交和适应困难。

三、诊断

焦虑症可根据临床特点、起病形式、病程和患儿的情绪体验做出诊断。

（一）惊恐发作的DSM-Ⅳ诊断标准

一段时间的极度害怕或不舒服，有以下4种以上症状突然发生，并在10 min内达到顶峰：①心悸、心慌或心率加快；②出汗；③颤抖；④觉得气短或胸闷；⑤窒息感；⑥胸痛或不舒服；⑦恶心或腹部不适；⑧感到头晕、站不稳、头重脚轻或晕倒；⑨环境解体（非现实感）或人格解体（感到并非自己）；⑩害怕失去控制或将要发疯；⑪害怕即将死亡；⑫感觉异常（麻木或刺痛感）；⑬寒战或潮热。

（二）广泛性焦虑症的DSM-Ⅳ诊断标准

①对不少事件和活动呈现过分的焦虑和担心至少在6个月以上；②发现难以控制住自己不去担心；③这种焦虑和担心都伴有以下6种症状之1项以上：坐立不安或感到紧张，容易疲倦，思想难以集中或头脑一下子变得空白，易激惹，肌肉紧张，睡眠障碍；④这种焦虑和担心不仅限于某种精神障碍；⑤此障碍并非由某种物质（如药物）或一般躯体情况（如甲状腺功能亢进所致之直接生理性效应）所致，也排除心境障碍、精神病性障碍或广泛性发育障碍的可能。

四、治疗

以综合治疗为原则，以心理治疗为主，辅以药物治疗。首先了解并消除引起焦虑症的原因，改善家庭与学校环境，创造有利于患儿的适应过程与环境，减轻患儿压力，增强自信。对于10岁以上的患儿予认知疗法可取得良好效果。松弛治疗可使生理性警醒水平降低，以减轻紧张、焦虑情绪，但年幼儿对此治疗理解与自我调节有困难，不易进行，而游戏和音乐疗法可取得一定疗效。对于有焦虑倾向的父母，要帮助他们认识到本身的个性弱点对患儿产生的不利影响，他们必须同时接受治疗。对于严重的焦虑症患儿，应予抗焦虑药物治疗，如应用丁螺环酮、苯二氮䓬类药物如地西泮、劳拉西泮、阿普唑仑，以及抗抑郁药如多塞平、西酞普兰、舍曲林等。

（一）权威疗法

BN脑神经介入平衡疗法三大特点介绍：通过微生物磁场效应作用于大脑直达病灶，无毒副作用、不会成瘾；能迅速修复致病祸根异变基因，激活大脑中枢神经核，从根本上治疗各种精神疾病；调节神经突出处活性基因的递质平衡，显著增强中枢神经的调制功能，从而从根本上治愈各类精神病。

传递高效药物：BN脑神经介入平衡疗法针对所治疗部位产生一系列的生物物理刺激和生物化学效应，通过经络神经传入大脑皮层，将药物有效地传输至受损神经，从而实现能快速修复。

修复大脑神经：形成一个优势兴奋灶，产生良性诱导，对引起疾病的病理兴奋灶起到不同程度的修复和激活作用，提高患者脑神经元调节自律性，修复受损的神经元及大脑细胞恢复高级神经功能。

平衡神经介质：快速对大脑神经、神经黏膜的病变部位和范围进行修复和治疗。从细胞、分子等多个水平抑制神经元的过度电兴奋，维持神经系统内环境的稳定。

（二）心理治疗

合适于急性期无消极观念的轻中度抑郁症，以及各类抑郁症急性期症状控制后的巩固和维持治疗，可以与药物治疗同时进行。心理治疗要求患者有一定的理解领悟能力，能够持之以恒，在一定程度上能够忍受治疗过程中症状带来的痛苦，其实不是任何人都适合；但若能坚持会增加心理健康和社会适应能力，可有效预防抑郁症的复燃复发。

1. 疏导与渲泄。患者在寻求心理治疗前的处境是无人理解、无处诉说的，因此医生要关心、富有同情心、安静地倾听，使病人清楚他的痛苦已被人们作为现实接受了，是常见的抑郁症的心理治疗法。

2. 在与患者交谈中，要避免矛盾性及可引起患者误解的表述。

3. 不因治疗困难而失去信心，要以足够的耐心带领病人度过发病期。

4. 森田疗法将"顺其自然，为所当为"视为一种生活的态度，通过积极的行动，去获得成功和喜悦。

5. 健全人格与完善自我。精神分析理论认为抑郁症的产生是缺乏基本的安全感，将挫折转化为针对自己的愤怒，因而颓丧、抑郁。所以让病人了解自己心理动态与病情，洞察自己对困难的反应模式来促进人格的成长。

6. 社会支持。社会支持、家人、朋友、同学的精神支持，可以改变患者不良认知和提高其适应能力，有助于改善人际关系。家庭治疗是十分重要的，急性的或持续时间较长的抑郁症会给家庭生活带来影响，家属对患者的反应会直接影响到预后的效果。医生应首先让家属了解到疾病的症状特点、病程及治疗情况。对患者的症状必须认同，并需要理解、耐心和正规治疗。疾病是有自身规律的，试图通过改变环境来提高情绪是不可行的，这样只会使病情加重。社会的支持在抑郁症的心理治疗法中尤为重要。

第二节 儿童抽动障碍

抽动障碍（tic disorder）起病于儿童和青少年时期，主要表现为不自主的、反复的、快速的一个部位肌肉或多个部位肌肉运动抽动和发声抽动，可伴有注意力不集中、多动、强迫性动作和思维或其他行为症状。

一、病因

（一）遗传因素

许多研究表明本病有遗传倾向，双生子发病率也比较高。抽动障碍患儿的一二级亲属中患抽动症、Tourette综合征以及其他精神疾病较正常人群多见，一般认为遗传方式可能是常染色体显性遗传或多基因遗传。

（二）神经生长因素

近年来，神经递质与行为以及精神药物作用机制研究提示本病与中枢神经递质失调有关，有学者认为本病主要病理变化可能在纹状体多巴胺能系统的靶细胞受体，由纹状体多巴胺活动过度或是突触后多巴胺受体超敏所致；也有学者认为抽动障碍与去甲肾上腺素及5-羟色胺功能失调有关，或是由于脑内γ-GABA的抑制功能降低导致抽动。

（三）器质性因素

本病神经系统软体征发生率较高，有部分患者脑电图异常，主要为慢波或棘波增加，但无特异性改变。少数病例颅脑CT异常。

（四）心理社会因素

儿童受到精神创伤，过度紧张的影响可能诱发或加重抽动症，有人认为母亲孕期遭受某些应激事件，妊娠头3个月反应严重是易致子代发生抽动障碍的危险因素。

（五）药源性因素

由于长期或大量服用中枢兴奋剂和抗精神病药物，如利他林、匹莫林等可能引起本病。

二、常见疾病

抽动症、Tourette综合征、中枢神经递质失调。

三、临床表现

根据涉及肌群范围特征性及严重性，可将抽动障碍分为简单性运动抽动和复杂性运动抽动，前者表现为眨眼、挤眉、吸鼻、张口、伸脖、摇头、耸肩等运动抽动；后者表现为缓慢的、似有目的的行为动作，如模仿行为、猥亵行为等。发声抽动可分为简单发声抽动和复杂发声抽动，前者表现为反复发出似动物的叫声、哼声、清嗓声等；后者表现为反复发出似有意义的语词声。抽动障碍病程不一，可为短暂性，也可为长期性，可成为慢性神经精神障碍。

四、诊断与鉴别诊断

（一）采集病史

1.起病年龄，病程长短，有无前驱感染征象。

2.抽动的频率，运动抽动涉及的肌群范围、特征性及严重性，是否伴有发声抽动。小舞蹈无发声抽动，抽动秽语综合征常伴喉鸣或秽语。

3.抽动是否受意识控制，是否伴有意识丧失。癫痫发作一般不受意识控制，而抽动症可有短时间的意识控制，癫痫常伴有意识障碍。

4.是否伴有进行性智能减退及各种精神症状。肝豆状核变性、儿童Huntington舞蹈病、手足徐动症常伴有智能减退；抽动—秽语综合征，肝豆状核变性，儿童精神分裂症可伴有各种心理障碍；舞蹈病常伴有发热、心悸、关节痛、皮疹等风湿热的症状。

5.颅内感染常伴有头痛、呕吐等颅内压增高的表现。

6.药源性抽动障碍注意询问有无服用抗精神病药物、抗抑郁药物、中枢神经兴奋剂等服药史。

7.有无精神病史，有无特殊家族史。

8.既往诊治的经过。

（二）相关检查

根据病史进行相关的体格检查和辅助检查。

（三）鉴别诊断

1.**短暂性抽动障碍**　通常又称为抽动症或习惯性痉挛，主要表现为简单运动性抽动，较为局限，一般以眼面肌抽动多见，在数周或数月内症状波动或部位转移，常表现为眨眼、皱额、咬唇、露齿、张口、摇头、歪颈、侧视、耸肩等，但少数患儿可表现为复杂性抽动。本病一般不影响学业和社会适应，大多数不伴其他行为症状和强迫障碍等。

2.**慢性抽动或发声抽动障碍**　是指临床表现符合抽动障碍的一般指征，可以有简单运动抽动障碍和复杂运动抽动障碍，或仅仅出现发声抽动、运动抽动和发声抽动不同时存在，而且症状相对不变，可以持续数年甚至终生，一般以眼面肌抽动多见，慢性发声抽动（如反复清嗓或吸鼻等）也较常见。

3.**抽动—秽语综合征**　本病特点为：

（1）起病年龄在2～15岁，多在3～10岁之间。

（2）多发性抽动，主要表现为不自主的、重复的、快速无目的的、多组肌肉抽动。

（3）喉鸣或秽语的出现具有诊断价值。

（4）症状的强度及部位富有波动性和变化性，一般每隔数周或数月内有一次变化。

（5）睡眠或极度兴奋时症状可消失，也可有短暂性的自行强行抑制使之不发作，但以后短时间内抽动更剧烈。

（6）症状持续一年以上，常为终生慢性过程。本病患儿智力大多数正常，少数智力偏低。本病为缓慢进展病程。

4. Sydenham舞蹈症　本病为风湿性感染所致，多见于5～15岁，以舞蹈样异常运动为主要表现，无发声抽动，并有肌张力减低等体征，ESR增快，ASO及黏蛋白增高。

5. 迟发性抽动障碍　主要见于应用抗精神病药期间或突然停药后发生的不自主运动障碍。

6. 急性运动性障碍　表现为不自动运动震颤，张力障碍，扭转痉挛或舞蹈性动作，多为某些药物所引起，如左旋多巴、胃复安、中枢兴奋剂等，一般停药后症状消失。

7. 肝豆状核变性　由于铜代谢障碍引起，有肝损害、锥体外系体征及精神症状，有角膜K-F色素环，血浆铜蓝蛋白减低可区分。

8. 手足徐动症　表现为缓慢蠕动样，联合性的不自主运动，有肌强直、智力缺陷等征象。

9. 儿童Huntington舞蹈病　主要为基底核及大脑皮质进行性病变所致。以渐进性舞蹈样运动和智力减退为特征，常伴有抽搐发作。其所具有的不自主运动比较缓慢，部分患儿表现为小脑共济失调。

五、辅助检查

（一）体格检查

1. 一般检查，有无智力减低、注意力不集中或多动的表现。
2. 有无视盘水肿。
3. 肝豆状核变性患者可发现角膜K-F环。
4. 小舞蹈症可伴有皮疹或关节炎的体征，心脏体查发现异常。
5. 肌张力、肌力有无改变，畸形性肌张力障碍常伴有肌张力改变。
6. 有无局部感觉异常。

（二）辅助检查

1. 脑电图明显异常，支持癫痫的诊断。
2. 小舞蹈症可发现血沉、抗"O"的异常。
3. 肝豆状核变性可发现肝功能受损，血清铜蓝蛋白降低。
4. 颅脑CT有无异常。
5. 必要时行腰椎穿刺脑脊液检查，排除中枢神经系统疾病所致继发抽动障碍。

六、治疗

（一）药物治疗

对诊断明确者应及早进行治疗。继发性按继发原因进行处理，如药物所致停用药物，如为风湿性则行抗风湿治疗等。对原发性多以氟哌啶醇为首选，其他可选泰必利、哌迷清、盐酸可乐定。

（二）心理治疗

抽动障碍严重程度不同，对患儿自身、家庭带来干扰损害，抽动症状本身也是很多心理困扰的原因。因此，除药物治疗之外应配合心理治疗，并帮助其家长或老师理解患儿不自主抽动症状的特征和性质，取得他们的合作、支持。此外，应适当安排日常活动，避免过度紧张疲劳，纠正营养的偏差，适当开展文娱体育活动等。

七、注意事项

心理治疗和镇静剂的使用可提供帮助。许多抽动症患者需要接受氟哌啶醇等或抗心理治疗，控制抽动，帮助患者找出并消除任何可避免的压力，学习积极的办法来处理焦虑，给予患者和家庭情绪上的支持。

八、日常护理

（一）生理需求的护理

1. 督促、帮助患儿料理生活，做好护理。
2. 合理安排患儿作息时间。
3. 保证患儿良好卫生状况。
4. 严密观察患儿的症状。
5. 保证充足合理的营养供给。

（二）对症护理

1. 保证安全　护理人员要密切观察患儿的症状表现，必要时专人护理，控制其活动范围。注意活动的空间有无危险因素的存在，观察患儿的情绪变化，保证患儿安全。
2. 心理护理　同情并尊重患儿，取得他们的信任，建立良好关系。鼓励患儿多参加适宜的活动。争取他人的理解以消除患儿的自卑情绪。
3. 药物护理　严格遵照医嘱，按剂量给药，口服时一定要检查口腔，避免藏药，或一次大剂量服用。其次，要密切观察患儿服药后的表现。

（三）健康指导

1. 遵医嘱严格按照剂量、按时服药，教授有关药物知识，特别是药物的不良反应，使家长能及时发现，及时处理。

2.药物要远离患儿，以免发生危险。

3.讲授有关疾病知识，使家庭及患儿对疾病有正确的认识。

4.合理安排患儿作息时间，使其生活有规律性。

5.生活上多给予关注，注意营养和安全，增加抵抗力，避免自伤情况的发生。如有特殊情况，及时就医。

6.家长与学校经常取得联系，取得良好的社会性支持，正确对待患儿，消除其心理因素。

第三节　儿童孤独症

儿童孤独症是广泛性发育障碍的一种亚型，以男性多见，起病于婴幼儿期，主要表现为不同程度的言语发育障碍、人际交往障碍、兴趣狭窄和行为方式刻板。约有3/4的患者伴有明显的精神发育迟滞，部分患儿在一般性智力落后的背景下某方面具有较好的能力。

该症患病率为（3~4）/0 000，但近年报道有增高的趋势。据美国国立卫生研究院精神健康研究所（NIMH）的数据，美国孤独症患病率在1‰~2‰。国内未见孤独症的全国流调数据，仅部分地区作了相关报道，如2010年报道，广东孤独症患病率为0.67%，深圳地区高达1.32%。

儿童孤独症为先天性疾病，主要表现为不同程度的言语发育障碍、人际交往障碍、兴趣狭窄和行为方式刻板。约有3/4的患者伴有明显的精神发育迟滞，部分患儿在一般性智力落后的背景下某方面具有较好的能力。

一、病因

尚不清楚，可能与以下因素有关：

（一）遗传

遗传因素对孤独症的作用已趋于明确，但具体的遗传方式还不明了。

（二）围产期因素

围产期各种并发症，如产伤、宫内窒息等较正常对照组多。

（三）免疫系统异常

发现T淋巴细胞数量减少，辅助T细胞和B细胞数量减少、抑制—诱导T细胞缺乏、自然杀伤细胞活性减低等。

（四）神经内分泌和神经递质

与多种神经内分泌和神经递质功能失调有关。研究发现孤独症患者的单胺系统，如5-羟色胺（5-HT）和儿茶酚胺发育不成熟，松果体—丘脑下部—垂体—肾上腺轴异常，导致

5-HT、内啡肽增加，促肾上腺皮质激素（ACTH）分泌减少。

二、临床表现

（一）语言障碍

语言与交流障碍是孤独症的重要症状，是大多数儿童就诊的主要原因。语言与交流障碍可以表现为多种形式，多数孤独症儿童有语言发育延迟或障碍，通常在两岁和三岁时仍然不会说话，或者在正常语言发育后出现语言倒退，在2~3岁以前有表达性语言，随着年龄增长逐渐减少，甚至完全丧失，沉默不语或在极少数情况下使用有限的语言。他们对语言的感受和表达运用能力均存在某种程度的障碍。

（二）社会交往障碍

患者不能与他人建立正常的人际关系。年幼时即表现出与别人无目光对视，表情贫乏，缺乏期待父母和他人拥抱、爱抚的表情或姿态，也无享受到爱抚时的愉快表情，甚至对父母和别人的拥抱、爱抚予以拒绝。分不清亲疏关系，对待亲人与对待其他人都是同样的态度。不能与父母建立正常的依恋关系，患者与同龄儿童之间难以建立正常的伙伴关系，例如，在幼儿园多独处，不喜欢与同伴一起玩耍；看见一些儿童在一起兴致勃勃地做游戏时，没有去观看的兴趣或去参与的愿望。

（三）兴趣范围狭窄和刻板的行为模式

患者对于正常儿童所热衷的游戏、玩具都不感兴趣，而喜欢玩一些非玩具性的物品，如一个瓶盖，或观察转动的电风扇等，并且可以持续数十分钟、甚至几个小时而没有厌倦感。对玩具的主要特征不感兴趣，却十分关注非主要特征。固执地要求保持日常活动程序不变，如上床睡觉的时间、所盖的被子都要保持不变，外出时要走相同的路线等。若这些活动被制止或行为模式被改变，会表示出明显的不愉快和焦虑情绪，甚至出现反抗行为。可有重复刻板动作，如反复拍手、转圈、用舌舔墙壁、跺脚等。

（四）智力障碍

在孤独症儿童中，智力水平表现很不一致，少数患者在正常范围，大多数患者表现为不同程度的智力障碍。国内外研究表明，对孤独症儿童进行智力测验，发现50%左右的孤独症儿童为中度以上的智力缺陷（智商小于50），25%为轻度智力缺陷（智商为50~69），25%智力在正常（智商大于70），智力正常的被称为高功能孤独症。

三、诊断

通过采集全面详细的生长发育史、病史和精神检查，若发现患者在3岁以前逐渐出现言语发育与社会交往障碍、兴趣范围狭窄和刻板重复的行为方式等典型临床表现，排除儿童精神分裂症、精神发育迟滞、Asperger 综合征、Heller 综合征和Rett 综合征等其他广泛性发育障碍，可做出儿童孤独症的诊断。

少数患者的临床表现不典型，只能部分满足孤独症症状标准，或发病年龄不典型，例如在3岁后才出现症状。可将这些患者诊断为非典型孤独症。应当对这类患者继续观察随访，最终做出正确诊断。

四、治疗

（一）训练干预方法

虽然目前孤独症的干预方法很多，但是大多缺乏循证医学的证据。尚无最优治疗方案，最佳的治疗方法应该是个体化的治疗。其中，教育和训练是最有效、最主要的治疗方法。目标是促进患者语言发育，提高社会交往能力，掌握基本生活技能和学习技能。孤独症患者在学龄前一般因不能适应普通幼儿园生活，而在家庭、特殊教育学校、医疗机构中接受教育和训练。学龄期以后患者的语言能力和社交能力会有所提高，部分患者可以到普通小学与同龄儿童一起接受教育，还有部分患者可能仍然留在特殊教育学校。

目前国际上受主流医学推荐和使用的训练干预方法，为孤独症的规范化治疗提供了方向，这些主流方法主要有

1. 应用行为分析疗法（ABA） 主张以行为主义和运用行为塑造原理，以正性强化为主促进孤独症儿童各项能力发展。训练强调高强度、个体化、系统化。

2. 孤独症以及相关障碍儿童治疗教育课程（TEACCH）训练 该课程根据孤独症儿童能力和行为的特点设计个体化的训练内容，对患儿语言、交流以及感知觉运动等各方面所存在的缺陷有针对性地进行教育，核心是增进孤独症儿童对环境、教育和训练内容的理解和服从。

3. 人际关系训练法 包括Greenspan建立的地板时光疗法和Gutstein建立的人际关系发展干预（RDI）疗法。

上述治疗方法在国内一些孤独症康复机构已开展，获取了较好的治疗效果，但还需要进一步研究论证。

（二）药物治疗

目前药物治疗尚无法改变孤独症的病程，也缺乏治疗核心症状的特异性药物，但药物可以改善患者的部分情绪和行为症状，如情绪不稳、注意缺陷和多动、冲动行为、攻击行为、自伤和自杀行为、抽动和强迫症状以及精神病性症状等，有利于维护患者自身或他人安全、顺利实施教育训练及心理治疗。常用药物如下：

1. 中枢兴奋药物 适用于合并注意缺陷和多动症状者。常用药物是哌醋甲酯。

2. 抗精神病药物 应小剂量、短期使用，在使用过程中要注意药物副作用，特别是锥体外系副作用。

（1）利培酮：对孤独症伴发的冲动、攻击、激越、情绪不稳、易激惹等情感症状以及精神病性症状有效。

（2）氟哌啶醇：对冲动、多动、刻板等行为症状和情绪不稳、易激惹等情感症状以及精神病性症状有效，据报道还可改善社会交往和语言发育障碍。

（3）阿立哌唑、奎硫平、奥氮平等非典型抗精神病药物：在控制患者的冲动、攻击和精神病性症状也有效。

3. 抗抑郁药物　能减轻重复刻板行为、强迫症状，改善情绪问题，提高社会交往技能，对于使用多巴胺受体阻滞剂后出现的运动障碍如退缩、迟发性运动障碍、抽动等也有一定效果。

选择性5-HT再摄取抑制剂（SSRIs）对孤独症患者的行为和情绪问题有效。如舍曲林可试用于6岁以上患者。

第四节　儿童多动症

儿童多动症、多动综合征（hyperkineticsyndromeofchildhood）是一种常见的儿童行为异常问题，又称脑功能轻微失调或轻微脑功能障碍综合征（minimAlbrAindysfunction，MBD）或注意缺陷障碍（Attentiondeficiencydisorder，A.D.D.）。这类患儿的智能正常或基本正常，但学习、行为及情绪方面有缺陷，表现为注意力不易集中，注意短暂，活动过多，情绪易冲动以致影响学习成绩；在家庭及学校均难与人相处，日常生活中使家长和老师感到困难。有人把这种失调比喻为一个交响乐失去协调性及和谐性。因外资料报告患病率为5%～10%。国内也认为学龄儿童发病者相当多，约占全体小学生1%～10%。男孩远较女孩多。早产儿童患此病较多。

一、病因

儿童多动症可能有不同的原因。一般认为产前，产时或产后的轻度脑损害是重要因素，主要与脑外伤、中毒等有关。有人认为城市环境污染、临床上不显症状的轻度铅中毒亦可为病因之一。近年的调查研究，对患儿生物学父母、养父母以及儿科其他病儿进行比较，发现生物学父母的某些精神疾病如酒精中毒，病态性格等的发生率比对照组高，多动症儿童的父母童年期有多动历史者较多，多动症儿童的同胞兄弟姐妹患病率高于对照组3倍，情感性精神病也多见。此外，多动症儿童父亲反社会的人格特征或酒依赖，母亲有癔症者均较多。合并品行障碍的多动儿童的成人亲属的人格障碍，酒瘾及癔症比例更高。有关养子的研究也发现，多动症儿童的亲生父母的反社会人格，酒依赖及癔症明显高于养生父母或对照组儿童的父母，父母的童年期有多动和品行障碍的历史及有精神病障碍者也比较多。单卵双生子的多动症儿童发病率高于双卵双生子，同胞兄弟儿童发病率也约为半同胞兄弟的5倍多，提示某些患儿的轻微脑功能失调可能与遗传因素有一定关系。不少患儿未能找到病因。近年积累的资料提示本病有神经生理基础异常，认为多动和注意力不集中可能与脑内儿茶酚胺系统（去甲肾上腺素等，其前身为多巴胺）功能不足有关。动物实验中用药物使大鼠脑内多巴胺的存储减少或耗竭时，动物出现过度活动。给动物服用苯丙胺以提高脑内多巴农垦在突触部位的含量，提高多巴胺神经元的活性，可使动物安静。临床上苯丙胺及丙米嗪（均有加强脑内突触部位多巴胺含量的作用）对治疗患儿活动过度有效。在丙磺舒试验中，测定患儿脑脊液中多巴胺代谢产物的含量，亦发现较对照组低。

二、病理生理与发病机制

最近用PET研究发现多巴胺受体的密度与儿童发育有关，多巴胺受体密度的特异性变化是直到少年期才成熟。多动儿童易被影响的区域认为是前叶的多巴通路。神经心理研究提示多动儿童的大脑前叶功能未经成熟，目前认为前叶皮层与儿童的冲动和攻击行为有关。测定多动儿童的局部脑血流，发现主要是半叶和尾状核两个部位受累。有些研究已证明用药可使基底节和中脑的血流增加，而使运动区的血流减少。这些发现可以解释为什么服利他林后可使多动儿童的注意力能协调精细动作和粗大运动。其他研究多集中在丘脑，网状激活系统和前中脑束。多动儿童和正常对照比较，神经内分泌也有些区别。研究发现多动症的生长激素对苯丙胺或哌甲酯的反应是不同的，这进一步证明多动症儿童和正常儿童有生物学的不同。不论是皮肤电位还是诱发电位的研究，均发现多动症儿童一般对刺激表现为觉醒水平的不足，以前的研究也发现觉醒水平不足与反社会行为和品行障碍有关，因为觉醒不足，奖惩行为在一般心理水平不能起作用，多动症儿童难以吸取以前教训，其行为问题也难以矫正。

三、临床表现

多数患儿自婴幼儿时期即易兴奋、多哭闹、睡眠差、喂食较困难、不容易养成大小便定时习惯、随年龄的增长，除活动增多外，有动作不协调，注意力不集中或集中时间很短，情绪易冲动而缺乏控制能力，上课不守纪律和学习困难。患儿智力正常，但因精神集中，听觉辨别能力差和语言表达能力差，学习能力较一般低。临床症状以学龄儿童较为突出：上课时话多、小动作多、激动、好与人争吵；行为目的不明确，如拿人东西，有时不避危险；在集体活动中不合群；在家长面前倔强、不听话、冒失、无礼貌。有些患儿采取回避困难的态度，变得被动、退缩。年龄增长后，不少儿童出现学习困难，虽然多动症儿童的智力水平大都正常或接近正常。然而由于以上症状，仍给学习带来一定困难。部分多动症儿童存在知觉活动障碍，如在临摹图画时，他们往往分不清主体与背景的关系，不能分析图形的组合，也不能将图形中各部分综合成一整体。有些多幼儿童将"6"读成"9"，或把"d"读成"b"，甚至分不清左或右。

前者的改变属于综合分析障碍，后者属于空间定位障碍。他们还有诵读、拼音、书写或语言表达等方面的困难。多动症儿童未经认真思考就回答，认识欠完整，也是造成学习困难的原因之一。此外，多动症患儿常显示一些固定的神经系统软症状，如翻掌、对指试验等呈阳性。一般来讲，多动症儿童的临床症状波动有时与儿童所处场合不同，从事的活动不同有关。多动症儿童在做作业、从事重复性或需巨大努力的活动及做不新奇的事情时，其注意力维持最困难。有吸引力、新的情况五或不熟悉的环境中多动症的症状可减轻。

与局部的和延迟的强化相比，在连续而直接的强化程度下患儿的注意力的维持情况明显好些。在指导与经常重复的情况下，儿童多动症完成任务，其注意力的维持问题不大。在没有特别严格的规范和严格的纪律要求遵守的地方，多动症儿童与正常儿童区别不大。其症状随情景而波动的现象说明了多动症儿童表现的症状严重程度受环境的影响，并与其有高度的相互作用。

四、治疗

本症处理主要有以下方法：

（一）认知行为治疗

对控制多动行为、冲动控制和侵略行为有效。

（二）药物治疗

中枢神经兴奋药——利他林，右旋苯丙胺、甲基苯丙胺、匹莫林等可选择使用。另一类有效的药物——三环抗抑郁剂（丙米嗪、氯丙咪嗪和阿米替林），可以小剂开始，逐渐增量达有效剂量后改为维持治疗。

3D神经肽靶向疗法采用国际先进的现代生物细胞高分子萃取技术萃取生物中细胞活性肽，再利用超微化靶向定位导入细胞活性肽，迅速穿透血脑屏障激活神经肽再生，让神经肽发挥"医生"的功能，及时促进新神经元的再生，靶向有效清理受损及死亡神经元，恢复脑内高级神经功能，杜绝多动症再次发作及遗传，从根本上治愈多动症。

五、预后

随着多种治疗方法的应用，儿童多动症的预后是较乐观的。但如不治疗，多动症儿童到成人时，大约有三分之一的人符合DSM-Ⅲ的诊断。主要有四大类：①多动症的残留症状，②反社会的人格障碍，③酒精依赖，④癔症、焦虑症和一些类精神分裂症。很多有人格障碍的成人有儿童多动症史，有难以控制的冲动行为障碍，忍受应激的阈值低，情绪不稳和长期的不满的情绪。追踪未经治疗或很少治疗的多动症儿童，给我们提供了多动症儿童的一个自然病程。有人报告未经治疗的多动症儿童，随年龄增大，无目的性的过度活动水平降低。但有20%的人在青春期有犯罪行为、物质滥用、学业低下等，冲动和注意力不集中仍然存在。

第五节　儿童抑郁症

儿童抑郁症是起病于儿童或青少年期的以情绪低落为主要表现的一类精神障碍。美国研究者的调查表明抑郁在儿童中的发生率为0.4%～2.5%，在青少年中可能上升至5%～10%，与澳大利亚及意大利的研究结果一致。在10岁以前男女患病比例相似，以后随年龄的增加女性患病率逐渐增加，男女比接近1：2。

一、病因

（一）遗传因素

有结果显示，家族内发生抑郁症的概率为正常人口的8～20倍，且血缘越近，发病率越高。异卵双生子同病率为19.7%，自幼分开抚养的同卵双生子后期同病率高达66.7%，且遗传因素的影响随着年龄增加而增加，女孩比男孩抑郁更易受遗传影响，青少年受遗传因素影响大于儿童。郁症

（二）家庭因素

家庭因素是导致儿童青少年抑郁的重要因素之一。有研究表明，儿童抑郁与母亲有关，而与父亲无关。对于家庭关系的研究均表明，儿童青少年抑郁与父母婚姻关系破裂之间存在明显关系，女孩较男孩更容易受父母离异的困扰而出现抑郁。关于教养方式的研究表明，父母严厉惩罚、过度干涉和保护将导致或加重儿童和青少年的抑郁症状，而给以更多的关注理解和情感上的温暖，将能减轻儿童青少年的抑郁症状或减少患病概率。此外，家境贫寒的青少年患抑郁的概率更高。

（三）社会支持

研究表明，社会支持与抑郁有较高的负相关。同伴关系差的小学生与具有良好同伴关系的小学生相比，更易患抑郁。抑郁大学生对社会支持的感受较低，未能发展有效的人际关系，在交往中将自己认知为人际交往无能，体验着焦虑和社会拒斥感。

（四）应激生活事件

儿童青少年抑郁的促发因素主要源自于生活和学习中所遇到的压力，即各种应激生活事件。如健康状况的变化和生活环境的突然转变。有研究者发现身体健康水平低下的儿童更易产生抑郁及焦虑情绪问题。生活环境的突然转变也可能引起儿童青少年抑郁的发生。有研究表明，临时接受寄养服务的学龄儿童在抑郁量表上的得分高，其原因可能是儿童因突然离开了原来的家庭、朋友、学校及对他们熟悉的一切而感到压力，暂时显得情绪抑郁。另外，住院也易引发抑郁，原因可能是住院扰乱了儿童正常的学习和生活秩序，患儿感受到挫折或限制，与熟悉环境分离使儿童产生自卑感、变得不知所措、焦虑不安、孤立、对他人敏感等，归属感受到威胁。住院期间，亲人的情绪变化也成为影响儿童情绪的重要因素。有学者提出，抑郁和抑郁的反应，很容易被儿童从关系密切的成人，特别是父母那里学习和模仿。

二、临床表现

儿童、青少年抑郁症的识别率低，诊断难度大，临床表现有其特点：①情绪波动大，行为冲动。成年人抑郁症常见的表现如体重减轻、食欲下降、睡眠障碍、自卑和自责罪在儿童、青少年抑郁症却不常见；相反，易激惹、发脾气、离家出走、学习成绩下降和拒绝上学却十分常见。②部分儿童还不能准确表达内心的感受，如愤怒和沮丧等；有些则在表达认知症状时，如绝望和自卑还存在困难。③不同的年龄段各有特点：研究发现，3～5岁学龄前儿童主要表现特点为明显对游戏失去兴趣，在游戏中不断有自卑自责、自残和自杀表现；6～8岁的儿童主要有躯体化症状如腹部疼痛、头痛、不舒服等，其他有痛哭流涕、大声喊叫、无法解释的激惹和冲动；9～12岁儿童更多出现空虚无聊、自信心低下、自责

自罪、无助无望、离家出走、恐惧死亡；12～18岁青少年更多出现冲动、易激惹、行为改变、鲁莽不计后果、学习成绩下降、食欲改变和拒绝上学。

三、诊断

目前，国内外均采用的成年人精神病学诊断和分类系统如美国的《精神障碍诊断和统计手册（DSM2IV）》《国际疾病分类标准（ICD210）》和我国的《中国精神障碍分类标准（CCMD23）》来帮助评估和诊断儿童、青少年抑郁症。在诊断和评估前常遵循以下诊断步骤：

（一）全面了解病史

包括围产期情况、生长发育过程、家庭及社会环境背景、家族精神病史、亲子关系、适应能力、学业情况、躯体情况、性格特点及有无重大精神刺激等。询问对象除患儿父母及患儿本身外还应包括保姆、教师及其他亲属。

（二）详细的精神和躯体检查

由于儿童用言语描述自己情感体验能力差，医师主要通过观察其面部表情、姿势、动作、词语量、语言语调和活动情况来综合判断，要结合病史反复验证，排除干扰因素，最后确定症状。

（三）必要的辅助检查

重点是排除器质性疾病，如脑CT、脑电图检查、DST（地塞米松抑制试验）可作为诊断参考。

四、治疗

一些符合诊断标准的儿童、青少年患者可在数周内自愈；有明显抑郁症症状的儿童、青少年患者，持续6周以上时需要干预和治疗。常用治疗方法有抗抑郁药物治疗、电痉挛治疗、心理治疗。

（一）抗郁郁药物治疗

1. 三环类抗抑郁药（TCAs）　研究发现，对儿童期抑郁症，TCAs和安慰剂相比治疗效果差异无显著性，对青少年期抑郁症TCAs疗效略高于安慰剂，还发现TCAs对儿童、青少年有潜在的心脏毒副作用，严重者甚至导致死亡。对儿童、青少年抑郁症的治疗弊大于利，多数专家建议不再用于儿童、青少年患者的治疗的一线用药。

2. 新型抗抑郁剂　近来新型抗抑郁剂渐渐取代了TCAs对成人抑郁症的治疗，调查还发现5-羟色胺再摄取抑制剂（SSRIs）广泛用于儿童、青少年的治疗，且处方量逐年增加。虽然在2004年美国食物和药物管理部（FDA）发出警告SSRIs抗抑郁药物可能会增加18岁以下儿童、青少年抑郁症患者的自杀风险，要求制药公司对此在说明书上采用黑色标记以示警告，但2007年最新研究发现，采用新型抗抑郁剂治疗儿童、青少年抑郁症利大于弊。在SSRIs中，氟西汀（Fluoxetine）治疗儿童、青少年抑郁症疗效确实，帕罗西汀治疗儿童、青少年抑郁症证据不足，舍曲林和西酞普兰治疗儿童、青少年抑郁症证据也不十分充分，但研究建议在氟西汀治疗无效的情况下可以考虑使用舍曲林。

（二）电痉挛治疗

主要用于有自杀倾向或木僵、拒食的患儿。电痉挛治疗目前仍是防范自杀的应急手段。12岁以下儿童不宜选用。

（三）心理治疗

研究证实，许多设计严谨、结构完善的心理治疗方法，如认知行为治疗（CBT）、人际关系治疗（IPT）、家庭治疗、心理剧和精神动力学治疗等可以有效治疗成人抑郁症。其中，认知行为治疗（CBT）有大量证据表明可以有效治疗儿童、青少年抑郁症，其他方法则有待于进一步研究证实。

（四）病程与预后

儿童抑郁症的自然病程不太清楚。Kolaes（1984）报道，儿童抑郁症发作的平均病程约9个月，大多数在15～18个月后症状基本缓解，少数在3个月内缓解。青少年发病愈后与成人接近，一般愈后尚好，但不及时治疗，疾病可逐渐发展。可出现适应不良、学习困难、甚至药物滥用和自杀。

第六节 儿童遗尿症

儿童遗尿症是指5岁以上的孩子还不能控制自己的排尿，夜间常尿湿自己的床铺，白天有时也有尿湿裤子的现象。遗尿症在儿童期较常见，据统计，4岁半时有尿床现象者占儿童的10%～20%，9岁时约占5%，而15岁仍尿床者只占2%。本病多见于男孩，男孩与女孩的比例约为2∶1，6～7岁的孩子发病率最高。遗尿症的患儿，多数能在发病数年后自愈女孩自愈率更高，但也有部分患儿，如未经治疗，症状会持续到成年以后。

一、临床表现

遗尿症多发生于5～10岁儿童，男孩较多见。

临床一般分为两大类：①原发性遗尿：是指出生后一直尿床者；②继发性遗尿：指患儿在5岁以内，曾有一段时间（3～6个月）不尿床，尔后再发生遗尿者。

与睡眠障碍有关的遗尿，绝大多数是属原发性遗尿症。

本症通常可自愈，随年龄增大后遗尿消失，大多数在8岁以后就停止尿床。

二、治疗

（一）治疗原则

1. 合理的生活制度　应养成孩子按时睡眠的习惯，睡前家长不可逗孩子，不可让孩子兴奋，不可让孩子剧烈活动，不可看惊险紧张的影视片，以免使孩子过度兴奋。注重孩子的大小便训练是预防遗尿症的基本措施。训练时间最好是在孩子满1岁半以后。开始训练的时间过早，由于孩子的神经系统发育还不十分成熟，大脑皮层对皮层下中枢反射性排尿的控制机制还不十分完善，往往会失败，难免打击孩子的自信心。对孩子的大小便训练主要是采取阳性强化法，每次成功都应立即奖励孩子。

2. 对饮食的要求　晚餐后少吃甜食和高蛋白饮料，不要过咸，以免引起口渴，晚饭后尽量少喝水和饮料、牛奶等，可吃少量水果。晚饭同时家长应该给孩子以鼓励，并提醒孩子夜间起床排尿。切勿因遗尿而惩罚或责备孩子。

3. 睡眠环境　有条件的家庭，应尽可能在临睡之前给孩子洗澡，使其能舒适入睡，这样可减少尿床。孩子睡觉的被褥要干净、暖和，尿湿之后应及时更换，不要让孩子睡在潮湿的被褥里，这样会使孩子更易尿床。

必须指出，遗尿可使患儿害羞、焦虑、恐惧及畏缩。如果家长不顾及患儿的自尊心，采用打骂、威胁、惩罚的手段，会使患儿更加委屈和忧郁，加重心理负担，症状不但不会减轻，反会加重。我们认为，对待遗尿症的患儿，只能在安慰及鼓励的情况下进行治疗，这一点甚为重要，是治疗成败的先决条件。

（二）儿童遗尿症中医治疗方法

1. 中药治疗

（1）下元虚寒

证候：睡中遗尿，一夜可发生1～2次或更多，多在夜间一定的时间，而且往往在梦中排尿，患儿面色㿠白，恶寒肢冷，腰腿酸软，小便清长而频数，舌质淡，脉沉迟无力。

治法：温肾固涩。

主方：桑螵蛸散和巩堤丸加减。

加减：小便清长，恶寒肢冷，加附子3 g。

（2）脾肺气虚

证候：遗尿，尿频而量不多，面色不华，形体消瘦，神倦乏力，食少便溏，自汗或盗汗，舌淡，脉缓。

主方：补中益气汤合缩泉丸加减。

加减：若患儿熟睡不易醒者，加石菖蒲10 g，莲芯3 g。

（3）肝经郁热

证候：遗尿，小便黄燥，性情急躁，兼见手足心灼热，唇红，苔薄黄，脉滑数。

主方：龙胆泻肝汤加减。

加减：若见有舌光无苔，脉细数之阴虚明显者，加大熟地10 g，萸肉10 g，麦冬10 g，淮山药10 g。

2.偏方

（1）丁桂暖脐帖敷于肚脐神阙上，每夜一贴，使用方便，药店有售，容易购买，是一种简单易行价廉物美的敷脐药兜。

（2）麻黄3~10克，水煎服，曾有报道，短期效果尚可，不宜久服。

（3）补骨脂10克粉碎后炒鸡蛋，连吃10天，中药补骨脂补肾温脾，主治肾阳不足引起的尿频、遗尿；副作用为食欲减退、贫血、白血细胞减少及中毒性肝炎，故糖尿病、SLE、卟啉病及肝功能不良者忌用。户外活动时间较长时，于活动前3日停止内服。治疗时间忌食酸橙、芹菜、芥菜、胡萝卜等。

（4）熟白果每日5~7枚，连吃10天，白果有小毒，不宜久服。

（5）用山芋做果冻可暖身。山芋对体质虚弱造成的夜间尿床极有效果。可把山芋加入汤、粥中，或与鱼浆混合炸给孩子吃。或者用山芋做果冻，里面再加些银杏也可以。

（6）炒银杏是夜尿症的特效药。炒过的银杏可以抑止排尿，是古来治疗夜尿症的特效药。但是，银杏如果生吃或吃太多会引起痉挛等中毒现象。所以一定要在炒锅中炒熟食用，每天不能吃超过5粒。

（7）白萝卜的叶子煎汁，可以增强体力。白萝卜整棵叶子常被用来治疗夜尿症。在春天到来天之间可以采下它的叶子切碎阴干贮存起来。每天用量为3~10克，用180~270克的水煎至剩一半，每天饭前让孩子饮用。经常饮用有增强体力之功效。

（三）儿童遗尿症西医治疗方法

对遗尿儿童可采用以下治疗方法。

1.行为疗法

（1）减少膀胱滴定法：遗尿的孩子应从下午4点以后就不再吃流质饮食，少喝水。临睡前尽可能排空膀胱内的尿液。

（2）鼓励法：从治疗第一天起，要求家长为患儿设置日程表，以便每天进行记录（可使用日历）。当尿床时，努力寻找可能导致尿床的因素，并记录在日程表上，如未按时睡眠、睡前过于兴奋、白天过于激动、傍晚液体摄入量太多等。当患儿无尿床时，便把一颗星画在日程表上，并予口头表扬或物质奖励。每周与医师会晤一次。

（3）声音叫醒法：从治疗开始起，要求家长每天在患儿夜晚经常发生尿床提前半至1小时用闹钟将患儿及时唤醒，起床排尿，使唤醒患儿的铃声与膀胱充盈的刺激同时呈现，经过一段时间的训练后，条件反射建立，患儿就能够被膀胱充盈的刺激唤醒达到自行控制排尿的目的。

（4）膀胱功能锻炼：告诉孩子白天要多吃流质的东西，多喝水，尽量延长两次排尿的间隔时间，促使尿量增多，使膀胱容量逐渐增大，鼓励患儿在排尿中间中断排尿，数1至10，然后再把尿排尽，以提高膀胱括约肌的控制能力。

2.药物治疗　多采用氯丙咪嗪。

（1）氯丙咪嗪：采用小剂量氯丙咪嗪配合治疗。其作用机制是该药对膀胱具有抗胆碱能作用，使膀胱容量扩大，并可刺激大脑皮层，使患儿容易惊醒而起床排尿。在使用过程中发现个别患儿在治疗开始时，可出现睡眠不安，胃口下降，容易兴奋的现象，一般未经处理1~2周可自行消失。

每天睡前1小时服药12.5 mg，见效后持续服药3个月，然后逐渐减量，然后逐渐减量，用同样的剂量每2天睡前服药一次，持续一个半月。再以每3天服药一次，持续一个半月，以至停药，总疗程6个月。如果患儿的遗尿现象一旦有所好转，千万不可中断训练，否则已经建立起来的条件反射就会消失，以致前功尽弃。这也提示，在遗尿症的整个治疗过程中，巩固治疗具有重要价值。

（2）去氨加压素：是一种人工合成的抗利尿激素，别名弥凝，适用于夜间多尿。其用法与用量：睡前口服0.2 mg~0.4 mg/次。

（3）麻黄素：睡前口服25 mg，可增加膀胱颈部和后尿道的收缩力，同时有兴奋中枢作用，可用于混合型。

（4）联合应用阿米替林、去氨加压素和奥昔布宁三联药物：是目前认为治疗夜间遗尿症效果确切的药物疗法，适用于混合型遗尿症。以3个月为一个疗程，但有不同程度的副作用并且停药后易复发。以上药物属于处方用药，氯丙咪嗪和阿米替林为抗抑郁症药，所示剂量为成人用量，小儿应以每公斤体重进行计算。

第七节　儿童强迫症

儿童强迫症（obsessive-compulsive disorder，OCD）是以强迫观念与强迫行为为主要表现的一种儿童期情绪障碍，占儿童与少年精神科住院与门诊病人的0.2%~1.2%。国外Flarment调查少年人口的患病率为0.8%，终身患病率为1.9%。1/3~1/2的成年强迫症患者来自于儿童期。儿童强迫症发病平均年龄在9~12岁，10%起病于7岁以前。男孩发病比女孩平均早2年。早期发病的病例更多见于男孩、有家族史和伴有抽动障碍的患儿。低龄患儿男女之比为3.2∶1，青春期后性别差异缩小。2/3的患儿被诊断后2~14年，仍持续有这种障碍。

一、病因

（一）遗传因素

儿童OCD具有遗传易感性，Lenane（1990）发现OCD患者的20%的一级亲属可以诊断为OCD。在多发性抽动症与OCD之间存在遗传相关性，甚至认为两者是同一基因的不同表现形式。Pauls等发现在5~9岁起病的OCD儿童中，家庭成员患抽动症的概率更高。

（二）脑损害

脑损害被认为是OCD的发病原因之一。引起基底节损伤的各种脑损害都可以引起OCD。脑炎后帕金森疾病和亨庭顿舞蹈病患者发生OCD的概率增高。近年来发现，OCD与小舞蹈病之间存在相关，在有小舞蹈病的儿童中OCD发生率增加。有人以CT检测发现，儿童期起病的OCD患者尾状核缩小，正电子发射X线体层摄影（PET）检查显示异常的局部葡萄糖代谢方式。虽然OCD的病因不明，但是许多线索提示与额叶、边缘叶、基底节功能失调有关。

（三）神经递质异常

5-羟色胺回收抑制剂能有效地治疗OCD，因此推论OCD存在5-羟色胺功能紊乱。多巴胺等神经递质也可能参与OCD的发病过程。

（四）心理因素

精神分析理论认为儿童强迫症状源于性心理发展固着在肛门期，这一时期正是儿童进行大小便训练的时期，家长要求儿童顺从，而儿童坚持不受约束的矛盾在儿童内心引起冲突，导致儿童产生敌意情绪，使性心理的发展固着或部分固着在这一阶段，强迫症状就是此期内心冲突的外在表现。

（五）父母性格特征

早在1962年，Kanner就认识到强迫症儿童多数生活在父母过分十全十美的家庭中，父母具有循规蹈矩、按部就班、追求完美、不善改变等性格特征。

二、临床表现

儿童强迫症主要表现为强迫观念和强迫行为两种类型。

（一）强迫观念

包括：①强迫怀疑。怀疑已经做过的事情没有做好、被传染上了某种疾病、说了粗话、因为自己说坏话而被人误会等。②强迫回忆。反复回忆经历过的事件、听过的音乐、说过的话、看过的场面等，在回忆时如果被外界因素打断，就必须从头开始回忆，因怕人打扰自己的回忆而情绪烦躁。③强迫性穷思竭虑。思维反复纠缠在一些缺乏实际意义的问题上不能摆脱，如沉溺于"为什么把人称人，而不把狗称人"的问题中。④强迫对立观念。反复思考两种对立的观念，如"好"与"坏"、"美"与"丑"。

（二）强迫行为

包括：①强迫洗涤。反复洗手、洗衣服、洗脸、洗袜子、刷牙等。②强迫计数。反复数路边的树、楼房上的窗口、路过的车辆和行人。③强迫性仪式动作。做一系列的动作，这些动作往往与"好""坏"或"某些特殊意义的事物"联系在一起，在系列动作做完之前被打断则要重新来做，直到认为满意了才停止。④强迫检查。反复检查书包是否带好要学的书、口袋中钱是否还在、门窗是否上锁、自行车是否锁上等。强迫症状的出现往往伴有焦虑、烦躁等情绪反应，严重时会影响到患儿睡眠、社会交往、学习效率、饮食等多个方面。

三、诊断

根据DSM-Ⅳ诊断标准进行诊断，诊断依据包括以强迫性思维和（或）强迫性行为为主要临床表现；患者认识到这些症状是过分与不现实的，因无法摆脱而苦恼不安（在年幼儿童可能不具备这一特点）；症状影响日常生活、工作、学习、社会活动或交往等功能；排除其他神经精神疾病或强迫症状，不能以其他精神障碍所解释。

四、治疗

（一）药物治疗

药物治疗是治疗强迫症的主要方法之一。大量强迫症治疗的研究结果显示，氯丙咪嗪、氟西汀、舍曲林、氟伏沙明、文拉法辛等药效果较好。

（二）心理治疗

行为治疗与认知行为治疗是能成功地治疗儿童强迫症的最常用的心理治疗方法。根据病人的情况及治疗者的经验选择各种具体治疗技术，如反应阻止（response prevention）、焦虑处理训练等，对于一些严重重复的、类似于抽动症状的仪式动作，可以采用习惯反转训练（habit reversal）。

（三）家庭治疗

家庭治疗也是治疗强迫症的重要方法，特别是那些存在有家庭不和、父母婚姻有问题、家庭成员存在特殊问题、家庭成员之间角色混乱的患儿，更适合做家庭治疗。治疗的目标是将家庭成员纳入治疗系统中，让所有行为问题都公开呈现出来，充分理解每个家庭成员怎样对强迫性行为产生影响，重新组织家庭关系，减轻患儿的强迫性行为，逐渐形成各种良性行为。主要针对父母进行咨询指导，消除父母的焦虑，纠正其不当养育方法，鼓励父母建立典范行为来影响儿童，并配合好医师进行心理治疗。

第八节　儿童恐惧症

儿童恐惧症是指儿童普通对日常生活中的一般客观事物或处境产生过分的恐惧情绪。

一、病因

（一）教养方式

虽然新近的研究着眼于社交恐惧症，但无论哪一类恐惧症皆与心理成长过程分析中的教养方式有关，如过分严厉和教条化的教育会危及人的心理成长，教养过程单一会使其社会理解和适应能力相对较低，难于对客观事物做出正确判断；过分粗暴或压抑的环境也会使人的正常心理发育永远受到扭曲，并对外界事物做出错判或误判。

（二）遗传及红包性格因素

此症与人的人品性格特征有关，如以前表现胆小羞怯者，成年以后往往较容易发生社会交往恐惧症，遗传因素在恐惧症中的作用也日益受到稳定重视。

（三）生物学因素

有人推论恐惧症患者可能存在突触后HT能受体超敏感的可能清楚。

二、诊断与鉴别诊断

（一）诊断

CCMD-3关于恐惧症的诊断以前标准如下：以恐惧症状去年为多主要临床表现，符合以下各条：①对某些客体或处境有强烈恐惧，恐惧的程度与实际危险求医不相称；②发作时有焦虑和植物神经症状；③有反复或持续的回避行为；④知道恐惧过分或不必要，但无法控制对恐惧情景和事物的回避，必须是或曾经是突出的郁闷症状。排除焦虑症疑病症和精神分裂症。

（二）鉴别诊断

1. 正常人的恐惧　正常人对某些事物或场合也会产生恐惧心理，关键看这种恐惧心理的合理性、发生的频率、恐惧的程度，是否伴有自主神经症状，是否影响社会功能，是否有回避行为等来综合考虑。

2. 与其他类型神经症的鉴别　恐惧症和焦虑症都以焦虑为核心，但伴有恐惧症的焦虑是由特定的对象或处境引起，呈境遇性和发作性，而焦虑症常没有明显的对象。强迫症的强迫性恐惧源于自己内心的某些思想或观念，是失去自我控制，并非对外界事物恐惧。疑病症是患者由于家里对自身状况的过分关注而可能表现出对疾病的恐惧，但这类患者有以下特点可与恐惧症鉴别：认为他们的怀疑和担忧是合理的，所恐惧的只是医生自身的身体状况而非外界客体或情境，恐惧情绪通常较轻。

3. 颞叶癫痫　可表现为阵发性恐惧但其恐惧并无具体对象，发作时的意识障碍脑电图改变及神经系统体征可资鉴别。

三、治疗

（一）药物治疗

恐惧症的西医药物治疗主要是运用抗焦虑剂，意在消除患者的焦虑紧张情绪。常用建议的药物有阿普唑仑、艾司唑仑、硝基安定、氯硝安定等。而对于社交恐惧症而言，目前疗效肯定的是苯乙肼、反苯环丙胺以及吗氯贝胺，而5-羟色胺抑制剂类的抗抑郁药如帕罗西汀已经被美国药品和食品管理局认定为对此病有效。三环类抗抑郁药在抗恐惧症的治疗有过报告，但效果至今还没有明确定论。

医生开始采用的治疗的方法是：小剂量维持和临时给药法是指在患者日常生活中给予小量服药，在遭遇恐惧时或预测恐惧即将发作前加量服药。

此外，抗焦虑药与抗抑郁药的联合使用临床中也较这多见。有人认为联合运用疗效更好。抗抑郁剂可以缓解自卑情绪提高应激能力，抗焦虑剂则能减轻境遇性焦虑情绪淡化恐惧的概念。

（二）心理治疗

心理治疗在恐惧症的治疗上被研究得最彻底，同时又是最有效的治疗方法。

1. 认识治疗法　医生必须首先帮助患者建立治疗信心，并分析恐惧对象，指出其恐惧的原因是因为缺乏认知的反映，要想克服恐惧，首先就必须要先要帮助其挖掘"怕"的根源，认识"怕"的内容，计算"怕"的程度，衡量"怕"的概率，只有这样才能让患者正确评价自身在环境中的位置，这种方法也可以称为"个人定位法"。

2. 系统脱敏法　这是目前被认为治疗恐惧症最安全而有效的行为治疗方法。此法由医生设定"阶梯"恐惧值，并让患者依此循序渐进地暴露于引起恐惧的事物和场所中，令患者的感官逐步接受刺激使之对刺激的恐惧程度逐渐降低，最终达到症状完全消失。这种方法较为缓和，容易为患者接受缺点是治疗时间长效果产生慢。

3. 暴露疗法　这是一种骤进型的行为治疗方法此法，是在一定心理辅导的基础上将患者骤然置于恐惧事物之前或场所之中，令其无法逃避，从而刺激其内心出现极度的反应，经过刺激后患者并没有受到实质性恐惧对象的伤害，从而建立对恐惧对象的认识，消除恐惧心理。这种方法的优点是病情治愈速度快；缺点是患者必须有一定的身体条件，否则会令患者过度恐惧而出现昏厥，因此在进行暴露疗法时还必须具备一定的抢救知识和配备一定抢救设备。

此外，还有人运用药物催眠甚至直接催眠进行治疗也有一定的疗效，只是临床中要求条件较高一般较难实施。

四、预防护理

（一）不溺爱孩子

儿童心理学家认为溺爱对儿童心理发展是最有害的。溺爱孩子的父母往往对孩子过度保护，看见孩子有一点恐惧表现就立即带孩子避开恐惧对象，使孩子失去了许多锻炼勇敢精神的机会。长此下去，对孩子坚强个性的塑造是绝无好处的。被溺爱的孩子大多胆怯，依赖性强，自信心不足，其恐惧的发生率会更高。

（二）对孩子不宜反复无常

有些家长一会儿说孩子应该这样，一会儿又要求孩子那样，孩子无所适从，不知如何是好，做对做错都挨批评，就会形成行为恐惧的心理。因此，成人对孩子的教育要规范，前后要求要一致，父母双方对孩子的要求也要一致。

（三）父母不可随便对孩子发脾气

孩子对父母过分惧怕，会整日心神不定，看父母脸色行事，怕父母无缘无故发脾气，怕自己无缘无故受罚，以致形成畏畏缩缩的坏习气。

（四）是不要过分责难孩子

孩子做错了事可有节制地表示气恼，正确运用孩子对做错事的恐惧心理，教育和引导孩子学好，不能过分责难。过分责难会挫伤儿童的自尊心，降低孩子的自信心，甚至加重孩子的恐惧心理。

第九节　　儿童阅读障碍

一、病因与发病机制

本症的学习障碍表现在信息加工过程中，出现感知觉、表象、抽象等认识的偏异，听觉和视觉两方面的记忆，任何一方面障碍均可导致阅读问题。

临床观察及流行病学研究发现：阅读困难有家族倾向。Sysvia等发现：阅读困难的发病率为45%以上；双生子的研究也显示同卵双生的同病率比异卵双生高，有报道其比率为87%：24%。

基因连锁分析提示：在第15对染色体上存在有以常染色体显示方式遗传的基因位点；也有报道在第6位染色体上的基因位点。也有学者采用双耳分听技术、电生理方法、皮质血流分析，透示器半边视野等方法研究脑功能侧化，发现：阅读困难儿童有脑结构侧化异常，可能为胎儿血内睾酮水平异常导致发育异常。还有学者认为：该类儿童文字系统处理的环节中，出现异常或缺陷；或者是识字模式异常或是语言通路异常。还有一部分是认知方式或空间知觉障碍。也有人认为是内耳前庭功能失调所致。父母和家庭的负性生活事件可以加重此类问题。

二、临床表现

（一）一般临床表现

在字母书写系统中，阅读障碍早期阶段可能表现为背诵字母，说出字母正确名称、词的分节、读音的分析或分类等障碍。之后，在口语阅读方面显示出不足：朗读时遗漏字（如"兔子转身钻进篱笆底下洞里"读成"兔子转身进篱笆洞里"）、加字（如"没想到她一进洞，就一直不停地往下掉"读成"没想到她一进到洞里，就一直不停地往地面上掉"）、念错字（如将"6"读成"9"，或把"d"读成"b"，把"愁"读成"秋"，"货物"读成"货动"，"搏斗"读成"博士"，"横过马路"读成"黄过马路"，"详细"读成"羊细"等）、替换字（如"摔了一跤"念"跌了一跤"），将句中的词或词中的字念反（"na"读"an"、"f"读"t"），朗读速度慢，长时间的停顿或不能正确地分节。阅读理解方面也存在缺陷，不能回忆起所读的内容，不能从所读的资料中得出结论或推理，用一般常识回答所读特殊故事里的问题，而不能利用故事里的信息。在中文系统中，阅读障碍还表现为：音调念错，念相似结构的音（"狐"念"孤"）；多音字读错，读错两个字组成的词中的一个字，不能区分同音字等。阅读理解也明显受损。有的阅读障碍儿童在学前也可表现出一定的语言缺陷、认知功能障碍。如在临摹图画时，他们往往分不清主体与背景的关系，不能分析图形的组合，也不能将图形中各部分综合成一整体。左利手者多，神经系统软体征阳性率高。

（二）病程

一般于婴幼期或童年期起病，6～7岁（一、二年级时）明显。有时，阅读障碍在低年级可被代偿，9岁（四年级）或之后才明显严重。病情轻者，经治疗后阅读会逐渐赶上，到成年无阅读障碍。病情重者，尽管予以治疗，障碍的许多体征也还会持续终生。

三、诊断

（一）儿童精神分裂症

首次发病于婴幼期的较少，伴其他思维障碍，病情有缓解和复发特点。

（二）儿童孤独症

也是首次发现于婴幼期，虽有语言和阅读障碍，但儿童孤独症主要为生活交往、沟通和局限的重复行为。

（三）精神发育迟滞

精神发育迟滞标准化个体测验所获得的阅读成绩，与其智力和受教育所决定的预期水平相符。阅读成绩与其智力水平均低于一般水平。

（四）检查方法

实验室检查。一般无特殊发现，染色体基因连锁分析可出现异常。

（五）其他辅助检查

应做脑CT、脑电图检查，双耳分听技术，电生理方法，皮质血流分析，透示器半边视野等方法，可发现患儿脑结构侧化异常。脑电图可有非特异性异常改变。

1. 脑电图检查　约有50%患特殊学习不能症的儿童存在脑电图异常，主要表现在频率和振幅的异常，但并没有特征性脑电图表现。

2. 诱发电位检查　20世纪70年代起，听觉和视觉诱发电位开始应用于对这类患儿的研究，发现阅读障碍患儿大脑左半区视觉诱发电位振幅改变，视觉和听觉诱发电位的潜伏期均延长。近年来事后相关电位（after event related electric potential）已逐步引起人们的重视，已有研究证实患儿的该电位潜伏期超过300 ms。目前认为上述这些测试手段尚不能成为一种独立的辅助检查。

3. 神经影像学检查　神经影像技术的发展亦使特殊学习不能症的研究有了一些新的发现，已有一些研究先后发现这类患儿有时会出现颞平面错位的现象。正常情况下颞叶的言语中枢，常位于脑之左侧，而阅读障碍患儿的这一区域常在右侧。正电子激发X射线体层扫描（PET）的研究发现，阅读障碍儿童在阅读时存在视区和额叶皮质区域性功能改变。最近氙单光子激发计算机控制X射线体层扫描（SPECT）的研究发现，阅读障碍儿童额部脑血流下降，据认为此对特殊学习不能症有一定辅助诊断价值。

四、治疗

（一）一般治疗

应根据学习障碍的原因对症治疗，并根据儿童所测得的智商，告诉家长对孩子学业的期望程度。同时，增强儿童自尊心、社会能力和学习动力，促使家长对儿童学习的理解、鼓励和支持。

（二）教育干预

着重早期干预和开展特殊教育。对学习障碍的儿童，不要强调其学习的失败，应了解其能力和学习的薄弱环节，教学方法宜扬长避短，使之取得学习的进步。智能迟缓儿童的教学内容应分成小步骤，减慢教学速度，反复强化而使其接受；一些特殊学习技能障碍的儿童，教学上采用代偿性的学习通道来建立特殊的学习过程，如多种渠道的教学输入（电影、幻灯、录像）、口头或书面作业、多样化的教学输出工具（设计书写工具、计算器、计算机）等。

（三）药物治疗

儿童应注意缺陷而影响学习时，应在心理治疗、教育干预的前提下，合理使用中枢神经兴奋剂，如哌甲酯（哌醋甲酯，利他林）或匹莫林。一般哌甲酯（哌醋甲酯）的开始剂量为5 mg，1次/d，晨服。根据用药情况适当调整剂量，通常为0.3 mg/kg，如果在服哌甲酯（哌醋甲酯）过程中，儿童胃肠道反应大，出现不适或食欲缺乏时，可换用匹莫林，每天早晨20 mg，1次/d。倘若儿童在服上述两药中产生抑制，诉说躯体不适，应停药。

（四）行为矫正

针对儿童多动和注意缺陷可采用阳性强化法，根据其良好行为，给予正性强化，如表扬、鼓励和物质奖励等。如果出现不良行为，则予以惩罚，即批评、撤销奖励、不让其参加喜爱的活动等。

对于儿童学习进步的现象，应立即给予奖励。开始奖励的要求不能定得太严，应使儿童有获得成功的机会，然后逐渐提高对儿童的要求。奖励可以是玩具、图书和卡片等，大的奖励应根据老师的反映、家长的观察而定，奖励应持续至儿童能达到某种内在反馈性满足，如能自觉做作业而感到满意、取得好成绩感到高兴、受同学和老师的表扬而自豪等，在这种情况下，物质奖励可停止。

（五）感觉统合训练

近年来基于学习障碍儿童的大脑组织协调感觉信息不良的假设，提出感觉统合训练来控制感觉的输入，特别是刺激前庭系统和本体感，如肌肉、关节和皮肤等，儿童能统合这些感觉，产生适应性应答，用于治疗儿童运动不协调、注意力不集中、情绪不稳定和学习不良，据国内报道其显效率分别为81.3%~100%、58.3%~66.7%、56.5%~91.7%和60%。

五、饮食保健

（一）小儿阅读障碍食疗方

1. 枸杞羊脑汤　枸杞子30克，羊脑1副，加清水适量，隔水炖熟，调味服食。
2. 枸杞鸡蛋汤　枸杞子10克，山药30克，猪脑1副，加水炖食；或用枸杞子20克，红枣6个，鸡蛋2只同煮，鸡蛋熟后去壳再煮15分钟，吃蛋饮汤，每天或隔天1次。

（二）小儿阅读障碍吃哪些食物对身体好

多进食一些含有胆碱的食物。鱼、瘦肉、鸡蛋（特别是蛋黄）等都含有丰富的胆碱。补充卵磷脂。蛋黄、豆制品等含有丰富的卵磷脂，不妨适量进食。多食碱性和富含维生素的食物。豆腐、豌豆、油菜、芹菜、莲藕、牛奶、白菜、卷心菜、萝卜、土豆、葡萄等属碱性食物。新鲜蔬菜、水果，如青椒、金针菜（黄花）、荠菜、草莓、金橘、猕猴桃等，都含有丰富的维生素。补充含镁食品。豆类、荞麦、坚果类、麦芽等含有丰富的镁。

六、预防护理

本病暂无有效预防措施，早发现早诊断是本病防治的关键。

七、并发症

学龄期可伴有语言技能障碍，拼读障碍，计算障碍等，语文很差、数学应用题的解答也差，常伴拼写困难。并常伴有多动症和行为问题，合并免疫及自身免疫病者较正常人群多。

八、预后

影响预后的因素很多，如智商、家庭状况。随访研究显示预后一般较差，如辍学率高，就业率低，社会经济地位低等。阅读障碍与品行障碍、情绪障碍和青少年犯罪的关系尚待进一步调查和探讨。

第十节　儿童学习障碍综合征

学习障碍综合征（Learning Disabilities）是一种学习技能的发育障碍。这类儿童并非呆傻或愚笨（IQ都在70以上），而是从发育的早期阶段起，获得技能的正常方式受损，表现为阅读、计算或绘画等单一方面的能力低下，而其他技能均正常。所以常出现某一门功课的成绩好，而另一门成绩差的偏科现象。

美国学习困难联邦委员会在1988年把学习困难定义为：学习困难是多种异源性（heterogeneous）失调，表现为听、说、写、推理和数学能力的获得和使用方面的明显障碍。这些失调源于个体的内部因素，假定是中枢神经系统的机能失调，并且可能存在于一个人的一生。伴随学习困难，人可能会在自我调节、社会知觉以及社会交往等方面出现问题，但这些问题本身不构成学习困难。尽管学习困难可能同时还伴随其他的障碍（如感觉损伤、智力落后、严重的情绪紊乱），或者同时受到某些外部因素的影响（如文化差异、教学的不充分或不适当），但学习困难并不是由这些障碍和影响因素造成的。

根据欧美的医学统计显示，我们每六个人之中就有一个会受到不同程度的学习困难所影响。究竟学习困难是什么？美国国家卫生研究院（NIH）定义：学习困难是归因于神经系统造成的，特征是辨认字的正确性及流畅度有困难，以及无法拼写，语言的拼音组成有困难。我们所讲的"学习困难"一般是指由于有读写障碍、多动症及阿斯伯格症状等所产生的学习能力低落、注意力不集中、肢体协调不佳，以致缺乏社交能力等的具体表现。

一、病因

学习困难的原因到目前尚不清楚，仍处于探索阶段，普遍认为是多种因素综合作用的结果，既有内因，又有外因；既有个人生理心理方面的因素，也有家庭社会等环境因素；既有先天因素，也有后天因素。总之，造成学习困难的原因是多方面的，是内外因素综合作用的结果。到目前为止，关于儿童学习困难的原因有如下一些研究成果或认识。

（一）生理因素

1. 儿童在胎儿期、出生时出生后由于某种病伤而造成轻度脑损伤或轻度脑功能障碍。

2. 遗传因素。有些学习技能障碍具有遗传性，如儿童的父亲、爷爷或其他亲属可见到类似情况。

3. 身心发展落后于同龄儿童的发展水平。乳牙脱得慢、走路说话迟、个子特别矮小等；感觉器官功能的缺陷或运动协调功能差。④身体疾病。孩子若体弱多病，经常缺课，会使得所学的功课连续性间断，学习的内容联系不起来，自然会导致学习困难；有的孩子上课小动作多，或存在注意缺陷，不能集中注意力，也会导致学习困难。

（二）环境因素

1. 不良的家庭环境。由于父母长期在外工作或家庭成员关系紧张等原因，使儿童从小就未得到大人充分的爱抚，特别是缺乏母爱。

2. 儿童在幼年时未得到良好教养，在儿童早年生长发育的关键期，没有提供丰富的环境刺激和教育。

3. 不适当的学习内容和教育方法使儿童产生厌学情绪。有些父母望子成龙心切，他们拔苗助长，不按儿童的身心特点进行教育，常在是教育的内容、方式、方法上违反教育规律，如学前儿童小学化，小学儿童初中化等。

（三）营养与代谢

近来研究证实，儿童学习困难与营养代谢相关，某些微量元素不足或膳食不合理，营养不平衡可影响智力发育。过去认为碘摄入不足影响儿童智力，锂会影响儿童的性格特征，进而影响学习。有研究表明学习困难儿童发中微量元素锌、铜的含量显著低于正常儿童，而铁也是影响学习成绩的重要因素。

（四）心理因素

儿童学习困难与心理因素密切相关过去已有认识，近来大量研究得以进一步证实，儿童学习困难存在普遍的心理问题。普遍观察得到的结果是学习困难儿童学习动机水平低学习动力不足，学习兴趣差，情绪易波动，意志障碍，认知障碍，自我意识水平低等。

（五）近年来的研究显示，学习困难是由于小脑发展迟缓造成的，小脑功能若无法有效发挥，将导致各类的学习困难

因为每一个人的小脑发育程度不同，所以每个人的学习困难的症状也不会完全相似，症状也常常相互重叠。

由于小脑是学习过程中重要的讯息处理中心，能将我们的能力"自动化"。有了自动化功能，日常生活中的许多事物和技能，在我们学会后是我们不假思索就可以直接做出来的。一旦小脑无法有效自动化运作，每做一件事都要重新学习，那就很可能让阅读书写、动作协调、人际关系等……这些一般人都轻易可学会的生活技能变成困扰，甚至变成灾难与噩梦，不论怎样奋斗挣扎，却总是陷在一筹莫展的困境。

二、影响

一般而言，有学习困难的人的智商都是正常的，甚至有时候超越常人，但偏偏一些普通人认为是很简单的事情，他们付出巨大努力却仍难以做到。当普遍认为简单的事情变得艰巨时，对患者就会造成深远的负面影响。他们的自信会大大降低，挫败感会使他们变得孤独或离群及产生烦恼及沮丧。这些都会进一步演变成严重的行为问题，从而影响人生道路的发展。

如果孩子受这些问题困扰，父母就更加痛不欲生。当望子成龙的期望幻灭，孩子从活泼可爱而变成孤独、沮丧，那是多么痛心的事。所以，学习困难不但对本人的个人学习和

工作造成严重打击，亦会影响到他们的家人及朋友的正常生活。

三、临床表现

（一）阅读障碍

阅读是一个需要多种认知过程（如知觉、记忆理解、概括、比较、推理等）参与的学习活动，只要儿童在这些认知能力的任意一种上存在的问题，都会影响阅读能力。因而阅读困难在学习困难儿童中普遍存在。

1. 阅读习惯方面　阅读时动作紧张，皱眉、咬唇、侧头阅读或头部抽搐；迷失位置，找不到是从哪里开始阅读的；阅读时和所读书本距离过近；以哭泣或其他问题行为来拒绝阅读。

2. 朗读方面　常常省略句子中的某一个字或某几个字；任意在句中加字插字；任意将句中的字以其他字替换；将词组的前后字任意颠倒；阅读不流畅，在不适当的地方停顿；声音尖锐，喘气声很大等等。

3. 回忆方面　首先回忆基本事实困难，无法回答文章中有关时间、地点等基本事实的问题；而且序列回忆困难，无法按故事情节的先后顺序来复述故事；同时还有主题回忆困难，无法说出所阅读内容的主题。

4. 理解技能方面　逐字理解有困难，无法正确说出阅读内容中的有些细节和一些特定信息；理解性理解技能不足，不能从阅读材料中得出结论，无法比较观点之间的差异，无法把新的观点与学习过的观点综合起来；评论性理解技能不足，无法将阅读材料与自己的生活结合起来、无法分析作者的意向和信念、无法将阅读材料互相比较。

5. 阅读策略的运用方面　难以划出重点、无法认识阅读材料的性质、无法划分段落等。

（二）书写障碍

研究发现，许多学习困难儿童在精细动作能力上发展不足，造成了不同的书写困难。书写困难也叫书写缺陷或视觉—动作整合困难。学习困难儿童典型的书写困难一般有如下表现。

1. 握笔方法不正确　手指过于接近笔尖，或过于远离笔尖；只用食指来运笔；纸的位置不正确，常移动或放得太斜。

2. 书写姿势不正确　身体与桌面的距离不当，太远或太近；手臂与身体的距离不当，太贴近身体或太远离身体。

3. 力量控制不当　用在铅笔上的力量过重，会折断笔尖或戳破纸；肌肉过于紧张，手指僵硬，运转不灵活；力量不够，握不住笔或笔道太浅。

4. 字不均匀　对单个字的结果缺乏理解，该大的不大，该小的不小，如"吃"的左右两部分写得一样大，变成"口乞"；字与字大小不一，粗细不一。

5. 字间距不当　每个字的组成部分之间距离太远，如"明"的左边部分与右边部分距离太远，变成了"日月"；字与字之间距离太大或太小。

6. 笔顺不正确　不遵循笔画顺序规则，如"国"字，先封口，再写里面的"玉"字；把一笔分成两笔，或把几笔连成一笔。

7. 字迹潦草　字没有结构，东倒西歪，不成比例；没有笔画，横不像横，竖不像竖，信手乱涂，有时连自己都认不出写的是什么。

8. 字混写　特别是在写拼音字母或数字时，分不清6与9.5与2.b与d、p与q等。

（三）数学障碍

数学学习也是一个需要多种认知过程参与的活动，特别需要具有良好的推理、分类、组合、抽象、概括等能力。另外，在解应用题和学习代数中语言能力有着十分重要的作用。儿童在学习数学前应该已具备了一些准备技能，如按大小、形状、颜色、材料来比较、分类、配对、排列物体的能力，认识到总体是部分之和，认识10个阿拉伯数字并了解其含义，把一种物体里的所有个体一一分配给不同的对象，能模仿和回忆物体的空间排列等。

如果儿童这些准备技能发展不足，那么学习数学时就会受到影响。因此，家长应特别注意儿童这方面技能的发展情况，若有不足就要及早进行补救，从而避免对孩子正式的数学学习产生消极影响。

学习困难儿童在数学学习上的困难主要表现在以下几个方面。

1. 阅读与书写数字困难　在读和写时，容易把5与2，6与9等相混淆。

2. 数数困难　在大声数数时，常会把一些数字跳过去；序数理解有困难，如不知道一周中的第二天是哪一天；无法正确地按一定的要求数数，如要求数出班上穿红裙子的女孩、要求顺序从1数到30但不能数含有4的数和4的倍数时，往往不能正确完成。

3. 数位困难　不能理解数位概念，不能理解相同的数字可以在不同的数位上表示不同的值。如4，在个位上时表示4，在十位上时表示40，在百位上时表示400。数位困难会影响到进退位的加减法运算。

4. 计算技能不良　运算方法混淆，如在进行乘法运算中，会突然出现加法运算；运算法则掌握不好，不会退位减或进位加；省略运算步骤，如除法运算时省略了余数等。

5. 问题解决缺陷　解数学语词问题和应用题时产生困难。这主要是由于语言技能的缺陷引起的。还有一些儿童则是由于缺乏分析和推理能力而造成问题解决困难。

6. 空间组织困难　把数字颠倒或反向，如71读成17；在运算过程中数字的位置排列发生错误，如54-36=22。

这些学习困难是由于小脑发展不全的缘故，小脑功能若无法有效发挥，将导致各类的学习困难，因此学习困难常有相似的表征，症状也常常相互重叠。

（四）学习困难的诊断标准

1. 智力标准　标准化智力测验成绩智商下限为70~75。若智商低于70者，不属于学习困难。

2. 学业不良标准　采用绝对学业不良与相对学业不良相结合的方法确定学习困难儿童，学科统测是根据大纲命题的绝对评价，而以低于平均分25个百分等级为划分学习困难儿童的标准是相对评价。

3. 学习过程异常　学习过程是学生知觉信息、加工信息、利用信息解决问题的认知过程，学习困难儿童在这一过程中往往会在某些方面表现出偏离常态的行为。

四、改善的方法

目前有很多方法可以改善学习困难，如：特教补救学习（SEP）；药物治疗；其他替代治疗方法，包括功能治疗、视觉治疗、语言治疗、物理治疗、食物疗法、感觉统合治疗、针灸、大脑皮质测试等。

长期来说，这些协助的方式并无法达到自身改善目的，因为这些疗法大多是针对表现出的行为而忽略了真正造成这些现象的原因，治标不治本。

近年来最新的研究报告提出很多证据，证明了小脑的角色还要重要很多。小脑功能不全，当小脑没有完全发展，某些任务就无法自动化完成，表现为：手，眼协调不佳；无法专注和记性不好；阅读、书写和拼字困难；执行任务时，需要较长的时间。

脑部的整体外观和形态在出生后已经很少改变，但脑神经的可塑性能让细胞之间的组成层面产生巨大改变，并进一步影响认知。

经由适当的刺激，脑部能重新自我塑造扩充脑神经通路并促进链接，可以重复运动的方式，针对特定的小脑区域施予适当的感觉刺激引起上述的变化。

第十一节　儿童注意力缺陷症

儿童注意力缺陷症又叫注意力缺陷（Attention Deficit Disorder，ADD），医学上指注意力不足过动症（Attention Deficit Disorder），就是注意缺陷障碍，最主要的症状是频繁地、不自觉地走神。但这并不是说ADD患者就无法集中注意力，他们只是不能决定集中注意力的时间和场合。在某种程度上，还可能比普通人更能集中全部的注意力，做到高度的专注。

每个人都有走神的时候，但怎样才能判断自己是否患有ADD呢？这个界限究竟在哪里呢？在什么样的情况下我们才需要为自己的心不在焉担心呢？在什么情况下我们该寻求心理医生的帮助呢？专家认为：判断是否患上了ADD，有以下3个需要量化的方面。

第一，在过去的6个月内，你必须"经常"或"很频繁"地存在以下9条表现中的6条或以上：

① 在工作或生活中不能注意细节或经常犯粗心的错误；② 在工作或娱乐中很难保持注意力；③ 别人与你讲话时，你没留意听，经常走神；④ 不遵从指令且完不成工作；⑤ 难以组织好工作和活动；⑥ 逃避、不喜欢或不情愿参加需要持久保持注意力的工作或活动；⑦ 丢失工作或活动中的必需品；⑧ 很容易分散注意力（多因外界刺激）；⑨ 在日常活动中健忘。

第二，上述表现至少"经常"或"很频繁"地影响到了以下功能中的至少1项或以上：

①家庭生活；②工作；③社会交往；④在社区中的待人处世；⑤教育活动；⑥婚姻关系；⑦对钱财的管理；⑧开车时；⑨休闲或娱乐；⑩处理日常事务时。

第三，上述表现从7岁以前即开始（最宽的标准从10岁前开始），并持续至成人期。

如果你的走神问题符合这三个条件，那么你无疑需要心理医生的帮助，而且越早越好。

一、ADD的特征

个性方面，患ADD并不意味着过度活跃，正好相反，ADD患者往往可能是相当安静甚至是严肃的人。而另一方面，得ADD症也不意味着反应迟缓，许多ADD患者天资聪慧，反应敏捷，而且非常成功。

除了注意力分散以外，还有其他的症状表明可能你有潜在的ADD。比如在工作中，你对有很大挑战性的PROJECT非常专注，但对乏味枯燥的部分则兴趣缺乏；家里更是搞得一塌糊涂。有时，正是工作中的高难部分治愈了你的"注意力缺乏症"。所以，有注意力缺乏及紊乱症的人往往是那些智商比较高的人。

另一种情况是，比如你是一个有高度创造欲的人，总是渴望作画、写小说，但每次却又不肯付诸实施，因你总觉得自己缺乏自律精神，或是缺少强烈的动力，借口多多。更有甚者，你甚至怀疑自己有轻微的抑郁症。其实，真正的原因可能是ADD。ADD患者一般有很强的创造欲，但正是受ADD的影响，他们的创造欲不得发挥，于是导致他们更加抑郁。如果不及早明白这个道理，ADD可能真就导致了抑郁症。

ADD对天生乐观主义性格的人而言其实更像一种气质，而不算什么病。所以不必过虑，要勇敢地面对自己的缺陷并积极地改善它。因为只有接受自己，与自己为友才是重塑新生活的前提。而对那些天性抑郁的ADD患者来说，则需及时寻求心理医生的帮助。

二、应对措施

（一）建立一个"支持"系统

尽管女性在家庭里扮演的一般是支持者的角色，但患有ADD的你有必要为自己建立一个支持系统。比如你可以在网上寻找一个ADD群体，发帖子和加入聊天室。

（二）每天排好优先序列

如果你最重要的是陪伴孩子，那么就不要担心家里整理得怎么样，衣服有没有洗完。如果第一要紧的是保证送孩子上舞蹈课，那么就别在路上挂记干洗店的事。每天清晨起床后给自己列一个LIST，然后把注意力集中在最重要的事情上。

（三）给自己留点时间

让自己有时间休息，给自己一个安静的空间，也是很重要的。就算只有10分钟，闭上眼睛，深呼吸。如果你能忘却周围的喧嚣，哪怕就几分钟，你就会有力量继续下去。

（四）创造一个ADD友好环境

做行事历，列表格，利用小黑板、PDA、笔记本电脑，总之用所有的工具来提醒自己要做的事情，以使你的生活方便些，容易些。

（五）微笑，保持幽默的心境

每周回顾你的生活，想想那些你闹得最"ADD"的笑料，然后大笑一场。如果你能保持幽默感，作为对付自己和ADD的孩子们的灵丹妙药，你或许能减轻自身的压力。

（六）接受帮助，寻求帮助

别想着做"超人"。承认吧，你也有支撑不住的时候。此时寻求他人的帮助，这并不可耻。

（七）养成习惯说NO

ADD女性总是喜欢过度承诺，总是不自觉地对所有的要求说好。以后，请改说"我会考虑"，并减少承诺的数量。让他们经常通知你他们重要的PROJECT以及日期，然后看你是否有时间参与，而不是动不动就答应结果却做不到。

（八）向你的医生咨询PMS

ADD女性的PMS症状总是比常人严重，所以特殊时期防范应当更严密。

（九）教育你周围的人接受ADD

告诉你的伴侣以及你的亲密朋友ADD是什么，以及它如何影响你的生活，说服他们帮助你克服ADD症状，帮你承担部分责任并做善意的提醒，琢磨琢磨如何让你的生活更加平和愉快。

如果你是ADD……

除了按照医生的建议给自己及时减压，调整思考习惯外，还可辅助药物治疗。这类药已在临床上使用了几十年。当然，如果你怀疑自己有ADD，也不要私自给自己吃药，最负责的态度是遵从心理医生的专业诊断。

当然，让自己的生活规律起来也是一个必要的改变，比如丢三落四的毛病就可以通过养成好习惯的方法得到解决。

三、ADD与抑郁症的不同

抑郁症者也有注意力不集中，但抑郁症最突出的症状是情绪低落，同时可能或伴有一点注意力不集中，而ADD最突出的症状是注意力集中困难，并因注意力不集中而感觉情绪沮丧。而且抑郁症一般是阵发的，一段时间不好，一段时间正常，而ADD却是持续的。

ADHD

注意力缺失过动症（Attention Deficit Hyperactivity Disorder，ADHD）首次在20世纪初被讨论。1902年，由一位对孩童疾病有兴趣的乔治·史提尔（George Still）医生在伦敦发表了相关文章。他发现一些孩子似乎停不下来，情绪容易起伏，常常惹麻烦。ADHD的主要特征是不专注、过动和冲动，但这些症状多会造成他们很难遵守规则行为或者维持固定的表现。史提尔医生认为这些儿童"对于动作控制有不正常之处"。他写了一篇以此为主题的文章并发表在英国医学期刊上。美国心理学会公布的《精神疾病诊断准则手册》（The Diagnostic and Statistical Manual，简称DSM）在1980年对于过动症作了第一次的描述，并将它称之为"儿童期的过动反应异常"。之后相关学者经过多次修改后，"注意力缺陷过动症"这个名词终于产生，而它的症状以及诊断的规范也越来越明朗。第四版的《精神疾病诊断手册》（DSM-Ⅳ）把ADHD分成三种不同的类型："注意力缺失""过动""注意力缺陷合并过动"。在DSM-Ⅳ里面，注意力缺陷和过动/冲动各有9种症状，符合6种以上的症状就可以确认诊断。同时，每一个症状都必须在一个以上的环境中发生，比如说在学校与在家里。其他条件包括必须在7岁以前就观察到相关症状，且没有其他的心理因素导致。磁共振（MRI）与功能性扫描（FMRI，可分析脑部血流量）可帮助我们了解ADHD患者和一般人脑部结构与功能性的相异处。目前最一致的资料是小脑中间（小脑蚓部，位于脑后下端）及脑部中间区域（包括部分脑干）的大小缩减。

过去我们认为ADHD与脑部前额叶相关。然而，事实上，大部分受ADHD困扰的人是由于小脑没有适当地发挥功能。过去20年的研究发现，小脑发育不良的人同时有ADHD的症状。借由功能性扫描也发现ADHD患者的小脑活跃度很低。

美国哈佛大学研究发现，利他林（Ritalin，最常使用的处方药物）可以提高ADHD小脑活跃度低的地方的活跃度。我们也知道ADHD不是单独出现，往往合并如读写困难、发展性协调困难，甚至自闭症等。这提示脑部多区域或是单区域功能不良会影响多区域整合联结。有一些独立研究支持这些诊断，其实都是由于小脑机能所造成的。

以下是以"注意力"为主的特征：

1. 常常无法注意细节，在功课上、工作上或是其他活动会粗心犯错；

2. 做事或活动很难维持专注力；

3. 别人跟他说话时，经常表现出没有在听的样子；

4. 常常很难依照指示完成事情，无法完成功课、家务或工作（不是因为相反的行为或是无法了解指示）；

5. 经常对组织性的工作或规划活动感到困难；

6. 经常逃避或厌恶需要花费心思的活动或工作；

7. 常常忘东忘西（如书本或工作需要的东西）；

8. 很容易被干扰；

9. 常常忘记每天规律要做的事情。

第十二节　小儿言语和语言障碍

语言是学习、社会交往、个性发育中的一种重要的能力。从广义上来说，儿童言语和语言障碍（language disorder）又称沟通障碍，并影响日后的阅读和书写。因此，早期发现、早期诊断和及时的治疗尤为重要。我国近年来已开展了儿童言语和语言障碍的临床诊治。

一、病因

各种原因的听力障碍可导致言语的障碍。各种原因的智能迟缓为言语障碍最常见原因。患有神经精神性疾病，如神经系统的病变，孤独症、焦虑症等，或社会环境问题的影响，均可致言语障碍。

二、发病机制

（一）儿童语言发育

语言包括言语和非言语两种成分，这两者是动态的和相互作用的过程，这个过程起始于儿童早年的发育。语言发育由于受生物因素和环境的影响，个体差异很大。语言发育及有关语言的大脑功能存在着性别差异。最近使用功能性磁共振对语言的研究表明在语言信息处理中，女性较男性在神经系统中有更多的激活；男性大脑的激活具有一侧优势，主要在左脑下额叶角回区，而女性则两侧大脑的相应区域均较活跃。这可解释为什么在儿童早期，男孩的语言问题多于女性。语言发育进程如下：

1. 前语言期（出生~12个月） 当小儿在开口说话之前，已经有了语言的使用，而这时沟通的方式是非言语的，如眼神的交流、微笑等，而且在这种方式的沟通中，逐渐学会语言交往的规则。例如，成人与小儿玩"躲猫猫"游戏中体现了共同的参与，而且培养小儿在交往中的"轮流"行为。这一时期的小儿主要是开始发音，3~4个月时小儿有反复的咿呀作声；8个月时发声已有辅音和元音的组合；12个月时会使用1个字，同时用姿势表示意思，如挥手表示再见，用小手指点图片等。

2. 初语言期（1~3岁） 这时的小儿使用词语表示他们已经知道的事物，用词语与他人交流，但体现了以自我为中心的特点。尽管如此，小儿仍继续用非言语的方式，并且与说话的方式结合在一起进行交流。12~18个月的小儿会用单词，词汇增加到20个；18~24个月的小儿进入2个单词组合的阶段，如果小儿对某一事物很熟悉时，他们在交流中能按照规律组合词语，于是开始出现了句子，这个阶段的词汇增加到数百个，模仿能力增加，交流中的话题增多，显示较好的灵活性；24~36个月的小儿，词汇量明显增多，而且能将以前学到的词汇应用在交流中，例如能表达意图和数量，此时的小儿用词较恰当，而且能用特殊的方式表达自己的情绪、希望、兴趣等。3岁小儿能说出自己的姓名、年龄，性别，认识常见的物品、图画，遵循连续的2~3个指令。

3. 学前期（3~5岁） 小儿开始出现更复杂的语言形式，如有了介词（在……上面，下面等）、条件句（如果……那么）、连接词（因为……所以、但是）等。此时的小儿更为熟练地表达自己的意图和意思，在不同的情境下进行适当的交流。学前期小儿会讲故事，遵循3个连续的指令，懂得期待未来发生的事如"明天我们去……"，他们对问句"谁、何处、什么"能够做出应答，但对问句"怎样、为什么"难以回答（尽管他们常问别人为什么）。4岁的小儿即使在陌生人面前说话也清晰易懂。

4. 学龄早期（5~12岁） 当小儿入学后，环境对小儿的要求全部以语言的方式表示，例如要求小儿在教室里保持安静，教师讲课传授知识、布置作业等。在大的群体中，要求小儿遵守"轮流"的规则，适当、灵活地使用语言，保证学业的成功，并适应学校环境，在这过程中发展小儿的语义学。这一时期，小儿学习与学业有关的新词语，获得新的信息和指令，掌握特定的学科。7～8岁时，小儿使用抽象的语言思考问题；到12岁时，其认知和语言能力的很多方面如同成人。

（二）发病机制

1. 听力障碍　听觉是语言感受的一个重要的渠道，当小儿听力受损害后，不管是传导性的、还是感觉神经性的，都不能正确地察觉声音信号，导致程度不等的语言发育迟缓。其迟缓的严重度受多种因素的影响，如听力损害的程度、发生的年龄、矫治听力的年龄、矫治的合适性等。传导性听力障碍伴有反复和长期的中耳炎、同时有渗出，这对早期言语和语言发育可产生不良的影响。虽然传导性听力障碍一般不超过20～30 dB，最大可在50 dB左右，但明显影响小儿言语的辨认。长期中耳渗出在儿童早期可引起语言表达延迟，在学龄初期出现语言问题。此外，也有研究分析了听觉辨认对语言的影响，表明中枢性的听觉信息处理问题使小儿对听觉刺激的辨认、分析和储存出现困难，特别在有相似音时更觉困难。

2. 智能迟缓　语言发育迟缓的最常见原因是智能迟缓。虽然语言发育进程是按照正常儿童的顺序，但其速度比正常儿童慢，当环境对儿童语言的要求增加时，语言的问题就更为明显了。某些染色体和遗传性疾病伴有语言障碍，如21-三体综合征的儿童有程度不等的语言障碍；脆性X综合征儿童的语言障碍在韵律和语言内容上有特别的形式。

3. 孤独症　孤独症的一个重要特征即交流障碍，并伴有交往障碍和刻板的重复性动作。孤独症儿童的语言障碍可表现为完全不理解，没有语言，或言语过于刻板、学究式的，并有夸张的韵律；语言应用也出现问题，出现回声样语言或非言语的交流，几乎没有眼神交往，面部表情和姿势也很有限。

4. 神经系统疾病　脑性瘫痪儿童因神经运动通路的障碍而影响说话，常出现构音障碍，他们对语言的感受能力比表达好得多。儿童左侧大脑的病变对语言、阅读、书写的影响较右侧大脑病变的影响更大，临床上一些左脑病变的儿童往往保留了原有的语言能力，因为右脑代替了左脑的功能，这说明右脑具有功能可塑性。大脑的损伤或肿瘤使儿童产生获得性失语症，即在儿童发展了说话成句的语言能力后，因为大脑的病灶致使语言损害。临床上出现不同类型的失语症。例如，儿童听觉理解障碍但言语流利的称为感觉性失语症，对目标物不能命名的称为命名性失语症，难以找到适当词语表达的称为表达性失语症，言语不流利且费力的称为运动性失语症。近年来，一些少见的神经学因素导致的语言障碍引起人们的关注，这就是获得性失语综合征伴抽搐障碍，或称为Landau-Kleffer综合征。这个综合征使原来语言能力正常的患儿出现语言感受和（或）表达的倒退现象，其严重度可达到完全的听觉失认，即不能辨认环境的声音。患儿脑电图表现异常，有两侧的尖慢波，至少2/3患儿有各种类型的癫痫。有些患儿的语言能力可恢复，但50%的患儿有严重语言缺陷。有些脑积水的小儿在语言发育方面的特征是：使用长的复合句，词汇较老练，但没有实质性内容。

5. 行为障碍　语言障碍和行为问题之间关系密切，两者可以互为因果。从原因方面来看，明显的情绪创伤或心理社会的不良因素可影响儿童语言发育或引起语言障碍。例如，选择性缄默症是一种较少的语言障碍，通常在5岁前发病，患儿在某些特定的情境中如学校等不说话。这些小儿一般语言正常，但可能因为交流障碍所致，常需数月的治疗。

6. 环境剥夺　儿童的语言发展与环境有关。父母在和孩子交往中所使用的词汇量，在言语交流中如何重复和扩展词汇，直接关系到儿童词汇量的增长和语言发展的速度。儿童语言能力的良好发展并非来自于电视或广播。如果儿童生活在缺乏语言刺激和环境中，则可造成语言发育迟缓；而当这些儿童给予治疗性干预后，其语言功能出现明显的改善。

三、临床表现

（一）构音异常

即说话不清晰，有的小儿是个别发音的错误，有的则是很多的错误，以致他人听不懂。常见的构音异常有以下几种：

1. 舌根音化　即以舌根音如g、k、h代替大多数语音，如把"耳朵"说成"耳郭"，"草莓"说成"考莓"，"头发太长"说成"头发盖扛"。这些儿童常常用舌根摩擦音代替舌前位的发音。

2. 舌前音化　即以舌前音d、t代替某些语音，如"乌龟"说成"乌堆"，"公园"说成"东园"，"裤子"说成"兔子"。

3. 不送气音化　汉语中有许多音如p、t、k、c、s等是送气音。当儿童把送气音用不送气的音作替代，即为错误。如"婆婆"说成"跛跛"，"泡泡"说成"抱抱"，说明儿童气流与语音协调的问题。

4. 省略音化　即省略语音的某些部分。如"飞机"省略辅音"飞"后变"飞一"，或把复韵母ao、ie、iu、ang等省略或简单化，如把"蚊子"说成"无子"，"汪汪"说成"娃娃"。

（二）嗓音问题

嗓音问题可以是功能性的，也可以是器质性的，表现为音调、响度、音质共鸣的异常。这些异常可以单独存在，但常同时伴有言语或语言的问题，从而形成复合的沟通障碍。

最常见的音质问题是声音嘶哑，持久的或进行性的声音嘶哑，特别是伴有喘鸣或可听得见的呼吸音，需要进一步用纤维镜检查，以发现咽乳头状瘤、先天性声门蹼或声带结节。儿童声带结节常常因为大声说话或不停地说话所致。声带襞麻痹表现为嗓音柔软或缺如，以及弱的、喘息样的哭声。

共鸣异常表现为鼻音过重或过轻。儿童腭裂、黏膜下腭裂、神经功能障碍影响声门关闭会造成鼻音过重，而严重上呼吸道感染或鼻炎可造成鼻音过轻。儿童腺样增殖体肥大可出现慢性的无鼻音的发声。

（三）流利性问题

儿童说话流利性问题表现为说话中有停顿、重复、延长和阻塞现象。常见于2岁半到4

岁的儿童。

1. 重复　小儿在言语和语言发展过程中，重复可看作是正常现象。但是当重复过于频繁，每1 000个词语中超过50次重复，需要干预。

2. 延长　在说某词语时拖长某一声音。

3. 联带动作　当小儿说话不流利时，伴随一些动作，如面部扭曲、张大嘴、伸舌、瞪眼、下颌抽搐等。

4. 语言问题　儿童语言问题常为语言迟缓和语言障碍。语言迟缓指儿童语言发育遵循正常儿童的顺序，但速度较慢；语言障碍指儿童语言发育偏离了正常的顺序，语言学习方式常有差异。

临床上明显的表现为语言表达问题。有些儿童迟迟不说话，有的说话明显少于同龄儿童。一般将儿童语言问题分为3种类型：

（1）语言表达障碍：小儿语言的理解正常，但表达特别困难，无生理性缺陷所致的发音困难。

（2）语言感受和表达的混合性障碍：小儿能听到声音，但不解其意；能理解手势或姿势，能学习阅读但不会表达。

（3）语言信息处理问题：小儿说话流利，但内容非常肤浅，而且在语言交流中，难以保持话题，小儿只关注自己所选择的话题上。

四、诊断

与智力低下、抑郁和注意缺陷等影响学习和交往等相鉴别。

（一）实验室检查

一般检查无特殊发现。遗传因素所致的可发现染色体异常。

（二）其他辅助检查

应做脑电图、脑CT等检查，以了解有无颅内病变和损伤。

五、治疗

（一）构音异常的治疗

1. 构音程序　大多数发音错误的儿童意识不到自己的问题，因此治疗开始时，需要夸大儿童的错误发音，并与正确音作比较，让儿童听录音机中正确的和错误的声音，要求其辨别；一旦儿童能完全辨别，而且意识到自己错误发音时，则进入下述各水平的治疗。

音素水平的治疗：当儿童出现数个错误发音时，治疗总是选择正常儿童最早出现的音（也即最容易的音）入手，这个音称为目标音。首先帮助儿童认识正确发目标音的口形及其他特征；其次进行听觉训练，即区分目标音和另外一个声音，接着让儿童比较自己发目标音和正确目标音之间的差别，建立正确的感知；最后用语音定位法，让儿童看着发目标音时，治疗人员的唇、舌、下颌的运动和口形，让儿童对着镜子模仿发音。有的儿童在这过程中并不能立即学会发目标音，于是，治疗人员要寻找与目标音接近而且儿童又会发的过渡音，从过渡音的模仿学习逐渐延伸到目标音，其间要求儿童以镜子为视觉反馈，观察自己的唇、舌、下颌位置，有的发音甚至要用手体会声带振动情况。当儿童学会发目标音后，则继续下一步治疗。

音节水平的治疗：一个新的目标音在初学时往往是脆弱而不稳定的，如果不放在音节及其以后水平的治疗中进行强化，就很容易丢失或仍旧回到原来的错误发音。音节水平治疗即把目标音与其他的元音或辅音组成无意义的音节，让儿童在学习发音节时巩固目标音，只有在完全正确地发出音节后，才可顺延至下一级水平的治疗。

单词水平的治疗：治疗人员在这时把目标音应用到有意义的单词中。这个新的发音可以放在单词的开始、中间或末尾，单词的水平要符合儿童的认知水平，而且是日常生活中经常出现的。治疗中可将单词与相对应的图片结合起来，增加趣味性。

句子水平的治疗：治疗人员选择一些符合儿童的句子，采用放慢说话速度、重复说、模仿说、与儿童一起说等方式。在重复说时，儿童必须跟随治疗人员说话的音调、强度和节奏。治疗人员有意在说话时发出儿童以往不正确的发音，训练儿童能否发现并自行纠正。

2. 口功能训练　口腔运动功能问题会影响说话的清晰度。因此，临床上发现这类问题的儿童必须进行口功能训练，包括增强口腔黏膜的本体感，即要求每天按压或轻柔快速地弹击儿童的面颊、下颌、唇部；用软硬适中的牙刷或硅胶棒刺激口腔内的舌、牙龈、颊黏膜和硬腭；改善食物质地，从软到硬。改善口腔协调运动如教吹泡泡、喇叭、用吸管吸食、模仿动物叫声、口腔快速轮替运动等。

（二）语言异常的治疗

语言治疗包括4个方面，即确定目标、方法、策略和家庭的配合。

1. 确定目标　在确定语言治疗的目标时，维果斯基（Vygotsky）的"最接近发育水平"理论是主导原则，即所定的目标应略高于个体儿童的发育水平，但又能使儿童在帮助下能够达到的。例如，当儿童只会讲一个字时，在治疗时可用叠词，然后向两个字的词语发展；当儿童只会说短语不会成句时，治疗中略为扩展词语，让儿童模仿，使他建立一个模式，逐渐向句子过渡。

2. 治疗方法　语言治疗应在有意义的情景中进行，并伴随着玩具和游戏活动。语言治疗方法有两种。一种是以治疗人员为中心的方法，主要采用练习、游戏中操练和塑造三种形式：①练习：即给儿童任务，告诉他给予应答，如学说字或单词这种形式比较单调，儿童常缺乏动力。②游戏中操练：即先给儿童一个游戏活动，要求儿童按要求学习所定的语言目标，当目标完成后，给予儿童感兴趣的游戏活动强化目标的应答。③塑造：是给儿童听觉刺激，逐步诱导儿童产生接近目标的反应。

这3种形式均在治疗人员有结构的安排下进行的，适用于年幼儿童或严重语言异常的儿童。另一种是以儿童为中心的方法。治疗人员将确定的目标作为游戏中的一个部分，跟儿童边说边玩，有意引导儿童，一旦儿童达到所定的目标，治疗人员立即给予反馈，与其交流。治疗人员与儿童互动过程中，不断地应用模仿、组词、扩展的技能作为示范，该方法适用于固执、怕羞的儿童，也适用于有一定语言能力的学前儿童。

3. 治疗策略　对尚未开口、只有理解的儿童，治疗采用前语言阶段的干预。干预的内容包括对声音、物品的注意，与他人共同玩耍，可玩一些轮流性和想象性的游戏。在干预中所用的策略如下：

（1）用单词或叠词作为语言刺激，反复应用于环境中，称为"听力轰炸"。

（2）将儿童感兴趣的物品和玩具与单词相匹配。

（3）鼓励儿童用姿势、发声作交流，不必理会其发音不佳。

（4）用最简单的语言与儿童交流。

（5）纠正哭叫、发怒、扔物等不良的交流。

（6）创造情景，促使儿童与他人交流，并迅速给予应答。

对已经有语言，但内容少、形式简单的儿童，要求其模仿治疗人员的说话，诱导自发性的表达，并应用在生活中。干预中用的策略是在想象性游戏中使儿童模仿。治疗人员在示范性语言中用手势和动作加强儿童的感受；激励儿童有意识的交流；创造各种机会与儿童对话；在角色扮演的游戏中教儿童生活用语，如去商店购物、接待来访朋友、礼仪等。

4. 家庭配合　父母和抚养者在儿童语言发育和语言治疗中起着非常重要的作用。父母需要积极地参与，在生活中应用语言治疗的方法和策略，向着既定治疗目标努力。目前临床语言治疗模式就是治疗人员与家庭之间的协作和配合，在实践中已证实是富有成效的。

（三）嗓音问题的治疗

在儿科领域中，嗓音治疗主要用于听力障碍和智能迟缓儿童的发声训练，包括音调、响度、清浊音、起音和声时的训练。目前国内已利用电脑的多媒体功能，采用临床医学软件作为一种治疗手段，结合个体治疗中的其他方法如改变响度、喉部按摩、半吞咽、改变舌位、减少硬起音、放松、呼吸训练等，来达到治疗效果。

（四）语言不流利的治疗

年幼儿童的语言不流利与口吃难以区分，当这种不流利现象十分频繁时，常常采用非直接的治疗，如儿童的游戏、父母的指导、改变父母与儿童的交往方式、调整环境等。之所以采用间接的治疗方法，是为了避免让儿童因刻意矫治语言不流利而引起紧张。治疗人员要劝告家人不要指正孩子的不流利说话，让他重说和复诵。可设计一些游戏性情境如故事接龙、儿歌、童谣等促进语言的流利性。

六、饮食保健

不要吃过油腻的食物，平时家长多做一些孩子容易消化的食物。

七、预防护理

小儿自出生后，应生活在丰富的语言环境中，并且定期进行听力筛查和发育监测，一旦发现异常，立即进行干预。在临床中，及早识别语言发育异常的警告信号是非常重要的，以进一步证实问题的存在，及早干预。

语言发育异常的警告信号：

（一）12个月内

1. 2个月对熟悉的声音和脸无微笑。

2. 3个月对他人无微笑。

3. 4个月不能试图模仿声音。

4. 8个月无牙牙学语。

5. 8个月不能玩"躲猫猫"游戏或对此无兴趣。

6. 12个月不能说一个字的词。

7. 12个月无任何手势，如挥手"再见"或摇头。

8. 12个月不能指点任何物品或图片。

（二）12~24个月。

1. 18个月不能使用15个单词。

2. 18个月用手势代替说话表示需求。

3. 18个月不愿模仿声音，或有限地运用辅音和元音。

4. 2岁不能讲2个字的话。

5. 2岁不能模仿单词或动作。

6. 2岁不能听从简单的指令。

（三）24~36个月

1. 3岁不能将单词组成短语或句子。

2. 3岁不能自发地与人交流。

3. 3岁不能正确发"b、p、m、d、t、n、l、g、k、h"等音。

4. 与人交流时常常表达受挫。

5. 局限于玩某些玩具或反复玩某些玩具。

6. 词汇有限。

7. 不能与他人交往或游戏。

（四）4岁

1. 外人（非家庭成员）不懂其说的话。

2. 不能复述简单的故事，或不能清楚地回忆最近发生的事件。

3. 句子发音错误多，或替代或遗漏一些音。

八、并发症

可有咽乳头状瘤、先天性声门蹼、或声带结节、声带瘫麻痹等表现；有上呼吸道感染或鼻炎，腺样增殖体肥大影响发声；儿童腭裂、黏膜下腭裂、神经功能障碍等，影响声门关闭；学龄期可致学习成绩明显落后，与人交往困难等。

九、预后

影响预后的因素很多，如智商、家庭状况。随访研究显示，长期言语和语言障碍预后一般较差，如辍学率高、就业率低、社会经济地位低等。言语和语言障碍与品行障碍、情绪障碍和青少年犯罪的关系尚待进一步调查和探讨。

第十三节　儿童行为和情绪障碍

儿童行为和情绪障碍是发生于18岁以前的儿童和少年的各种行为和情绪异常。儿童行为障碍包括两个方面，一是儿童常见的生理心理行为偏异，如遗尿、厌食、偏食、夜惊、睡行、口吃等；一些是习惯性动作，如吮手指、咬指甲、习惯性抽动（如习惯性眨眼、咂嘴、扭头、耸肩等）。儿童的不良社会行为属于儿童品行障碍，不属于行为障碍。儿童情绪障碍指的是儿童情绪反常，如过分害羞、恐惧、焦虑、暴怒发作等。行为障碍和情绪障碍在儿童中很常见，随着年龄的增长通常会自行改善，应正确认识和处理这些现象，促进儿童身心健康成长。

一、病因

儿童行为障碍发生的原因包括：①多数与暂时性生理或心理发育延迟有关，如随着年龄的增长和发育成熟，大多数遗尿会自然消失；②咬指甲、习惯性抽动等行为障碍属于习惯性质，开始是偶然发生的，但由于不断得到强化，便逐渐固定下来，形成习惯；③厌食、偏食、吮手指等行为障碍的发生，与环境影响不良、教养不当有关；④少数行为障碍是器质性疾病的结果，如不到10%的儿童遗尿常见的器质性病因有隐性脊柱裂、膀胱及尿道发育异常或慢性炎症等。儿童行为障碍的治疗强调医生、家长和教师的共同努力。改善环境和教育方法常可收到积极的效果。行为治疗对遗尿、口吃、习惯性动作有较好疗效。药物治疗有辅助价值，如丙咪嗪治疗遗尿有时有效。

二、临床表现

儿童情绪障碍常以单一的症状为主，相对轻微，随着年龄的增长常可自行改善。包括：①过分害羞。怕见生人，怕到新环境，爱脸红，易哭泣，胆小，拘谨，行为退缩。②情绪不稳定。容易激惹，不顺心时发脾气、哭叫吵闹、毁坏东西、撒泼打滚，严重时还表现为进气发作，可伴发紫绀和痉挛。③过分恐惧。很多幼儿怕黑暗、怕生人、怕动物、怕雷电、怕鬼怪等，但随着年龄的增长会自行改善；如果恐惧程度较重、持续时间较长，给儿童本人和家长带来困扰，便属于情绪障碍。④有的儿童容易烦恼，紧张不安；有的可出现分离性焦虑，即与亲人分离而引起的焦虑反应。患儿依恋父母，寸步不离，拒绝上幼儿园或学校，并可出现头痛、恶心、呕吐等躯体症状。儿童情绪障碍的发生通常与精神刺激有关，如父母离异、亲人死亡、惊吓、恶劣环境等，慢性躯体疾病和某些气质因素可增加情绪障碍的易感性。治疗包括调整环境、正确教育、行为治疗和心理治疗，大多数患儿不需药物治疗。

第九章 儿童头痛

第一节 小儿偏头痛

小儿偏头痛是常见的儿科神经系统慢性复发性头痛病症，患儿年龄多在6~12岁，10岁以前男略多于女，青春期女性高于男性。其特点为：额颞部疼痛，以跳痛、剧痛或阵发性加剧为主；发作时间短，一般持续2~3小时，很少超过12小时；多为双侧性头痛，多伴有头晕、恶心及腹痛。

一、病因

目前认为，偏头痛是在遗传素质基础上形成的局部颅内外血管对神经—体液调节机制的阵发性异常反应。紧张、恐惧、激动、睡眠不足、气候变化、噪音、闪光刺激、疲劳、某些特殊食物的摄入如奶酪、巧克力等因素，均可诱发偏头痛发作。

二、临床表现

（一）无先兆型偏头痛

反复发作性头痛（至少5次，且符合以下特征）：头痛持续时间1~72小时，头痛发作时伴有恶心、呕吐或畏光、怕声，排除其他器质性疾病引起的头痛。头痛性质具备以下4条中的至少2条：局限于单侧；搏动性质；程度为中度或重度；因上楼梯或其他类似日常躯体活动而加重。

（二）有先兆型偏头痛

反复发作性头痛（至少2次，且符合以下特征中至少3条）：有一种或多种完全可逆的先兆症状（表现为局灶性大脑皮层和/或脑干的功能障碍）；至少有一种先兆症状逐渐发生且持续时间超过4分钟，或者有两种以上先兆症状连续发生；先兆症状持续时间不超过60分钟（若先兆症状超过一种，则症状持续时间相应增加）；头痛发生在先兆之后，且间隔时间少于60分钟（头痛可以在先兆之前或与先兆症状同时发生）。

（三）再发性呕吐型偏头痛

反复发作性剧烈恶心和呕吐（至少5次，且符合以下特征）：反复出现；持续时间达1~5天，每次呕吐发作至少1小时，每小时至少呕吐5次；发作间期症状完全缓解；发作时可伴有面色苍白和嗜睡；以往体检无胃肠道疾病。

（四）复发性腹痛型偏头痛

反复发作性脐周或中腹部局限性疼痛（至少5次，且符合以下特征）：腹痛发作时间持续1～72小时，程度为中、重度，性质为钝痛；发作时伴随有恶心、呕吐、厌食、面色苍白中的至少2项；以往体检未发现胃肠道或肾脏疾病，或者即使曾经患有这些疾病，也已完全得到控制。

三、检查

神经系统查体无明显阳性体征。脑电图和脑血流图检查可发现异常。颅脑MRI及CT检查无明显异常。胃肠道症状重者可致代谢性酸中毒，应做血钠、钾、氯、钙、血pH等检查。

四、诊断

小儿偏头痛目前主要根据临床症状及阳性家族史做出诊断。诊断可以依靠以下特点：①发作头痛时伴有腹痛、恶心或呕吐。②偏侧头痛。③头痛性质为跳动或搏动性刺痛。④经短暂时间后能完全缓解。⑤有视觉、感觉或运动性先兆。⑥一级亲属中有一个或更多成员有头痛史。⑦头痛特征。如具有以上几项中的三项以上，则可确定偏头痛的诊断。须排除颅内感染、颅内占位、脑外伤等器质性疾病。

五、治疗

（一）药物治疗

1. 发作期治疗　目前应用于临床的主要有非甾体类抗炎药（布洛芬）、对乙酰氨基酚、5-HT受体激动剂（曲坦类）。

2. 预防性治疗　目前比较常用的种类有：β-受体阻滞剂（普萘洛尔）、5-HT受体拮抗剂（苯噻啶）、钙离子通道阻滞剂（尼莫地平、氟桂利嗪）、三环类抗抑郁药（阿米替林、曲拉唑酮），以及其他影响单胺代谢的药物、抗惊厥药物等。

（二）非药物治疗

1. 生物反馈疗法　是一种自我调节方法，可减轻应激反应，尤其适用于因偏头痛而需长期服药的儿童患者，可减少长期服药产生的副作用。

2. 生活压力的自我调节　可有效降低偏头痛的发作频率及程度，从心理上放松，消除紧张情绪，增强战胜疾病的信心。

3. 良好睡眠习惯　可以减少偏头痛的发作。

4. 饮食调节　提倡尽量避免食用可能诱发或加重偏头痛发作的食物，如奶酪、巧克力、油炸品、酒类饮料等。

5. 神经阻滞疗法　能阻断疼痛刺激，解除肌肉痉挛和血管收缩，较适用于顽固性、反复发作或一般药物治疗不佳的偏头痛患儿，具有头痛缓解率高、副作用小的优点，是一种值得提倡的疗法。

第二节　紧张性头痛

紧张性头痛又称为肌收缩性头痛，是一种最为常见的原发性头痛，占头痛患者的70%~80%。表现为头部的紧束、受压或钝痛感，更典型的是具有束带感。作为一过性障碍，紧张性头痛多与日常生活中的应激有关；但如持续存在，则可能是焦虑症或抑郁症的特征性症状之一。

一、病因

紧张性头痛由头部与颈部肌肉持久收缩所致，而引起这种收缩的原因有：①作为焦虑或抑郁伴随精神紧张的结果；②作为其他原因的头痛或身体其他部位疼痛的一种继发症状；③由头、颈、肩胛带姿势不良所致。

二、临床表现

本病多见于青、中年，儿童也可患病，女性略多见。病初症状较轻，以后渐渐加重。紧张型头痛的临床特征是头痛部位不定，呈钝痛，无搏动性，位于顶、颞、额及枕部，有时上述几个部位均有疼痛，程度属轻度或中度，不因体力活动而加重；常诉头顶重压发紧或头部带样箍紧感，另在枕颈部发紧僵硬，转颈时尤为明显；无畏光或畏声症状，少数患者伴有轻度烦躁或情绪低落，许多患者还伴有头昏、失眠、焦虑或抑郁等症状。查体包括神经系统检查无阳性体征，颅周肌肉如颈枕部肌肉、头顶部及肩上部肌肉常有压痛，有时轻轻按揉会使患者感到轻松舒适，脑部CT或MRI（磁共振成像）应无异常，不伴有高血压及明显的耳鼻咽喉等疾病。

三、检查

1.脑电图、肌电图检查。
2.眼科特殊检查。
3.放射性核素（同位素）检查、X线检查、磁共振（MRI）检查、CT检查。

四、诊断

根据患者的临床表现，排除颅颈部疾病如颈椎病、占位性病变和炎症等疾病后，通常可以确诊。

五、鉴别诊断

（一）偏头痛

属血管性头痛，常见于中青年和儿童。头痛位于单侧颞额的眶部，呈搏动性跳痛，常伴恶心及呕吐，为发作性头痛。头痛前可先有视觉障碍如视物模糊视野，视物有盲点或偏盲等先兆，也可无任何先兆；偏头痛一般历时数小时或数天而缓解，极少数患者呈偏头痛持续状态。少数患者偏头痛可能和紧张型头痛同时存在，以致两者难以区分。

（二）丛集性头痛

属血管性疾病，和下丘脑功能障碍有关。头痛位于单侧颞额的眶部，重者波及整个头部。头痛发作呈密集性，剧烈且无先兆。头痛发作迅速并可突然停止，发作时伴结膜充血、流泪、流涕及多汗，少数出现上睑下垂。每天发作数次，并可在睡眠中发作，每次发作历时数十分钟至数小时，并可连续数天至数周；缓解期可长达数月至数年之久。经对患者详细询问病史和发作观察，不难与紧张型头痛鉴别。

（三）三叉神经痛

是面部三叉神经分布区的发作性短暂剧痛。每次疼痛仅数秒钟，每天发作数次至数十次。疼痛如刀割、烧灼或针刺样，常因洗脸、刷牙、说话、咀嚼而诱发。患者常可指出诱发疼痛的位置，称为"扳机点"。本病好发于中老年人，以三叉神经第2、3支受累较多见。

（四）颅内占位性疾病引起的头痛

此类疾病包括颅内肿瘤、颅内转移癌、脑脓肿及脑寄生虫病等症。此类头痛系由于颅内压增高所致，随病程进展常伴有喷射性呕吐和眼底水肿，但早期可被误诊为紧张型头痛。对病程较短的头痛患者，除应注意眼底改变外，还应进行仔细的神经系统检查。如发现病理反射等体征出现，常提示并非紧张型头痛，而应及时采用脑CT或MRI等检查以助鉴别。

（五）颅内慢性感染引起的头痛

此类疾病包括结核性脑膜炎、真菌性脑膜炎、猪囊尾蚴病（囊虫病）性脑膜炎及梅毒性脑膜炎等。这些脑膜炎均以头痛为早期症状，一般皆伴有发热；部分不典型患者初期只有低热，而且脑膜刺激征阴性，颇易被误诊为紧张型头痛。

（六）自身免疫性脑膜脑炎引起的头痛

此类疾病包括贝赫切特综合征、Vogt—小柳—原田综合征及中枢神经系统结节病。这些疾病累及脑膜或脑时可引起炎性反应而出现头痛，且不一定伴有发热，故易被误诊为紧张型头痛。

（七）颅内压力异常所致的头痛

此类疾病包括颅内低压综合征、良性颅内高压症及正常颅压脑积水。此类患者均以头痛为主，酷似紧张型头痛。此类疾病可通过腰椎穿刺测量颅压以及颅脑CT检查以兹鉴别。

六、治疗

（一）药物治疗

由于紧张型头痛的发病机制并不清楚，所以在药物选择上多采用温和的非麻醉性止痛药，借以减轻症状，其中主要是非甾体类抗炎药物（NSAIDs）。其他药物包括适量的肌肉松弛药和轻度镇静药，也常根据病情应用抗抑郁药。一般多以口服方式给药，并且短期应用，以免引起药物的毒副作用。本病的许多治疗药物与偏头痛用药相同。急性发作期用对乙酰氨基酚、阿司匹林等非甾体抗炎药，麦角胺或二氢麦角胺等亦有效。对于频发性和慢性紧张型头痛，应采用预防性治疗，可选用三环类抗抑郁药如阿米替林、多塞平，或选择性5–羟色胺重摄取抑制剂如舍曲林或氟西汀等，或肌肉松弛药如盐酸乙哌立松、巴氯芬等。伴失眠者可给予苯二氮䓬类药如地西泮。

紧张性头痛使用止痛药物需要遵循原则：①在头痛的初期足量使用。②对每月发作少于15天的偶发性紧张型头痛和频发性紧张型头痛，可在头痛发作时酌情使用止痛药物。③对每月发作大于15天的慢性紧张型头痛不建议使用止痛药物，而用预防性药物替代。

（二）非药物治疗

物理疗法可使紧张性头痛得到改善。有学者采用的治疗方案包括四部分：

1. 训练坐位、站立、睡眠及工作时颈部和头部的正确姿势。

2. 在家中练习改善头部位置和俯卧位练习，加强颈后部肌肉的动作，并在颈后部放置冰袋。

3. 在背和肩部进行中至深部按摩2分钟。

4. 被动伸展斜角肌、斜方肌上部、提肩肌和胸肌5分钟。

第三节　丛集性头痛

一、临床表现

发作时无先兆，头痛固定于一侧眼及眼眶周围。发作多在晚间，初感一侧眼及眼眶周围胀感或压迫感，数分钟后迅速发展为剧烈胀痛或钻痛，并向同侧额颞部和顶枕部扩散，同时伴有疼痛侧球结膜充血、流泪、流涕、出汗、眼睑轻度水肿，少有呕吐。大部分患者发作时病侧出现Horner征。头痛时患者十分痛苦，坐卧不宁，一般持续15～180分钟，此后症状迅速消失，缓解后仍可从事原有活动。呈丛集性发作时，即每天发作1次至数次，每天大约在相同时间发作，有的像定时钟一样，几乎在恒定的时间发作，每次发作症状和持续时间几乎相同。丛集性发作可持续数周乃至数月后缓解，一般1年发作1~2次，有的患者发病有明显季节性，以春秋季多见。缓解期可持续数月至数年，本病60岁以上患者少见，提示其病程有自行缓解倾向。慢性丛集性头痛极少见，所占比例不足10%，可以由发作性丛集性头痛转为慢性，也可以自发作后不缓解呈持续性发作。慢性丛集性头痛临床症状与发作性丛集性头痛临床症状相同，症状持续1年以上，或虽有间歇期，但不超过14天。

二、检查

1. 颅脑CI或MRI排除颅内、外引起头痛的器质性疾病。MRI显示发作期同侧下丘脑灰质激活。

2. 组胺试验可诱发典型疼痛即可诊断。

三、诊断

1. 以一侧眶周和前额的突发性搏动痛或胀痛为主，可在一天内发作数次，连续发作数天至数月后终止，间隔数周、数月或数年后又以原有形式复发。

2. 头痛突发突止，发作时间较恒定，一次发作持续数10分钟至数小时。

3. 发作时常伴有眼部充血、流泪、鼻阻、流涕，少数可有恶心、呕吐。

4. 脑阻抗血流图呈高血容量型。

5. 可能有过敏、颅脑外伤、鼻窦炎、颈椎病变等病史及相应体征。

四、鉴别诊断

（一）偏头痛

丛集性偏头痛发作与典型偏头痛容易鉴别，但与非典型性偏头痛常不易鉴别。普通型偏头痛发作时，部分患者有视觉障碍或其他血管痉挛的表现。头痛常是普遍性而不限于一侧，也没有连续和密集发作的特点。面部偏头痛，有些患者头痛的部位虽然在面部或与丛集性头痛的部位一样，但疼痛一般较轻而持续时间较长。

（二）血管性头痛

丛集性头痛发病机制是患者头痛时伴颅外动脉扩张现象，因此传统上列为血管性偏头痛特殊类型。但本头痛与内分泌紊乱无明显关系，更年期发作不见减少，发作时血浆中5-羟色胺并不减少而组胺升高，故为颈部血管对组胺超过敏反应所致。紧张、饮酒、服用硝酸甘油可以激发，亦有人认为缺氧也可以诱发。

五、并发症

发作时多伴有患侧鼻塞、流涕、流泪、结膜充血。由于长期头痛，患者会出现情绪抑郁、性格改变等精神症状。

六、治疗

（一）与偏头痛治疗基本相同

发作时可口服麦角胺，或者在每天发作前服，预防发作或减轻发作时的症状，连服10～14天。舒马普坦（舒马坦）是5-HT受体激动药，与5-HT受体结合，从而抑制5-HT的扩血管作用，使血管收缩达到治疗目的，可以口服、滴鼻、皮下或静脉注射，用药后如出现胸闷、胸部发紧应立即停用。丛集发作时口服泼尼松，或甲泼尼龙（甲基泼尼松龙）静脉滴注，至丛集发作停止后停药。

（二）发作时面罩吸氧或高压氧治疗，对部分患者有效

钙离子拮抗药如氟桂利嗪（氟桂嗪），抗癫痫药如丙戊酸钠，对部分患者有效。非甾类固醇类止痛药，如阿司匹林、吲哚美辛（消炎痛）、双氯酚酸等可以试用。组胺脱敏治疗对部分患者有效。药物治疗无效的患者可试用神经阻滞疗法，如利多卡因蝶腭神经节阻滞、眶上神经或眶下神经酒精注射、三叉神经节射频阻滞。预后良好，多数经治疗或自行缓解。

七、预防

避免诱因，注意饮食，禁酒，保持心境平和。

第四节　癫痫性头痛

一、病因

可能系各种疾病导致间脑部位异常放电所致。

二、诊断

多见于青少年及儿童，头痛呈剧烈搏动性痛或炸裂痛，发作和终止均较突然，为时数秒至数十分钟，偶可长达一天，发作频率不等。可伴有恶心、呕吐、眩晕、流涕、流泪、腹痛、意识障碍或恐怖不安等。脑电图检查特别在发作时常有癫痫波形。也可有其他类型的癫痫发作史、癫痫家族史和有关的病因史，服用抗癫痫药物可控制发作。

检查要突出重点，即根据问诊材料考虑到最大可能的某种或某几种疾病后，首先加以检查，以求尽快肯定或否定某些诊断。例如头痛而有呕吐的患者，一旦病史不符偏头痛、青光眼、癫痫、胃肠道病变等时，应即考虑颅内病变，要尽快进行一系列神经系统检查和有关的实验室检查，直至澄清诊断为止。

三、鉴别诊断

（一）偏头痛

发作时可尽早采用下列方法之一止痛：口服麦角胺咖啡因0.1～0.2 g，半小时后如无效可再服0.1 g，一日总量不超过0.6 g；肌注麦角新碱0.2～0.5 mg，无效时1小时后可重复一次；肌肉注射樟柳碱4～5 mg或缓慢静注2～6 mg（放入50%葡萄糖40 mL中）；0.5%普鲁卡因皮下封闭扩张的颞动脉周围等。动脉硬化、心脑或末梢血管疾患以及妊娠者忌用麦角制剂。间歇期为防止发作可选用谷维素（20～30 mg）、心得安（10～20 mg）、樟柳碱（1～4 mg）或苯噻啶（0.5～1 mg），一天三次。也可服用麦角胺丁醇酰胺（首剂0.5 mg，逐渐增加为1～2 mg，一天2次，不超过6个月，禁忌证同麦角胺）、樟柳碱（1～4 mg）、苯噻啶（0.5～1 mg），一天三次。葛根片、川芎注射液、活血化瘀中药、静脉注射0.5%普鲁卡因（每次10 mL，共20～30次）等，也均有一定的疗效。对病程较长、发作频繁、药物治疗无效和颞动脉扩张明显的严重患者，也可酌情试行颞浅动脉结扎手术。

（二）丛集性头痛

发作时可使用麦角制剂。间歇期也可试用上述药物，或用泼尼松30 mg顿服，连续3天后改为5～20 mg，每天或隔日一次，3次后停药。

（三）颈性偏头痛

颈椎牵引，同时服用扩张血管药或活血化瘀药，并治疗并存的颈胸神经根炎。亦可试用星状神经节封闭。保守治疗无效而症状严重者，可考虑做椎勾关节切除术。

（四）肌收缩性头痛

按摩、热敷、电兴奋疗法，以及服用安定、安宁片等肌肉松弛剂和镇静剂。也可在肌肉压痛点处用2%普鲁卡因1～2 mL封闭。急性颈肌劳损引起者，可用醋酸可的松1 mL（加1%普鲁卡因1～2 mL）封闭。因颈椎增生或损伤引起者应加颈椎牵引，并加用颈托以巩固牵引疗效。

（五）神经炎性头痛

除按神经炎原则治疗外，可在眶上切迹、"风池"穴等处多次用2%普鲁卡因0.5～1 mL（或加入维生素B_1 50 mg或维生素B_{12} 100 μg）封闭，或一次用无水酒精0.5 mL封闭。口服苯妥英钠或卡马西平也对止痛有效。对颈椎增生引起的枕大神经痛，应加用颈椎牵引。

四、预防

主要是预防原发病，以及注意生活规律，避免过度疲劳、压力过大，防治亚健康状态等。

第五节　脑血管病性头痛

一、病因

原发性血管性头痛又称偏头痛，是一种功能性头痛。根据头痛的不同表现，又可将其分为典型偏头痛、普通型偏头痛、丛集性偏头痛、偏瘫型偏头痛和眼肌麻痹型偏头痛等5种主要类型。

二、临床表现

脑血管疾病引起的头痛分为两类：出血性脑血管疾病和缺血性脑血管病。

脑出血引起的头痛特点是早期就可引起严重的头痛，头痛的发生部位及性质有时可取决于出血的部位及出血量，表现为同侧枕部、颞部出现跳动样胀痛，伴恶心、呕吐。血液进入蛛网膜下腔或脑室者，头痛加重，表现为弥漫性全头剧烈疼痛，常伴发热、抽搐。小脑出血者头痛最常见。内囊出血、桥脑出血因病情迅猛，故临床上很少以头痛为首发症状。

三、诊断

诊断依据：① 50岁以上的高血压动脉硬化者。②体力活动或情绪激动时突然起病。③病情进展迅速，早期有头痛、呕吐等高颅压症状，很快出现意识障碍。④具有神经系统局灶体征。⑤脑脊液为血性，颅内压增高。⑥CT、MRI扫描证实。

四、治疗

出血性卒中是指由于各种原因（包括外伤）引起的脑出血、蛛网膜下腔出血、硬膜外和膜下出血。由于出血的颅内占位效应，可以引起颅内压增高；加之血液破坏后释放出大量的血管活性物质，可以直接刺激颅内的疼痛敏感结构，而引起剧烈头痛，尤其以蛛网膜下腔出血和脑室型的脑出血头痛最为剧烈。

出血性卒中引起头痛的防治原则如下：积极抗脑水肿、减低颅压；快速使用脱水剂抗脑水肿和降低颅内压，是治疗出血性卒中的重要措施，可使头痛明显减轻。

同时，应针对病因进行治疗。治疗引起出血性卒中常见的原因，如高血压、动脉硬化、脑血管畸形、各种原因引起的颅内动脉瘤及血液系统疾病等。

此外，应对症治疗，适当使用止痛剂、安定和镇静剂。

五、预防

（一）宜常做伸颈运动

伸颈运动的全套动作是：把头转到右边，就像从右面回头向后看一样，把右手食指置于左脸颊，大拇指则置于下巴，轻轻地把头推向右边；同时用左手从头顶伸过去，把中指触到右耳顶部，然后轻轻地把头往胸部方向拉下（若这动作会伤到筋，或感到头晕的话，应停止再拉）。

（二）宜用"笑疗"

头痛并非一定是脑子里有病。颅内只有血管、脑膜和少数神经（三叉神经、舌咽和迷走神经、第1～3颈神经）有痛觉，而头部绝大多数的疼痛敏感部位在颅外，即头皮、肌肉和血管等组织。90%以上的头痛病人得的是一种"紧张性头痛"。人们遇到不愉快的事情，"眉头紧锁"，额部、头部、颈部的肌肉都绷得紧紧的，处于收缩状态，久之，形成"紧张性头痛"。

（三）宜减少食盐摄入量

食盐会引起体内激素发生反应，从而导致周期性偏头痛，或者引起血管性头痛（血管突然收缩或过度扩张）。因此，在头痛时，如吃低盐饮食，就可以增加对几种周期性偏头痛的抵抗力。反之，如果吃高盐饮食，则会加重病情，甚则疼痛难忍。因此，吃低盐食物能减轻头痛。

（四）宜分散注意力

选择病人喜爱的音乐或戏曲，让病人听，边听边随节奏用手拍、点头等方式打拍子。听时，两眼集中注视某一处，或闭上眼睛。手可以放在收录机的音量开关上，疼痛加重时音量开大，疼痛缓解时音量关小，让注意力一直不放在自身的疼痛上。这样就能达到止痛的效果。

（五）宜做腹式呼吸

让病人闭目或注视某一固定物，缓慢地以鼻吸气，以口呼气，吸气时腹部凸起，呼气时腹部凹陷，呼吸尽量缓慢深长。同时用手轻轻抚摩疼痛部位。这种腹式呼吸止痛法，可使病人保持松弛，常可缓解持续性疼痛，有时还可帮助病人入睡。

（六）宜擦清凉油

可在前额或太阳穴揉擦清凉油。因为清凉油含有薄荷，它可封闭疼痛传入的信号，同时引起局部的刺激，这一刺激在大脑引起新的兴奋灶，从而掩盖了疼痛的刺激。也有人解释，人体内的止痛物质内啡呔在薄荷的刺激下，可充分发挥它的止痛作用。

（）七头痛患者三忌

1. 忌遇事紧张　即使是健康人，遇事紧张，久而久之也会引起头痛。头痛患者更应豁达开朗，不管出了什么事也要泰然处之。这样，头痛就会渐渐痊愈。

2. 忌睡眠不佳　睡眠不佳常易引起头痛。因此，慢性头痛患者首先要保证充足的睡眠。睡前洗热水脚等措施往往有助于头痛的缓解。

3. 忌感冒时过度用脑　人们一旦感冒，本来就有头痛、浑身酸痛等症状，此时要是再过度用脑（如写材料、作统计报表等等），势必使头痛加剧。因此，除了积极治疗感冒外，应让大脑得到休息。

第十章 儿童惊厥与癫痫

第一节 高热惊厥

高热惊厥是指小儿在呼吸道感染或其他感染性疾病早期，体温升高≥39℃时发生的惊厥，并排除颅内感染及其他导致惊厥的器质性或代谢性疾病。主要表现为突然发生的全身或局部肌群的强直性或阵挛性抽搐，双眼凝视、斜视、发直或上翻，伴意识丧失。高热惊厥分为单纯性高热惊厥和复杂性高热惊厥两种。各年龄期（除新生儿期）小儿均可发生，以6个月至4岁多见，单纯性高热惊厥愈后良好，复杂性高热惊厥愈后则较差。

一、临床表现

1. 发病年龄多为6个月至4岁，亦可<6个月或>4岁。

2. 发热初期（24小时内，个别<48小时），体温≥39℃时突然发生的惊厥。

3. 惊厥为全身性对称或部分性不对称发作，双眼凝视、斜视、发直或上翻，伴意识丧失。

4. 惊厥持续数十秒至数分钟，个别呈惊厥持续状态（惊厥发作>30分钟）。

5. 惊厥过后意识恢复快，无中枢神经系统异常。

6. 脑电图多于惊厥后2周恢复正常。

7. 可有遗传因素。

二、诊断

诊断依据：

1. 发病年龄多为6个月至4岁，亦可<6个月或>4岁。

2. 惊厥发生于上呼吸道感染或其他感染性疾病早期，体温≥39℃时。

3. 惊厥持续约10秒至数分钟，很少超过10分钟，少数会持续30分钟。多发作1次，两次情况较少。

4. 惊厥为全身性对称发作（幼婴儿可不对称），发作时意识丧失，过后意识恢复快，无中枢神经系统异常。

5. 脑电图于惊厥2周后恢复正常。

6. 预后良好。

7. 既往有高热惊厥史，如条件不完全符合前述6条依据，而又能排除引起惊厥的其他疾病，可诊断为复杂性高热惊厥。

三、治疗

（一）治疗原则

1. 控制惊厥。
2. 降温。
3. 病因治疗。
4. 预防惊厥复发。

（二）用药原则

1. 首选安定静注，控制惊厥后用苯巴比妥钠或其他药物以巩固和维持疗效。安定有抑制呼吸、心跳及降低血压的副作用，故应准备心肺复苏措施。

2. 异戊巴比妥钠或硫喷妥钠在以上止惊药物无效才时使用。硫喷妥钠可引起喉痉挛，使用时勿搬动头部以防喉痉挛的发生，一旦发生喉痉挛应即将头后仰，托起下颌，防舌根后坠，并肌注阿托品解痉。

3. 惊厥呈持续状态而出现颅内高压时，应采用20%甘露醇、呋塞米等降颅压措施。

4. 高热者多采用物理降温及药物降温。

5. 对不同的惊厥病因给予相应的治疗。

第二节　新生儿惊厥

惊厥是大脑皮质功能的暂时紊乱引起脑细胞异常放电，表现为全身或局部骨骼肌群突然发生不自主的肌肉强直、阵挛性抽搐，并引起关节运动，多为全身、对称性，常伴有意识障碍。新生儿惊厥常因围产期窒息、产伤性颅内出血、感染、代谢异常等引起。新生儿惊厥的病因治疗比抗痉治疗更重要，长期预后与病因关系密切。

一、病因

惊厥可由中枢神经系统的异常放电引起，但这种异常放电可由许多原发性颅内病变（如脑膜炎，脑血管意外，脑炎，颅内出血，肿瘤）引起，或继发于全身性或代谢性疾病（如缺血，缺氧，低血糖，低血钙，低血钠）。新生儿惊厥的病因诊断很重要，是进行特殊治疗和估计预后的关键，主要病因如下：

（一）围产期窒息

围产期严重窒息可引起缺氧缺血性脑病，主要见于足月儿，临床特点是意识障碍、张力减低和惊厥。惊厥多在生后12小时左右出现，开始为微小型发作，以后可出现强直性或多灶性阵挛性惊厥，常有颅压增高。窒息更为严重的后果是颅内出血。

（二）产伤性颅内出血

由于接生技术提高，近年来已逐渐少见产伤性颅内出血。因难产或产程延长而致新生儿头部物理性损伤使小脑幕或大脑镰撕裂，引起大量硬脑膜下腔出血，多见于体重较大的足月儿。通常在生后12～24小时出现神经系统症状，生后第2～3天出现局限性或多灶性阵挛型惊厥。

（三）早产儿脑室周围—脑室内出血

主要由于室管膜下胚胎生发基质尚未退化，具有丰富毛细血管，对缺氧、酸中毒极为敏感，易出血。严重窒息或缺氧后2～3天，临床症状突然恶化，神经系统症状在数分钟及数小时内迅速进展，表现为意识障碍、肌张力低下和呼吸节律不整，随着前囟膨隆或紧张，很快出现强制性或多灶性阵挛性惊厥，出血量多者在1～2天内死亡。

（四）感染

以化脓性脑膜炎最多见，大多为生后感染，发病在出生1周以后。临床表现是非特异性的，惊厥在开始为微小型，以后变为强直性或多灶阵挛性。胎儿在宫内感染风疹、弓形虫和巨细胞病毒，可引起胎儿脑炎；若胎内病变持续至出生时，则生后即可出现惊厥。不合并脑膜炎的败血症也可引起惊厥，可能和心血管功能衰竭、血中电解质和葡萄糖代谢紊乱有关。

（五）代谢异常

1. 低血糖 血糖<2.2 mmol/L（40 mg/dl）为低血糖。常见于糖尿病母亲的婴儿、小于胎龄儿、早产儿和有缺血缺氧及其他应激的新生儿。低血糖多发生在出生后3天内，常同时有原发病存在，除惊厥外尚可表现呼吸暂停、意识迟钝、肌张力低下和哺乳困难等。低血糖也可由于遗传代谢病，如果糖不耐受症、枫糖尿病等引起。

2. 低血钙 定义为血清钙水平<1.8 mmol/L。生后3天内起病的低血钙与低出生体重、窒息、母亲糖尿病等有关。出生1～2周后发病的低血钙通常不伴有其他疾病，可能由母亲维生素D不足、新生儿肾脏和甲状旁腺功能不完善以及牛奶喂养所引起。

3. 低血镁 常与低血钙同时存在，也可单独发生。低血钙婴儿用足量钙剂治疗后惊厥仍持续存在时应考虑低血镁。

4. 高钠或低钠血症 高钠血症常因钠的过度负荷或脱水引起，低钠血症常由窒息、颅内出血或脑膜炎引起抗利尿激素分泌过多所致。

5. 先天性代谢紊乱 为少见的遗传代谢病，包括枫糖尿病、苯丙酮尿症、尿素循环障碍等。

6. 维生素B6依赖症 为遗传性犬尿氨酸酶缺乏，其维生素B_6需要量为正常婴儿的5～10倍。

（六）其他原因

包括撤药综合征、核黄疸、中枢神经系统畸形、色素失禁症等，均可在新生儿期出现惊厥。

二、临床表现

新生儿惊厥常见的是局灶性的，可能难以辨认。游走性阵挛性肢体抽动、交替性半侧肢体惊厥或原发性大脑皮质下惊厥（呼吸骤停、咀嚼运动、持续性眼偏斜、肌张力发作性改变）都很常见。很少有癫痫大发作。

阵挛性肌肉活动伴肌张力增高和烦躁不安，必须与真性惊厥相区别。烦躁不安只有在刺激后才会产生阵挛，握住肢体不动可制止阵挛。而惊厥是自发产生的，握住肢体时仍感觉到肢体的抖动。

三、检查

（一）体检

全面的体格检查是十分重要的，惊厥类型、头围大小、肌张力变化、黄疸程度、颅内压增高征等均有助于诊断。

（二）辅助检查

1. 血糖、电解质测定 血糖、电解质异常提示相应的代谢异常，如低血糖、低血钙、低血镁、低血钠、高血钠等。

2. 色氨酸负荷试验 口服50～100 mg/kg色氨酸液，新生儿尿中出现大量的黄嘌呤酸，可诊断为维生素B_6缺乏病或依赖病。

3. 血液检查 血红蛋白、血小板、红细胞压积下降，凝血酶原时间延长，脑脊液呈血性，镜检见红细胞提示有颅内出血的可能。

4. 外周血 外周血白细胞总数增加、C反应蛋白阳性、IgM含量增加，血沉加快等提示感染。

5. 脑脊液检查 对诊断颅内感染、颅内出血有帮助。

6. X线检查 可见颅骨骨折、畸形、先天性感染的钙化点，头颅透照可协助诊断硬脑膜下血肿及脑积水。

7. 脑电图（EEG） 判定脑部病变的严重性及性质。新生儿EEG异常有以下特点：①双侧同步棘慢波少见，惊厥放电倾向局限于一侧脑半球，好发于枕部及中央区，有时两半球同时放电。②阵发性放电可见于无临床惊厥者，有临床惊厥者EEG有时可正常，故EEG正常不能排除惊厥诊断。③围生期缺氧或产伤所致惊厥，出生1周内EEG诊断价值最大；此后即使发生为严重神经系统后遗症，EEG也可变为正常。

8. 头部CT及颅脑超声波 对判定脑部病变的部位及性质有一定意义。

四、诊断与鉴别诊断

通过病史、查体及辅助检查协助诊断。

鉴别新生儿尤其是早产儿是否惊厥有时很难，任何奇异的一过性现象或细微的抽动反复性、周期性出现，尤其伴有眼球上翻或活动异常，又有惊厥的原因时应考虑是惊厥发作。

（一）新生儿惊跳

为幅度较大、频率较高、有节奏的肢体抖动或阵挛样动作，肢体被动屈曲或变换体位可以消除，不伴眼球运动或口颊运动。常见于正常新生儿由睡眠转为清醒时受到外界刺激时或饥饿。而惊厥为无节奏抽动，幅度大小不一，不受刺激或屈曲肢体影响，按压抽动的肢体试图制止发作，仍感到肌肉收缩，常伴有异常眼、口颊运动。

（二）快速眼运动睡眠相

有眼部颤动、短暂呼吸暂停、有节奏咀动、面部怪相微笑、身体扭动等，但清醒后即消失。

五、并发症

新生儿惊厥容易发生窒息、脑缺氧等并发症，应该密切注意新生儿的护理和预防保健。

六、治疗

首先是针对原发病变，其次是治疗惊厥。病因治疗比抗惊厥治疗更重要。患儿应维持正常的通气、换气功能。

如有低血糖，应给予10%葡萄糖静注；如果有低血钙，给予10%葡萄糖酸钙，同时监测心律。如果有低血镁，给予50%硫酸镁肌注。

抗惊厥药物最常用苯巴比妥。

七、预后

新生儿惊厥的长期预后与病因直接有关。

第三节　小儿癫痫

癫痫俗称"羊儿风"，是小儿时期常见的一种病因复杂的、反复发作的神经系统综合征，是由阵发性、暂时性脑功能紊乱所致的惊厥发作。病因分为原发性和继发性两种。临床表现为反复发作的肌肉抽搐、意识、感觉及情感等方面短暂异常。主要因小儿神经系统发育不健全，大脑皮层受到刺激产生过度异常放电所致。惊厥时绝大多数小儿不省人事、两眼紧闭或半睁、眼球上翻、牙关紧闭、口角抽动、口唇青紫，头向后仰，四肢反复屈伸、身体强直，持续十几秒钟到数分钟。癫痫是一种慢性疾病，小儿癫痫病因多样，临床表现各异，首先要查明病因确定诊断。选择恰当的适宜的治疗，患儿遵照医生嘱咐按时、按量服药，绝大多数患儿病情得到控制或治愈。

一、病因

虽然小儿癫痫的病因十分复杂，但随着医学科技的快速发展，大部分病因已被人们明确认识，总体讲从病因学上可将癫痫分为两大类：

（一）原发性的癫痫

这一类癫痫占癫痫患者总数20%，没有找到致病原因，大多与遗传有关，因此也称为隐源性癫痫或遗传性癫痫。

（二）继发性的癫痫或症状性的癫痫

1. 先天脑发育畸形　如无脑回畸形、巨脑回畸形、多小脑回畸形、灰质异位症、脑穿通畸形、先天性脑积水、胼胝体发育不全、蛛网膜囊肿、头小畸形、巨脑症等。癫痫发作在一岁以内，形式多样，早期以婴儿痉挛为主。

2. 神经皮肤综合征　最常见的有结节性硬化、神经纤维瘤病和脑三叉血管瘤病等。

3. 遗传代谢病　如苯丙酮尿症、高氨血症、脑脂质沉积症、维生素B_6依赖症等。

4. 围产期脑损伤　主要是产伤、窒息、颅内出血、缺氧缺血性脑病，其中以缺氧缺血性脑病而致癫痫者最常见。

5. 颅内感染　如细菌性脑膜炎、病毒性脑炎、脑脓肿、霉菌性脑膜炎、脑寄生虫病、接种后脑炎等。

6. 营养代谢障碍及内分泌疾病　常见有的低血糖、低血钙、低血镁、维生素B_6缺乏，甲状腺功能低下。

7. 脑血管病　如脑血管畸形、颅内出血、脑血管炎等。

8. 外伤　由外伤而致的颅内出血、颅骨骨折、脑挫裂伤等均可引起癫痫，但发病率与损伤程度及部位有关。

9. 高热惊厥　复杂型高热惊厥后脑损伤也可导致癫痫。

10. 脑肿瘤　如神经胶质瘤、星形细胞瘤等，位于顶、额、颞叶区的肿瘤常引起癫痫。

11. 脑变性病　如脑黄斑变性、多发性硬化、亚急性硬化性全脑炎。

12. 中毒性脑病与药物中毒　食物中毒、一氧化碳（CO）中毒、有机磷中毒、重金属中毒（汞、铅、砷）等。

二、分类

（一）全身性发作

1. 良性家族新生儿癫痫。
2. 良性婴儿肌阵挛性癫痫。
3. 小儿失神癫痫。
4. 少年失神癫痫。
5. 少年肌阵挛癫痫。
6. 婴儿痉挛等。

（二）部分（局限）性发作

1. 中央颞区波的小儿良性癫痫。
2. 具有枕区放电的小儿癫痫。
3. 小儿慢性进行性部分性癫痫
4. 额部、颞部、顶部或枕部癫痫。

（三）目前不能确定是部分性还是全身性的癫痫

1. 婴儿期严重性肌阵挛性癫痫。
2. 获得性失语性癫痫。
3. 发生于慢波睡眠时有持续性棘慢波的癫痫。

（四）各种原因诱发的癫痫

1. 热性惊厥。
2. 反射性的癫痫。

三、临床表现

癫痫发作时的表现形式多种多样，但都具有突发、突止和周期性发作的特点，下面介绍几种常见的癫痫发作临床表现。

（一）儿童癫痫早期症状

患儿在喂奶及睡眠时头部多汗，由于汗液刺激，患儿喜欢摇头，枕部受到摩擦，日久而致脱发。此外，患儿烦躁不安，睡眠时易惊醒。

（二）儿童癫痫大发作又称全身强直阵挛发作

大发作时突然神志丧失，全身强直阵挛性抽动，呼吸暂停，口吐白沫，四肢抽动，可能伴有舌咬伤和尿失禁。持续1～5分钟，抽动停止后入睡。醒后头痛、无力，对发作无记忆。

（三）儿童癫痫局限性发作又称为简单部分运动性发作

表现为病灶对侧口角、眼睑、手指、足趾或一侧面部及肢体末端短阵性抽搐或麻木刺痛。抽搐有时可由手指至上肢扩展到对侧。症状持续数分钟以上。发作时意识不丧失。

（四）肌阵挛发作

患儿表现为某一块肌肉或肌肉群突然、有力的快速抽动，有的呈局部，有的可引起一侧或双侧肢体抽动，抽动时手中拿的东西掉出或甩出。躯干肌肉受累时表现突然频繁用力点头、弯腰或后仰，站立时突然摔倒。

（五）儿童失神癫痫

失神小发作多于5～7岁发病，表现为突然发生和突然中止的短暂意识障碍，不抽动。在发作的时候，患儿会静止不动，脸色略有苍白，言语活动暂停，手不能握住物品，有时会站不稳。发病频繁，智力正常。一般持续在2至15秒。

（六）高热惊厥

是小儿时期特殊的、常见的癫痫综合征，多发于6个月至3岁的婴幼儿，这些患儿在出现热惊厥前没神经系统症状，各方面情况良好。由于某些诱因发热时，体温达38.5～40℃或更高时，患儿出现全身性惊厥。表现为四周抽动、两眼球上翻、口周发绀、神志不清，有时大小便失禁。简单型的热惊厥发作持续时间不超过十分钟，仅在高热的第一天一次发作，缓解后不嗜睡。复杂型发作持续时间长，一次发热可引起两次和更多次发作。高热惊厥有明显的遗传倾向。

小儿癫痫有以下特点：

1. 多样性　即同一个病儿，可有几种不同类型的癫痫发作。
2. 易变性　有些儿童的癫痫变幻无常，在不同时期可有不同类型的发作。
3. 顿挫性　往往是不完全的发作，即不表现发作的全过程，而终止于发作的某一阶段。
4. 不典型性　儿童癫痫常有变异，如周期性呕吐、狂笑、异乎寻常的性格突然改变等，都可作为儿童癫痫的一种特殊表现形式。
5. 不良因素容易诱发　儿童在不良因素（如发热、生活不规律、暴饮暴食等）的影响下容易发作。

四、检查

（一）血、尿、便

可根据病情查血生化（糖、钙、磷及电解质等），脑脊液，肝、肾功能，染色体及各种遗传代谢病的检测。

（二）脑电图（EEG）

脑电图的检查有助于癫痫的诊断、定位和分类，也有助于排除非癫痫类的疾病。所以凡是出现惊厥的患儿，都要做常规脑电图检查。必要时做诱发试验和24小时动态脑电图。

（三）影像学检查

1. CT及磁共振（MRI）检查了解脑部结构异常，如脑畸形、颅内钙化、肿瘤及发育异常等。
2. 正电子发射断层扫描（PET）及单光发射断层扫描（SPECT）检测脑代谢功能及脑血流，了解大脑功能改变，帮助癫痫定位。正电子发射断层扫描能更精确地反映病灶，为手术做准备。

五、诊断

小儿癫痫类型多，有与成人癫痫不同的特点。患儿对病情表达能力差，给诊断带来一定困难。为了对患儿做出正确诊断，对以下资料进行综合分析。

（一）详细了解病史

1.病因及首次发作的年龄，不同年龄病因不同，癫痫的类型各异。
2.既往史了解有无产伤，中枢神经系统感染史、外伤史、中毒史及家族史。
3.详细询问发作的情况。
4.体格检查要全面、细致、准确。

（二）借助实验室检查、脑电图规范检查和影像学检查

六、鉴别诊断

（一）癔症

患儿性格内向，神志不丧失，瞳孔无变化，不出现咬伤、跌伤或大小便失禁，暗示治疗有效。脑电图检查无异常。

（二）晕厥

多发于较大儿童，有家族史。晕厥常无先兆，少见咬伤和尿失禁，无明显后遗症，脑电图检查正常。有的患儿心电图检查异常，直立试验阳性。

（三）屏气发作

多发生于6～18个月的小婴儿。青紫型屏气发作是因患儿发脾气、恐惧，大声哭闹后出现青紫、憋气；苍白型又称迷走血管型，由于愤怒及恐惧后表现苍白、无力，少数患儿有肌肉抽动。两种类型均在数分钟后缓解，没有意识丧失。

（四）抽动障碍

表现为不自主的、反复的、一个部位或多个部位肌肉快速的运动性抽动和发声。脑电图无癫痫样放电可鉴别。

七、治疗

小儿癫痫已经确诊要及早治疗，根据发作类型选药，单药治疗，剂量个体化，简化服药次数。

（一）药物治疗

1.苯巴比妥　对各年龄段出现的强直阵发性痉挛发作、肌阵挛以及全身强直发作均有效，对简单部分发作及精神运动性发作效果良好。全日量分1～2次口服，经12～15天在体

内达到血药稳定状态。定期查血药浓度。不良反应为困倦、头昏并易激动，服药1~2周内能适应。

2. 苯妥英钠　主治单纯部分性发作和全身强直阵发性痉挛发作，对复杂部分性发作、强直性发作亦有效。口服，静脉注射可治疗癫痫持续状态。

本药在有效剂量范围内，很少发生毒副反应，但长期服用则可导致胃肠道不适、肝功异常、粒细胞及血小板减少、认知功能和记忆力下降；也可能出现低血钙及骨软化，不育症或阳痿、多毛症，皮肤和淋巴结增生；更多见的是齿龈增生，但停药后可逐渐消失。

3. 卡马西平　主治部分性发作及强直—阵挛发作，对简单部分发作尤其复杂部分性发作效果最好，可作为首选药物。口服，3~4天达血药稳定状态。

常见不良反应为头晕、困倦、视力模糊及复视，也可出现平衡障碍、眩晕、眼震、共济失调及感觉过敏；皮疹多见，但不影响认知功能。

4. 丙戊酸钠　对各型癫痫发作均有效，失神发作时可作为首选药物。另外，对全身性强直—阵挛发作也有很好的效果。也可用于单纯部分性发作、复杂部分性发作、肌阵挛性发作、失张力发作及婴儿痉挛症的治疗。全天剂量分2~3次口服。

常见的不良反应为胃肠道功能障碍，包括食欲不振、恶心、呕吐、消化不良腹泻或便秘等；应特别注意肝损害，一定要定期检查肝功能。

5. 扑痫酮　主治强直—阵挛性发作、复杂部分性发作、局限性发作，对苯巴比妥和苯妥英钠治疗无效者可改用此药。

不良反应包括嗜睡、眼球震颤、共济失调等；长期服用能导致巨细胞贫血、白细胞数减少、血小板减少、再生障碍性贫血等，要定期检查血象。

6. 乙琥胺　对失神小发作效果好，对肌阵挛发作和失张力发作亦有一定的效果。口服，每日两次，先从小剂量开始，4~7日增加剂量，直至控制发作；不能超过最大剂量。

常见不良反应为食欲减退、恶心、呕吐、呃逆、恶心，也可见嗜睡、头晕、易激动、共济失调等神经系统症状；粒细胞、血小板减少和皮疹少见；系统性红斑狼疮罕见。

7. 氯硝西泮　对肌阵挛发作及失神发作效果好，对复杂部分发作也有效。口服2周达稳定状态，静脉注射可治疗癫痫持续状态。

常见不良反应为困倦、嗜睡、头昏、肌张力减低和肌无力，注意力分散，儿童可有唾液分泌和支气管分泌增加。

8. 托吡酯　为广谱抗癫痫新药，对各类癫痫发作均有效，对原发性、继发性全身强直阵发性痉挛发作及单纯或复杂部分发作效果尤其明显。对肌阵挛、婴儿痉挛也有效。

常见不良反应为头晕、疲乏、复视、眼球震颤、嗜睡，重者可有思维异常、精神错乱、共济失调。也可见厌食及体重下降。

（二）病因治疗

继发于脑肿瘤、脑炎、脑血管病和部分代谢性疾病等，治疗癫痫同时也要去除病因。

（三）免疫治疗

部分患儿免疫力低，可给免疫增强剂。

（四）对症治疗

癫痫发作合并精神障碍者，可用氟派定醇或泰必利。

（五）手术治疗

1. 外科治疗的适应证　癫痫发作无法控制；有定位明确的可切除单侧局部病灶或皮质异常区。

2. 常用手术方法

（1）脑皮质病灶切除术。

（2）前颞叶切除术。

（3）大脑半球皮质切除术。

（4）癫痫的立体定位手术治疗。

八、预后

如果孩子患了癫痫，家人不要过分紧张，因为随着医疗水平的提高，约80%的患儿通过治疗可以让病情得到控制，其中50%的患儿治疗停药后可终身不发作。

九、家庭护理

（一）治疗期间癫痫病的护理

1. 家长要督促检查癫痫患儿按时、按量、准确无误地服药，防止少服、漏服和多服。

2. 家长不可随便改变药物及其剂量，应在医生指导下进行。

3. 应坚持较长时间的治疗。癫痫病完全控制后，才可考虑逐渐停止治疗，减少剂量过程也需1年以上，切忌短期或突然停止治疗。

（二）癫痫病的心理护理

癫痫病是一种慢性疾病，躯体的痛苦、家庭的歧视、社会的偏见，严重影响患儿的身心健康。癫痫病人常感到紧张、焦虑、恐惧、情绪不稳等，时刻担心再次发病。家庭成员应经常给予关心、帮助、爱护，针对思想顾虑及时给予疏导，使其有一个良好的生活环境、愉快的心情、良好的情绪。

（三）日常生活中癫痫病的护理

1. 癫痫患儿应建立良好的生活制度，生活应有规律，可适当从事一些轻体力劳动，但避免过度劳累、紧张等。

2. 癫痫患儿饮食应给予富于营养和容易消化的食物，多食清淡、含维生素高的蔬菜和水果，勿暴饮暴食。

3. 癫痫患儿尽量避开危险场所及危险品，不宜从事高空娱乐活动及精神高度紧张的工作，如登山、游泳、骑自行车，小孩不宜独自在河边、炉旁，夜间不宜单人外出。

（四）定期复查

患儿用药期间，需定期到医院复查，注意药物的毒副作用，定期检查药物血浓度、血常规、肝功能、肾功能。

（五）合理安排生活

合理安排患儿的生活、学习，保证充分的休息，饮食不过量，饮水勿过多，避免睡眠不足及情绪波动。

（六）发作急救措施

1. 首先家长或监护人不要惊慌，沉着处理。

2. 不必用外力强行制止患儿的发作或按压患儿的四肢。

3. 患儿发作的时候，要有专人守护，应立即用一双筷子缠上布塞入上下牙之间，以防止咬舌致伤；解开上衣，将头部转向一侧，以防止呕吐物或分泌物吸入气管引起窒息，必要时要及时将分泌物吸出；对于戴眼镜的患儿，要立即将眼镜摘下。按压人中穴及合谷穴。

4. 惊厥后要努力使患儿放松、镇静。

5. 大多数患儿可在短时间内完全清醒。如抽搐不断或15分钟后仍未清醒，呼吸困难或身体受伤，则要拨打急救电话寻求医生的帮助。

第四节　癫痫持续状态

癫痫持续状态（SE）或称癫痫状态，是癫痫连续发作之间意识未完全恢复又频繁再发，或发作持续30分钟以上不自行停止。长时间癫痫发作，若不及时治疗，可因高热、循环衰竭或神经元兴奋毒性损伤导致不可逆的脑损伤，致残率和病死率很高，因而癫痫持续状态是内科常见的急症。各种癫痫发作均可出现持续状态，但临床以强直—阵挛持续状态最常见。全身性发作的癫痫持续状态（SE）常伴有不同程度的意识、运动功能障碍，严重者更有脑水肿和颅压增高表现。

一、病因

1. 热性惊厥占小儿SE的20%～30%。

2. 主要发生于癫痫患儿突然撤停抗癫痫药物、不规律服药、睡眠严重缺失或间发感染时。

3. 急性疾病中惊厥发作的各种病因均可引起症状性SE。

二、临床表现

（一）全面性发作持续状态

全面强直—阵挛发作（GTCS）持续状态：是临床常见的危险的癫痫状态。强直—阵挛发作反复发生，意识障碍（昏迷）伴高热、代谢性酸中毒、低血糖休克、电解质紊乱（低血钾及低血钙等）和肌红蛋白尿等，可发生脑、心肝肺等多脏器功能衰竭，自主神经和生命体征改变。

（二）强直性发作持续状态

多见于Lennox-Gastaut综合征患儿，表现不同程度意识障碍，间有强直性发作或非典型失神、失张力发作等。

（三）阵挛性发作持续状态

表现阵挛性发作持续时间较长，伴意识模糊甚至昏迷。

（四）肌阵挛发作持续状态

肌阵挛多为局灶或多灶性，表现节律性反复肌阵挛发作肌肉呈跳动样抽动，连续数小时或数天，多无意识障碍。特发性肌阵挛发作（良性）病人很少出现持续状态，严重器质性脑病晚期如亚急性硬化性全脑炎、家族性进行性肌阵挛癫痫等较常见。

1. 单纯性肌阵挛状态。见于失神发作和强直—阵挛发作患儿；

2. 症状性肌阵挛状态。较多见，常合并退行性脑病如Ramsay-Hunt肌阵挛性小脑协调障碍，进行性肌阵挛性癫痫如肾性脑病、肺性脑病和中毒性脑病等。

（五）失神发作持续状态

表现意识水平降低，甚至只表现反应性学习成绩下降，临床要注意识别。

（六）部分性发作持续状态

单纯部分性运动发作持续状态：表现身体某部分如颜面或口角抽动、个别手指或单侧肢体持续不停抽动达数小时或数天，无意识障碍；发作终止后可遗留发作部位Todd麻痹，也可扩展为继发性全面性发作。

（七）边缘叶性癫痫持续状态

又称精神运动性癫痫状态，常表现意识障碍（模糊）和精神症状，如活动减少、呆滞、注意力丧失、定向力差、缄默或只能发单音调，以及焦虑不安、恐惧、急躁、幻觉妄想等，持续数天至数月，常见于颞叶癫痫。

（八）偏侧抽搐状态伴偏侧轻瘫

多发生于幼儿，表现一侧抽搐，病人通常意识清醒，伴发作后一过性或永久性同侧肢体瘫痪。

（九）自动症持续状态

少数患者表现自动症，意识障碍可由轻度嗜睡至木僵、昏迷和尿便失禁，如不及时治疗常发生全身性发作；可持续数小时至数天，甚至半年。患者对发作不能回忆。

（十）新生儿期癫痫持续状态

表现多样，不典型，多为轻微抽动、肢体奇异的强直动作，常由一个肢体转至另一肢体或半身抽动；发作时呼吸暂停，意识不清。

三、检查

（一）实验室检查

1. 血常规检查 可除外感染或血液系统疾病导致症状性持续状态。
2. 血液生化检查 可排除低血糖、糖尿病酮症酸中毒、低血钠，以及慢性肝肾功能不全。

（二）辅助检查

1. 常规EEG、视频EEG和动态EEG监测 可显示尖波、棘波、尖—慢波、棘—慢波等癫痫波型，有助于癫痫发作和癫痫状态的确诊。
2. 心电图检查 可排除大面积心肌梗死、各种类型的心律失常导致的广泛脑缺血、缺氧后发作。
3. 胸部X线检查 可排除严重肺部感染导致低氧血症或呼吸衰竭。
4. 其他 必要时可行头部CT和MRI检查。

四、诊断与鉴别诊断

根据癫痫病史、临床特征、常规或视频EEG检查等，GTCS持续状态发作间期意识丧失才能诊断；部分性发作持续状态可见局部持续性运动发作长达数小时或数天，无意识障碍；边缘叶癫痫持续状态、自动症持续状态均有意识障碍，可伴精神错乱等。

部分性癫痫持续状态应与短暂性脑缺血发作（TIA）鉴别。TIA可出现发作性半身麻木、无力等，不伴意识障碍，多见于中老年，常伴高血压病、脑动脉硬化症等脑卒中危险因素；癫痫状态须注意与癔病性和器质性脑病等鉴别，病史和EEG是重要的鉴别依据。

五、治疗

（一）常用药物

1. 地西泮（安定） 是成人或儿童各型癫痫状态的首选药。
2. 10%水合氯醛 加等量植物油保留灌肠。

3. 氯硝西泮（氯硝安定）　药效是安定的5倍，对各型癫痫持续状态均有效。

4. 劳拉西泮（氯羟安定）　作用较安定强5倍。

5. 异戊巴比妥（异戊巴比妥钠）　静脉注射，速度不超过0.05 g/min，至控制发作为止。

6. 利多卡因　用于安定注射无效者。

7. 苯妥英（苯妥英钠）　能迅速通过血脑屏障，用负荷剂量在脑中迅速达到有效浓度，无呼吸抑制和降低觉醒水平的副作用，对GTCS持续状态效果尤佳。

8. 丙戊酸钠（丙戊酸）　丙戊酸钠（德巴金）可迅速终止某些癫痫持续状态，如部分性运动发作持续状态。

9. 苯巴比妥　主要用于癫痫控制后维持用药，用安定等控制发作后，可续用苯巴比妥。

10. 副醛　作用强，患呼吸系统疾病者忌用。

如上述方法均不能控制发作，可用硫喷妥钠静脉注射或乙醚吸入麻醉。

（二）对症处理

1. 防治脑水肿　可用20%甘露醇快速静脉滴注，或地塞米松10～20 mg静脉滴注。

2. 控制感染　避免患者在发作时误吸，可酌情预防性应用抗生素，防治并发症。

3. 相关检查　检查血糖、电解质、动脉血气等，有条件可行EEG监测。

4. 降温、纠正代谢紊乱、保证营养　高热可物理降温，纠正发作引起的代谢紊乱，如低血糖、低血钠、低血钙、高渗状态和肝性脑病；纠正水、电解质及酸碱平衡失调，并给予营养支持治疗。

六、预后

癫痫持续状态在癫痫患者中的发病率为1%～5%，病死率高达13%～20%，因而应充分重视其诊断及处理。

七、预防

癫痫病的预防非常重要。预防癫痫不仅涉及医学领域，而且与全社会的关心有关。预防癫痫的发生；控制其发作；减少癫痫对患者心理的不良影响。

第十一章　儿童神经系统感染

第一节　化脓性脑膜炎

化脓性脑膜炎（purulent meningitis）仍然是全世界发病率和病死率较高的疾病之一。不同国家和区域的流行病学情况不尽相同。美国的发病率为3/（10万·年）。发展中国家的发病率更高，可能与缺乏疫苗接种有关。化脓性脑膜炎是由化脓性细菌感染所致的脑脊膜炎症，是中枢神经系统常见的化脓性感染。通常急性起病，好发于婴幼儿和儿童和60岁以上老年人。

一、病因

化脓性脑膜炎最常见的致病菌为肺炎球菌、脑膜炎双球菌及流感嗜血杆菌B型，其次为金黄色葡萄球菌、链球菌、大肠杆菌、变性杆菌、厌氧杆菌、沙门菌及铜绿假单胞菌等。

感染可源自心、肺以及其他脏器感染波及脑室和蛛网膜下腔系统，或由颅骨、椎骨或脑实质感染病灶直接蔓延引起，部分也可以由颅骨、鼻窦、乳突骨折或神经外科手术侵入蛛网膜下腔引起，由腰椎穿刺引起者罕见。

不同病原菌引起化脓性脑膜炎的病理改变基本相同。致病细菌经血液循环侵入蛛网膜下腔后，由于脑脊液缺乏有效的免疫防御，细菌大量繁殖，菌壁抗原成分及某些介导炎性反应的细胞因子刺激血管内皮细胞，促使中性粒细胞进入中枢神经系统，诱发一系列软脑膜的炎性病理改变。

1. 软脑膜及大脑浅表血管扩张充血，蛛网膜下腔大量脓性渗出物覆盖脑表面，并沉积于脑沟及脑基底池。

2. 脓性渗出物的颜色与病原菌的种类有关，脑膜炎双球菌及金黄色葡萄球菌呈灰黄色，肺炎链球菌为淡绿色，流感嗜血杆菌呈灰色，绿脓杆菌为草绿色。

3. 脓性渗出物阻塞蛛网膜颗粒或脑池，影响脑脊液的吸收和循环时，可引起交通性或梗阻性脑积水。

4. 镜下可见蛛网膜下腔大量多形核粒细胞及纤维蛋白渗出物，革兰染色后细胞内外均可找到病原菌。邻近软脑膜的脑皮质轻度水肿，重者并发动脉炎、静脉炎、或血栓形成。

二、疾病分类

本病潜伏期1~7日，一般2~3日，临床上按病情及表现分为三型：

（一）普通型

占病例的90%。急性起病，上呼吸道感染症状，如咽痛、流涕，进入败血期后出现高热、畏寒、寒战。70%的病例皮肤黏膜出现暗或紫红色大小不等、分布不匀的瘀点、瘀斑。1~2日后进入脑膜炎期，出现颅内高压，表现为头痛加剧、呕吐频繁（呈喷射状）及脑膜刺激征（即颈项强直，角弓反张、布氏征阳性），血压升高，常有怕光、狂躁，甚至呼吸衰竭、烦躁不安和表情呆滞等毒血症表现，严重者出现瞻望、昏迷。婴幼儿（2岁以下）因颅骨缝及囟门未闭，脑膜炎症状常不典型，表现为高热、呕吐、拒食、哭闹不安，甚至惊厥，虽无脑膜刺激征，但前囟门饱满有助诊断。

（二）暴发型

此型多见于儿童，病情凶猛，如不及时抢救可于24小时内死亡。常表现高热、头痛、呕吐，严重者可有精神萎靡、意识障碍，时有惊厥，少尿或无尿；脑实质损害患者迅速进入昏迷，惊厥频繁，肢体偏瘫，血压高，一侧瞳孔散大，对光反射消失，眼球固定很快出现呼吸衰竭而死亡。此型又分为暴发休克型和暴发脑炎型。休克型除普通型症状外，其突出表现为全身中毒症状，精神极度萎靡，有面色苍白、四肢冰冷、皮肤花纹、尿量减少、血压下降；脑脊液多澄清，细胞数略增加或正常；血培养及瘀点涂片为阳性。暴发脑炎型，其突出表现为剧烈头痛，烦躁不安，频繁呕吐，抽搐，迅速昏迷，最终发生脑疝、呼吸衰竭。同时具有休克型和脑炎型症状者为混合型，病死率极高。

（三）轻型

仅出现皮肤黏膜出血点，涂片染色可发现病原菌，此型多见于儿童。

三、临床表现

各种细菌感染引起的化脓性脑膜炎临床表现类似，主要如下：

（一）感染症状

发热、寒战或上呼吸道感染表现等。

（二）脑膜刺激征

表现为颈项强直，Kernig征和Brudzinski征阳性。但新生儿、老年人或昏迷患者脑膜刺激征常常不明显。

（三）颅内压增高

表现为剧烈头痛、呕吐、意识障碍等。腰穿时检测颅内压明显升高，有的在临床上甚至形成脑疝。

（四）局灶症状

部分患者可出现局灶性神经功能损害的症状，如偏瘫、失语等。

（五）其他

部分患者有比较特殊的临床特征，如脑膜炎双球菌脑膜炎（又称流行性脑脊髓膜炎）菌血症时出现的皮疹，开始为弥散性红色斑丘疹，迅速转变成皮肤瘀点，主要见于躯干、下肢、黏膜以及结膜，偶见于手掌及足底。

四、诊断与鉴别诊断

（一）诊断

根据急性起病的发热、头痛、呕吐，查体有脑膜刺激征，脑脊液压力升高、白细胞明显升高，即应考虑本病。确诊须有病原学证据，包括脑脊液细菌涂片检出病原菌、血细菌培养阳性等。

1. 常规实验室检查

（1）血常规：白细胞总数及中性粒细胞明显增加，贫血常见于流感杆菌脑膜炎。

（2）血培养：早期、未用抗生素治疗者可得阳性结果，能帮助确定病原菌。

（3）咽拭子培养：分离出致病菌有参考价值。

（4）瘀点涂片：流脑患儿皮肤瘀点涂片查见细菌阳性率可达50%以上。

2. 脑脊液检查

（1）常规：可见典型化脓性改变。脑脊液外观混浊或稀米汤样，压力增高。镜检白细胞增多。

（2）生化：糖定量不但可协助鉴别细菌或病毒感染，还能反映治疗效果。蛋白定性试验多为强阳性，定量每在1 g/L以上。

（3）细菌学检查：将脑脊液离心沉淀做涂片染色，常能查见病原菌，可作为早期选用抗生素治疗的依据。

（4）免疫学检查

①对流免疫电泳（coumter-immunoec trophoresis，CIE）：此法系以已知抗体（特定的抗血清）检测脑脊液中的抗原（如可溶性荚膜多糖），特异性高，常用于流脑快速诊断，也用以检查流感杆菌、肺炎链球菌等，阳性率可达70%~80%。

②对脑膜炎双球菌与流感杆菌检测结果与CIE方法相似，但对肺炎链球菌敏感性较差。此法较CIE敏感，有假阳性可能。

③用荧光素标记已知抗体，再加入待检抗原（如脑脊液、血液标本），然后用荧光显微镜观察抗原抗体反应。此法特异性高、敏感性强，可快速做出诊断，但需一定设备。

④酶联免疫吸附试验。

（5）鲎蛛溶解物试验

①正常脑脊液中免疫球蛋白量很低，IgM缺乏。化脑患儿IgM明显增高，如大于30 mg/L，基本可排除病毒感染。

②正常脑脊液LDH平均值：新生儿53.1IU；乳儿32.6IU；幼儿29.2IU；学龄28.8IU。LDH同工酶正常值：新生儿LDH127%，LDH235%，LDH334%，LDH243%，LDH51%；出

生1个月后，LDH137%，LDH232%，LDH328%，LDH42%，LDH51%。化脓病儿LDH值明显升高，同工酶中LDH4及LDH5明显上升。

3. 影像学检查　影像学检查的诊断和鉴别诊断意义有限。部分患者表现为增强后脑膜和脑皮层增强信号，但无增强表现亦不能排除诊断。影像学检查的真正意义在于了解脑膜炎的中枢神经系统并发症，如脑脓肿、脑梗死、脑积水、硬膜下积脓和静脉窦血栓形成等。

（二）鉴别诊断

1. 病毒性脑膜炎　脑脊液白细胞计数通常低于 $1\,000 \times 10^6/L$，糖及氯化物一般正常或稍低，细菌涂片或细菌培养结果阴性。

2. 结核性脑膜炎　通常亚急性起病，脑神经损害常见，脑脊液检查白细胞计数升高往往不如化脓性脑膜炎明显，病原学检查有助于进一步鉴别。

3. 隐球菌性脑膜炎　通常隐匿起病，病程迁延，脑神经尤其是视神经受累常见；脑脊液白细胞通常低于 $500 \times 10^6/L$，以淋巴细胞为主；墨汁染色可见新型隐球菌，乳胶凝集试验可检测出隐球菌抗原。

五、治疗

（一）抗菌治疗

应掌握的原则是及早使用抗生素，通常在确定病原菌之前使用广谱抗生素，若明确病原菌则应选用抗生素。

1. 未确定病原菌　三代头孢的头孢曲松或头孢噻肟常作为化脓性脑膜炎首选用药，对脑膜炎双球菌、肺炎球菌、流感嗜血杆菌及B型链球菌引起的化脓性脑膜炎疗效比较肯定。

2. 确定病原菌　应根据病原菌选择敏感的抗生素。

（1）肺炎球菌：对青霉素敏感者可用大剂量青霉素，成人每天2 000万～2 400万U，儿童每天40万U/kg，分次静脉滴注。对青霉素耐药者，可考虑用头孢曲松，必要时联合万古霉素治疗。2周为一个疗程，通常开始抗生素治疗后24～36小时内复查脑脊液，以评价治疗效果。

（2）脑膜炎球菌：首选青霉素，耐药者选用头孢噻肟或头孢曲松，可与氨苄青霉素或氯霉素联用。对青霉素或β-内酰胺类抗生素过敏者可用氯霉素。

（3）革兰阴性杆菌：对铜绿假单胞菌引起的脑膜炎可使用头孢他啶，其他革兰阴性杆菌脑膜炎可用头孢曲松、头孢噻肟或头孢他啶，疗程常为3周。

（二）激素治疗

激素可以抑制炎性细胞因子的释放，稳定血脑屏障，对病情较重且没有明显激素禁忌证的患者可考虑应用。通常给予地塞米松10 mg静脉滴注，连用3～5天。

（三）对症支持治疗

颅压高者可行脱水治疗降低颅压。高热者使用物理降温或使用退热剂。癫痫发作者给予抗癫痫药物以终止发作。

六、护理

（一）一般护理

1. 按呼吸系统传染病隔离。

2. 病室保持安静，经常通风，为避免强光对患者的刺激，宜用窗帘适当遮蔽。

3. 饮食。给予营养、清淡可口易于消化的流质或半流质饮食，餐间可给水果及果汁；昏迷病人可给予鼻饲，保证病人有足够的入量。

4. 口腔及皮肤护理。患者因发热、呕吐、饮食少等常有口臭，要认真做好口腔护理，口唇有疱疹涂擦1%龙胆紫，干裂者涂石蜡油，要保持皮肤清洁干燥，特别是有瘀点、瘀斑的皮肤，有时有痒感避免抓破。

5. 病情观察。病情有突然恶化的可能，必须做到经常巡视，密切观察意识障碍，瞳孔变化、面色、出血点及生命特征。

6. 协助做好腰椎穿刺术，术前排空小便，专人固定体位；放出脑脊液时速度不宜太快，放液不宜太多，留取标本立刻送检。腰穿过程中，注意病人生命体征变化，术后平卧4～6时，整个过程必须严格无菌操作。

（二）病原治疗与护理

流行性脑脊髓膜炎首选青霉素、氯霉素。肺炎球菌脑膜炎首选青霉素，但剂量要大，疗程要长，至少2周，以免复发。流感杆菌脑膜炎首选氯霉素、氨苄青霉素，金黄色葡萄球菌脑膜炎首选万古霉素、苯甲异恶唑青霉素，其他革兰氏阴性杆菌选用第三代头孢菌素及半合成青霉素。还可选用磺胺药物治疗，但有20%患者耐药，服用磺胺药者应同时服用碳酸氢钠，多饮水，注意尿量。应用青霉素者要做过敏试验。用氯霉素者注意毒性反应，隔日查白细胞。

（三）对症治疗与护理

1. 发热头痛可用物理降温或服解热止痛药。

2. 烦躁惊厥除加床挡适当约束，可给镇静剂。

3. 呕吐可用止吐镇静剂。

（四）并发症治疗与护理

1. 单纯疱疹　多发生于口唇周围，保持局部清洁，如抓破涂1%龙胆紫，化脓可用抗生素油膏。

2. 关节炎　限制活动，适当抬高患肢，局部可热敷，疼痛者可用解热止痛剂，有变态反应性关节炎可用强的松。

3. 硬膜下积液　多见于婴儿，应用抗生素治疗，如积液过多并有颅内压增高或神经刺激征状者，需做硬膜下穿刺放出积液，以减轻症状，便于脑膜炎恢复。

（五）对暴发性病例的护理

应专人护理，密切观察病情，积极配合抢救。首先要保持患者呼吸道通畅，以免引起呼吸衰竭。皮肤有广泛出血、血压下降、面色苍白、出冷汗等时，按休克处理；在扩容治疗时，观察输液中有无呼吸困难，防止肺水肿及左心衰竭。在用血管活性药时，注意维持适当浓度及速度，并根据血压情况调整滴速。有出血者尽早用肝素，注意滴速缓慢，不能与其他药物混合。出现头痛、呕吐、惊厥、昏迷、血压升高、瞳孔不等大等时，常提示颅内压增高、脑水肿，及时采取脱水疗法。出现呼吸衰竭时，应用呼吸中枢兴奋剂，严重缺氧者做气管切开并用呼吸机支持呼吸。

七、预后

病死率及致残率较高。预后与病原菌、机体情况和是否及早有效应用抗生素治疗密切相关。少数患者可遗留智力障碍、癫痫、脑积水等后遗症。

八、预防

1. 早期发现，早期隔离治疗。
2. 做好卫宣教，搞好环境和个人卫生。
3. 密切接触者服用磺胺药物，每次1 g次/天，连服3天。
4. 预防注射可用A群多糖菌苗。

第二节　新生儿化脓性脑膜炎

新生儿化脓性脑膜炎是指出生后4周内化脓菌引起的脑膜炎症，是常见的危及新生儿生命的疾病，本病常为败血症的一部分或继发于败血症，一般25%的新生儿败血症中会并发化脓性脑膜炎，其发生率在活产儿占0.2‰~1‰，早产儿可高达3‰。临床症状常不典型（尤其早产儿），颅内压增高征出现较晚，又常缺乏脑膜刺激征，早期诊断困难。因此，疑有化脓性脑膜炎时应及早检查脑脊液，早期诊断，及时彻底治疗，减少死亡率和后遗症。

一、病因

本病常为败血症的一部分或继发于败血症，一般认为化脓性脑膜炎的病原菌与败血症一致，但并非完全如此，因有些脑膜炎可无败血症，而由病原菌直接侵入脑膜或仅只有短暂的菌血症。国外有B族溶血性链球菌、大肠埃希菌、李斯特菌、克雷白杆菌、沙门菌、变性杆菌等，而国内的病原菌各地不同，有大肠埃希菌、葡萄球菌、不动杆菌、变形杆菌等。本病的感染途径：

（一）出生前感染

极罕见。母患李斯特菌感染伴有菌血症时，该菌可通过胎盘导致流产、死胎、早产；化脓性脑膜炎偶可成为胎儿全身性感染的一部分。

（二）出生时感染

患儿多有胎膜早破、产程延长、难产等，病原菌可由母亲的直肠或阴道上行污染羊水，或通过产道时胎儿吸入或吞入而发病。

（三）出生后感染

病原菌可由呼吸道、脐部、受损皮肤与黏膜、消化道、结合膜等侵入血液循环再到达脑膜。有中耳炎、感染性头颅血肿、颅骨裂、脊柱裂、脑脊膜膨出、皮肤窦道（少数与蛛网膜下腔相通）的新生儿，病原菌多由此直接侵入脑膜引起脑膜炎。

二、临床表现

（一）一般表现

临床表现常不典型，尤其是早产儿，包括精神、面色欠佳，反应低下，少哭少动，拒乳或吮乳减少、呕吐、发热或体温不升，黄疸、肝大、腹胀、休克等。

（二）特殊表现

呕吐、前囟隆起或饱满等颅内压增高表现出现较晚或不明显，颈项强直甚少见。

1. 神志异常　烦躁、易激惹、惊跳、突然尖叫、嗜睡、感觉过敏等。

2. 眼部异常　两眼无神、双眼凝视、斜视、眼球上翻或向下呈落日状，眼球震颤，瞳孔对光反射迟钝或大小不等。

3. 惊厥　眼睑抽动，面肌小抽动如吸吮状，也可阵发性青紫、呼吸暂停，一侧或局部肢体抽动。

4. 颅内压增高　前囟紧张、饱满或隆起已是晚期表现，失水时前囟平也提示颅内压增高。

三、检查

（一）实验室检查

1. 周围血象　白细胞计数和中性粒细胞计数升高，严重病例白细胞、血小板计数减少。

2. 细菌培养　血培养和病灶分泌物的细菌培养，血培养阳性率可达45%～85%，尤其是早发型败血症和疾病早期未用过抗生素治疗者；尿培养和病灶分泌物的培养有时也可阳性。

3. 脑脊液检查 对疑有脑膜炎者，应立即做腰椎穿刺，用测压管测脑脊液压力，并留取脑脊液送检：压力常>3 ~ 8 cm H$_2$O，外观不清或浑浊，涂片可发现细菌、蛋白。足月儿>0.1 ~ 1.7 g/L，早产儿>0.65 ~ 1.5 g/L。白细胞数>10 ~ 30 × 10^6/L，分类以多核或单核细胞为主。葡萄糖降低、乳酸脱氢酶增高。培养阳性。

（二）其他辅助检查

1. 颅骨透照、头颅B超和CT 颅骨透照、头颅B超和CT检查可以帮助诊断脑室炎、硬脑膜下积液、脑脓肿、脑积水等。
2. 放射性核素脑扫描 对多发性脑脓肿有价值。
3. 磁共振成像（MRI） 对多房性及多发性小脓肿价值较大。

四、诊断

根据患儿的病史及上述的检查可明确诊断。

五、并发症

临床疗效不佳，或治疗过程中脑脊液检查好转而体温持续不退、临床症状不消失；病情好转后又出现高热、抽搐、呕吐，前囟饱满或隆起，应考虑发生并发症。

（一）硬脑膜下积液

硬脑膜下腔液体超过2 mL且蛋白定量大于0.6 g/L，红细胞<100 × 10^6/L，可确诊。

（二）脑室膜炎

其发生率可达65% ~ 90%，甚至100%，年龄愈小、化脓性脑膜炎的诊断和治疗愈延误者，则发病率愈高。行侧脑室穿刺液检查提示异常。

六、治疗

（一）抗生素治疗

原则为尽早、大剂量、足疗程，选择易通过血脑屏障的抗生素进行治疗。病原菌不明确时，可根据本地区的新近病原菌情况来选择抗生素，一旦病原菌明确则根据药物敏感试验选用抗生素。

（二）并发症治疗

1. 硬膜脑下积液 少量积液无须处理。如积液量较大并引起颅内压增高时，应做硬脑膜下穿刺放出积液。有的患儿需反复多次穿刺，大多数患儿积液逐渐减少而治愈。个别迁延不愈者，需外科手术引流。
2. 脑室膜炎 进行侧脑室穿刺引流以缓解症状。同时，针对病原菌并结合用药安全性，酌情选择适宜抗生素脑室内注入，但疗效不确切，应尽量避免。

（三）对症和支持治疗

1. 严密监测生命体征，定期观察患儿意识、瞳孔和呼吸节律改变，并及时处理颅压高。

2. 及时控制惊厥发作，输注新鲜血浆、血或丙种球蛋白等。

3. 监测并维持体内水、电解质、血浆渗透压和酸碱平衡。对有抗利尿激素异常分泌综合征表现者，在积极控制脑膜炎的同时，应适当限制液体入量；对低钠血症症状严重者酌情补充钠盐。

4. 肾上腺糖皮质激素在危重症患儿中的应用仍有争议。有长期发热、脑脊液蛋白高、外观浑浊等情况时，可小剂量短期应用以缓解病情。

七、预后

早期诊断、及时正确的治疗是成功的关键。如能及时诊断，尽早得到正确治疗，新生儿化脓性脑膜炎可以彻底治愈，也可最大限度减少后遗症。该病病死率近年来无明显下降，一般资料显示可达12%～30%，低体重儿和早产儿可达50%～60%，幸存者可留有失听、失明、癫痫、脑积水、智力和（或）运动障碍等后遗症。

八、预防

预防重在杜绝细菌入侵机体并向脑部蔓延，如防治呼吸道、胃肠道和皮肤感染，及时治疗鼻窦炎、中耳炎和新生儿脐部感染等，如有局部感染应尽早治疗。注意消毒隔离。

第三节　隐球菌脑膜炎

隐球菌病作为一种深部真菌病，主要侵犯中枢神经系统，约占隐球菌感染的80%，预后不良，死亡率高。隐球菌属包括17种和8个变种，在真菌分类学上归入半知菌亚门芽孢菌纲隐球酵母目隐球酵母科。致病菌主要是新生隐球菌，已报道可引起人类疾病的还有浅黄隐球菌、浅白隐球菌和罗伦隐球菌等，但很少见。新生隐球菌有3个变种，即新生变种、格特变种和上海变种。按血清学分类可分为A、B、C、D及AD型5型。此外，尚有少量不确定型。

一、流行病学

新生隐球菌的新生变种广泛分布于世界各地，几乎所有艾滋病患者伴发的隐球菌感染都是由该类变种引起。鸽粪被认为是最重要的传染源，感染途径可能是：①吸入空气中的孢子，此为主要途径，隐球菌孢子经肺到脑部；②创伤性皮肤接种；③吃进带菌食物，经肠道播散全身引起感染。

二、致病机制

正常人常暴露于新生隐球菌的环境中，但发病者极少。人体对隐球菌的免疫包括细胞免疫与体液免疫，巨噬细胞、中性粒细胞、淋巴细胞、自然杀伤细胞起着重要作用。体液免疫包括：抗荚膜多糖抗体以及补体参与调理吞噬作用，协助吞噬细胞吞噬隐球菌。只有当机体抵抗力降低时，病原菌才易于侵入人体而致病。

三、病理学

（一）肉眼观察病变

早期的病变处呈黄白色胶冻样外观。脑肉芽肿表面可呈结节状，部分可呈囊状，透明、黄白色、质坚硬。切面可见纤维交错，呈灰白色、黄白色，其间可见半透明小囊腔。

（二）镜下观察病变

较新的病变主要由大量繁殖的隐球菌及其引起的炎性细胞浸润构成。浸润的炎细胞为单核细胞、淋巴细胞及浆细胞。病灶呈胶样液化，囊腔内有多量隐球菌。较陈旧的病变则表现为肉芽肿形成，主要由单核细胞、上皮样细胞及多核巨细胞等构成。在受累的大脑、小脑、中脑、延髓、蛛网膜下腔等处，均可有大小不等的肉芽肿形成。可见星状细胞增生肥大的改变。

（三）病理切片中的新生隐球菌及其变种

一般新生隐球菌呈圆形或椭圆形，直径2～20 mm，多聚集成堆，少数分散在组织内。对标本行HE染色，可见胞壁外常有3～5 mm的空隙（系菌体胶样荚膜未着色之故），部分膜亦可染成淡红色。PAS染色菌体荚膜均呈红色。在较新鲜的病灶内，菌体大小不等，小的居多，易见到单芽生的无性繁殖方式。在较陈旧的病灶内，菌体较大，很少见芽生状态，却可见一侧胞壁塌陷呈碗形或盎形的退变菌体。

四、临床表现

隐球菌性脑膜炎主要表现的是中枢神经系统的损害。
临床上可分为4型：即脑膜炎型、脑膜脑炎型、肉芽肿型和囊肿型。

（一）脑膜炎型

本型最常见，可呈急性、亚急性、慢性过程，主要表现为脑膜炎的症状体征。

1. 上呼吸道感染症状　约2/3患者首先表现为上呼吸道感染症状，如畏寒、发热、头痛、头昏、咽痛、鼻塞、喷嚏、恶心、纳呆、全身不适等，经一般治疗无效，症状逐渐加重。

2. 头痛　多数患者开始头痛较轻，以后逐渐加重；少数患者一开始便出现剧烈头痛，伴恶心、呕吐。头痛常从两侧颞部开始，继而出现在前额、枕部，也可为偏侧头痛。一般为胀痛伴头顶部压迫感，亦可为撕裂痛或刀割样痛，开始多为间歇性发作，每次发作几分钟，每天发作数次至十余次，发作时患者精神萎靡或烦躁不安；以后可出现持续性疼痛，可伴阵发性加剧，少数患者在较强的光线或较强的声音刺激下便可诱发疼痛发作。

3. 恶心、呕吐　80%~90%的患者有恶心、呕吐。恶心、呕吐可与头痛同时出现，但多数患者在头痛出现1~2周后才出现呕吐，可为喷射性或非喷射性，严重时食后即吐，不能进食，甚至饮水服药也可诱发呕吐。

4. 发热　50%~70%的患者有发热，热型不规则，一般开始为低热，体温在37.5~38℃，少数患者也可出现39℃以上的高热。如果持续出现40℃以上高热，则预后不良，常为临死前征兆。抗真菌药物也可出现反应性暂时性高热，但停药后消失。

5. 脑膜刺激征和锥体束征　可出现颈项强直，克尼格征、奥本罕征及巴宾斯基征可为阳性，但多数为弱阳性，并且一般在病程晚期出现。

6. 眼部症状　可出现弱视、复视、斜视、怕光，眼球震颤、外展受限，瞳孔大小不等，视网膜炎，视盘水肿，眼底静脉怒张、灰白色渗出及出血，甚至出现视神经萎缩，以至完全失明。

7. 精神症状　40%以上的患者有精神症状，如抑郁、淡漠、易激动，甚至喊叫、谵妄、癫痫大发作、朦胧、昏迷等。

8. 大汗　部分病例可在头颈、躯干、四肢等部位大量出汗，常以下午或晚间为重，与体温升高无明显关系，甚至在低热状态时亦大汗淋漓，多见于病情严重的晚期病例。

9. 其他　可侵犯第7对脑神经而出现中枢性面瘫。若第8对脑神经受累，则出现听力下降，甚至耳聋。若第12对脑神经受累，可发生舌下神经瘫。此外，脑膜炎型病例常伴有肺、皮肤、骨骼、肾等器官损害的表现，少数病例可侵犯肝脏，引起黄疸及肝功能障碍。急性脑膜炎型常起病急骤，突然发病，若不及时救治，常在数天至3周内死亡。亚急性型常从类似上呼吸道感染的症状开始，以后逐渐加重，1~2个月才出现典型的脑膜炎症状。慢性型可反复出现症状及缓解，病程可迁延数年甚至15~20年，机体呈显著消瘦状态。

（二）脑膜脑炎型

此型除脑膜受累外，尚有脑实质受累，故称为隐球菌性脑膜脑炎。隐球菌可侵犯大脑、小脑、脑桥或延髓，因脑实质受累部位的不同而有相应的脑灶性损害征象，如偏瘫、失语或局限性癫痫发作等。

（三）肉芽肿型

本型较少见，由Lacount于1907年首先报告。它是新生隐球菌侵犯脑实质后形成的一种炎症性肉芽肿病变，称为隐球菌性脑肉芽肿，好发于大脑、小脑、脑干的延髓部位。临床表现随肉芽肿病变的部位和范围不同以及是否合并脑膜损害而异。位于脑实质内的肉芽肿，其表现与脑瘤相似，临床上难以鉴别，脑脊液压力常增高，细胞数轻度增多，墨汁涂片及真菌培养可发现隐球菌，但阳性率低。CT、MRI、脑血管造影、脑室造影、脑超声检查等，均可能发现脑部占位性病变，术前常难于确诊，须行开颅探查术。术中可见肉芽肿表现为鱼肉样肿块，病理切片发现隐球菌可确诊。

（四）囊肿型

本型为隐球菌刺激脑膜形成囊肿所致，表现为颅内占位性病变，可有头晕、头痛、耳鸣、听力下降、出汗、呕吐、走路不稳、单侧偏瘫等表现。颈内动脉造影可显示颅内占位性病变区，开颅手术可见蛛网膜明显增厚，蛛网膜腔内可形成单个或多个囊肿，囊肿内为无色透明的液体。组织病理检查显示囊壁由纤维结缔组织构成，并有淋巴细胞、大单核细胞及多形核细胞浸润，可有少数异物巨细胞存在，囊腔内充满带宽阔荚膜的新生隐球菌菌体。

五、真菌学检查

（一）病原菌检查

在各种标本中如能找到新生隐球菌，则对诊断有决定意义。

1. 直接镜检　取脑脊液标本少许置玻片上，加一滴墨汁混匀后加盖玻片。一般新生隐球菌在镜下即可见圆形或椭圆形的双层厚壁孢子，外有一层宽阔荚膜，边缘清楚完整，菌体内可见单个出芽；若为新生隐球菌上海变种，则菌体呈棒形、针形、梭形、瓢形、圆球形，并有出芽现象。如脑脊液直接制片未发现菌体，可离心沉淀（3 000 r/min，10 min）后重复检查。

2. 菌体计数　脑脊液菌体计数是判断预后及疗效的重要指标。
染液配制：黑色墨水8 mL，甘油2 mL，蒸馏水2 mL，混合摇匀，密封保存备用。
操作方法：将脑脊液标本摇匀，用吸管吸取一定量置于小试管中，另加入等量染液混匀。用血细胞计数板计数，在低倍镜下观察。按白细胞计数法，将两个计数板四角的4个大方格及中央大方格（共10个大方格）中的菌数相加，再乘以2，即为每立方毫米脑脊液内的隐球菌数。

3. 培养　培养基内可加氯霉素，但不可加放线菌酮，因后者抑制本菌生长。取各种标本同时接种于葡萄糖蛋白胨斜面培养基上，置28 ~ 37℃孵育2 ~ 4天开始生长。若不生长，可将培养管适当振荡，便标本与培养基充分接触再进行培养。少数病例的标本在2 ~ 3周内生长。

（二）脑脊液常规

中枢神经系统隐球菌病脑脊液压力增高，一般为1.96 ~ 4.9 kPa以上。脑脊液外观正常或微混，亦可为乳白、淡黄或红色；白细胞数增多，大都在3×10^8/L以内，少数达2×10^9/L以上，早期以中性粒细胞为主，中后期以淋巴细胞为主，可达88% ~ 90%；糖和氯化物在早期变化不明显，中后期可明显减少，特别是糖含量可显著降低，甚至为零；蛋白含量在病程中后期增高。

（三）实验室检查

血细胞计数轻度或中度增高，大部分病例在（1 ~ 2）× 10^{10}/L之间，少数可达2×10^{10}/L以上。部分患者血沉可加快。中后期可出现血红蛋白及红细胞数减少。

（四）抗原检查

胶乳凝集试验检测脑脊液新生隐球菌荚膜多糖抗原，是一种简便、快速、有效诊断隐球菌性脑膜炎的实验室方法。它以胶乳颗粒为载体，表面连接有抗新生隐球菌抗体，形成致敏胶乳悬液，当与患者脑脊液标本作用时，如标本中含有一定量的隐球菌荚膜多糖抗原，则可产生肉眼可见的凝集反应颗粒。

（五）抗体检测

检测脑脊液抗新生隐球菌抗体有助于诊断或对病情变化的判断，抗体滴度升高表明病情好转。检测方法有凝集反应，间接荧光试验，补体结合试验，间接血凝试验以及酶免疫方法，但阳性率不高。

六、诊断与鉴别诊断

隐球菌性脑膜炎的诊断主要根据临床症状、体征、病理检查及实验室检查，而最后确诊有赖于各种标本直接镜检、培养或病理检查发现隐球菌。

隐球菌脑膜炎最易误诊为结核性脑膜炎。此外，还应与化脓性脑膜炎、病毒性脑膜炎、脑脓肿、脑蛛网膜炎、脑血管疾病、格林巴利综合征等相鉴别。

七、治疗

（一）抗真菌治疗

1. 两性霉素B　两性霉素B对新生隐球菌的抑菌浓度为0.01~1.56 μg/mL，是治疗隐脑的首选药物之一。隐球菌性脑膜炎的治愈率为56.6%~81%，但治愈停药后有1/3病例可能复发，需要进行维持治疗。

（1）应用方法：静脉滴注从小剂量开始，首次1~5 mg，以后每天增加5 mg（儿童1~2 mg），直至每天0.5~0.75 mg/kg（体重）。疗程根据脑脊液转阴时间及全身情况确定，一般应用2~3个月，脑脊液转阴后尚需以氟康唑或伊曲康唑等维持治疗3~4个月。

（2）毒副作用：常见寒战、发热，肝、肾、心肌、造血系统损害，低血钾、房性阵发性心动过速，亦有发生心室纤颤而死亡的报道。应用两性霉素B静脉滴注时应注意以下几点：

①输液速度宜慢，控制在20~30 dr/min；

②输液瓶以黑布包裹，以防光线照射破坏两性霉素B；

③两性霉素B先用注射用水稀释为5 mg/mL，再用5%葡萄糖溶液500 mL稀释，不宜用生理盐水稀释，以免产生沉淀；

④药液中可同时加入地塞米松2~5 mg或氢化可的松50 mg输注。

⑤输液前肌注异丙嗪25 mg。

⑥如使用期间出现严重反应，可暂时停药并对症处理。

两性霉素B鞘内注射可使脑脊液中直接达到较高的抑菌浓度，对重症病例尤为适用。应用时一般以0.1~1 mg与地塞米松1~2 mg及适量脑脊液混匀后缓慢注入，每周1~3次。鞘内注射两性霉素B可能出现化学性脑膜炎、头痛加剧、腿痛、大小便困难、蛛网膜粘连、休克等较严重的不良反应。

2. 两性霉素B脂质体（liposome encapsulated amphotericin B） 它是一种双层脂质体内含有两性霉素B的新型剂制。两性霉素B脂质体降低与机体胆固醇的结合而增强对麦角醇的结合，从而降低两性霉素B的毒副作用。据统计，两性霉素B脂质体的毒性约为两性霉素B的1/70。毒性降低主要原因是两性霉素B掺入脂质体后其凝聚状态发生改变，成为完全单一的单体。两性霉素B脂质体中，呈单体的两性霉素B缓慢释放进入体内，少量释放的两性霉素B不足以损伤宿主细胞膜，却集中于感染灶内杀死真菌，达到降低毒性的作用。

应用注意事项：

（1）先用注射用水振荡稀释，使两性霉素B脂质体全部成为分散相，浓度为4 mg/mL；

（2）将稀释的两性霉素B脂质体加入5%的葡萄糖液进一步稀释至0.2~2 mg/mL后，使用输血过滤器避光静脉滴注，6 h内滴注完毕，用量可从0.3 mg/kg开始，逐渐增量至1~2 mg/（kg·d），对隐球菌脑膜炎总量可达5~8 g，8~12周为一疗。

3. 5-氟胞嘧啶（5-FC） 5-FC对隐球菌的最低抑菌浓度为0.09~7.8 mg/mL，但单用5-FC可很快产生耐药性，因此多与两性霉素B等联合应用。两性霉素B作用于真菌细胞膜，使其通透性发生改变，导致菌体破坏，并使5-FC易于进入真菌细胞膜起作用，因此联合应用有协同作用。常用剂量为50~150 mg/（kg·d），分3~4次口服，亦可用1%的5-FC注射液静脉输入。不良反应主要有恶心、呕吐、皮疹、寒战、肝、肾、造血系统损害。肝功能损害者慎用。

4. 氟康唑 氟康唑为一种广谱三唑类新型抗真菌剂，相对分子质量为306.3，具有水溶性，口服吸收完全，能很好地通过血脑屏障进入脑脊液，脑脊液中氟康唑药物浓度可达到血浆药物浓度的90%~100%，半衰期为36 h。80%的氟康唑经肾脏以原型排出。对新生隐球菌的最低抑菌浓度为3.12~6.25 mg/mL。一般首次静脉滴注400 mg，以后可改为200~400 mg/d静脉滴注，直至脑脊液新生隐球菌转阴后改为50~150 mg/d口服，维持3~4个月。初期阶段与两性霉素B联合应用能更快使脑脊液转阴，并减少两性霉素B的用量和毒副作用。毒副作用：不良反应较轻，少数患者可出现恶心、皮疹、肝酶升高、血钾降低，也有发生Stevens-Johnson综合征的报道。

5. 伊曲康唑 伊曲康唑是一种广谱三唑类抗真菌剂，口服受胃肠道因素影响较大，不易通过血脑屏障进入脑脊液，但在脑组织中有较高的浓度，对隐球菌的最低抑菌浓度为0.01~12.5 mg/mL。我们主张与两性霉素B联用或作为脑脊液转阴后的维持治疗，口服剂量为200~400 mg/d。少数患者出现恶心、呕吐、皮疹、肝酶升高，但一般不影响治疗。

抗真菌治疗目前主张分期联合治疗，即分初期治疗与维持治疗二个阶段，联合使用抗真菌剂，这样有利于治疗转归的判断及调整抗真菌剂的种类和用量。初期治疗一般持续8~12周，联用两性霉素B与5-FC或三唑类抗真菌剂，以尽快使脑脊液新生隐球菌转阴，脑脊液新生隐球菌转阴后，口服三唑类抗真菌剂维持治疗3~4个月，以防复发。

（二）降颅压

对于颅压高必须及时处理，否则可能发生脑疝引起死亡。可采用20%甘露醇250 mL快速静脉滴注，每6~8 h一次；必要时还可应用25%的白蛋白溶液20 mL加呋塞米（呋塞米）20~40 mg静脉注射，两者交替应用可加强降颅压效果。此外，还可应用50%的高渗葡萄糖60 mL静脉注射及50%甘油糖水口服，也有一定的降颅压作用。如使用脱水利尿治疗效果仍不理想，可采用腰椎穿刺法缓慢放出脑脊液以达到减压的目的。对顽固性颅内压增高而以上治疗无效者，可采用脑室引流方法减压。

（三）纠正电解质紊乱

在中枢神经系统隐球菌病患者的治疗过程中，由于大量使用脱水利尿剂以及两性霉素B与皮质激素等，容易造成低血钾及其他水电解质紊乱，应及时复查及时纠正。对低血钾症，一般在治疗过程中应每天静脉补钾4~8 g，口服补钾3~6 g，具体剂量视病情而定。

（四）支持疗法

对于意识清楚的患者，应鼓励进食高蛋白高营养食物，增强抵抗力，同时可输入新鲜血浆或全血，补充各种维生素。对有消瘦、纳呆、失眠等症状的患者，也可按中医扶正祛邪治疗法，应用中药治疗。此外，加强心理护理，增强患者战胜疾病的信心。

（五）手术治疗

对局限性的脑部隐球菌肉芽肿等，可采用手术切除，术后根据情况使用全身抗真菌剂治疗，以达到根治目的。

第四节　真菌性脑膜炎

真菌性脑膜炎是由真菌侵犯脑膜所引起的炎症，常与脑实质感染同时存在，属于深部真菌病。随着抗生素、激素、免疫抑制药特别是器官移植后的大剂量和长期应用，艾滋病发病增加以及家庭饲养动物的增多等因素的影响，中枢神经系统真菌感染的发病率有增加趋势。引起中枢神经系统真菌感染的有致病性真菌和条件致病菌。前者有新型隐球菌、坏孢子菌、皮炎芽生菌、副球孢子菌、申克孢子丝菌、荚膜组织胞质菌等；后者有念珠菌、曲霉菌、接合菌、毛孢子菌属等。

一、病因

引起中枢神经系统真菌感染的有致病性真菌和条件致病菌。前者有新型隐球菌、坏孢子菌、皮炎芽生菌、副球孢子菌、申克孢子丝菌、荚膜组织胞质菌等；后者有念珠菌、曲霉菌、接合菌、毛孢子菌属等。真菌是本病的病原，根据不同的真菌类型，临床表现有差异。主要致病真菌为：

（一）隐球菌（cryptococcus）

隐球菌目前已知有17个种和7个变异种，其中仅新型隐球菌及其变异型具有致病性。该菌存在于土壤及鸽粪中，鸽子是最重要的传染源。鸽粪进入土壤，干燥后引起尘土飞扬，含有新型隐球菌的泥土颗粒及干燥的真菌颗粒（直径约为1 mm的隐球菌），通过呼吸进入肺泡，并在体内迅速形成荚膜。具有荚膜的新型隐球菌具有致病性和免疫原性，并与机体发生免疫反应。当机体抵抗力降低，免疫功能受抑制或头部外伤等条件时，将发生中枢神经系统感染。

（二）念珠菌（candida）

属小园酵母菌，依赖于出芽生殖。它广泛存在于自然界，特别是奶制品、水果、蔬菜，属人类正常菌群之一。白色念珠菌是中枢神经系统感染中最常见的菌种，占念珠菌中枢神经系统感染的90%左右。

（三）曲霉菌（asporgilillosis）

属曲霉属，它广泛分布于自然界、土壤、植物、空气，以及正常人的面颊、趾间和外耳道。曲霉菌属于条件致病菌，有200多种，其中约有9种可引起中枢神经系统感染，分别是烟曲霉、白色曲霉、黄曲霉、米曲霉、灰绿曲霉、杂色曲霉、土曲霉、萨氏曲霉等。烟曲霉和黄曲霉是引起类曲霉感染的主要病原体。

（四）球孢子菌（coccidioidomyces immitis）

是具有高度传染性双相型真菌，可致原发感染或继发感染。原发感染以肺部感染为最多见，其次为皮肤。该病症状一般均较轻，病程短，而且可自愈。少数病者由于抵抗力降低，或因吸入大量球孢子菌，则出现较重的肺部症状，并且可以播散到脑膜、皮肤及骨骼。脑膜感染约占球孢子菌病的30%以上。

（五）荚膜组织胞质菌（histoplasma capsulatum）

该菌种分布于全世界，但以北美洲较多，为该地区的一种流行病。中国于1955年首先在广州发现。该菌存在于土壤中，人体由吸入含有该真菌的尘土而致病。因此，原发病变为肺部感染，仅10%～25%的病者出现中枢神经系统疾病。

（六）皮炎芽生菌（blastomyces dermatitidis）

属双相型真菌，可能存在于土壤或腐木之中，经呼吸道吸入肺部或皮肤而致病。主要流行于北美洲、非洲，中国亦有报道。

（七）副球孢子菌（paracoccidioides brasilliensis）

属双相型真菌，存在于土壤和植物中，经呼吸道传播。主要流行于南美洲，以巴西和阿根廷为多见。

新型隐球菌分布广泛，在组织中呈圆形或卵圆形，外被有较厚的夹膜。主要存在于土壤、鸽粪以及水果和牛奶中，也可从正常人体中分离出来。对中枢神经系统具有特殊的较大亲和力，鸽子饲养者的感染率较高。真菌多先从呼吸道侵入人体形成肺部病灶，再经血行扩散至脑乃至全身，也可经消化道、皮肤侵入，或经头部血管直接侵入脑部，个别病例还可经腰椎穿刺将感染带入中枢神经系统。半数以上的感染发生于健康人群，亦好伴发于恶性肿瘤、白血病、淋巴瘤、化疗、放疗、长期服用免疫抑制剂或抗生素药物、获得性免疫缺陷病、严重营养不良以及恶病质等免疫功能低下等方面的病人，近年来的发病率有明显上升趋势。

隐球菌主要侵犯脑及脑膜。软脑膜显弥漫性浑浊，血管充血、扩张；脑蛛网膜下腔可见胶冻样的炎性渗出物，内有淋巴细胞、浆细胞、多核巨细胞浸润以及大量隐球菌。脑实质内可有多发性充满隐球菌的囊肿或肉芽肿形成。肉芽肿由组织细胞、淋巴样细胞、巨细胞和成纤维细胞组成。除肺及中枢神经系统外，隐球菌还可侵及皮肤、黏膜和骨髓。隐球菌常易成为重症结核性脑膜炎、化脓性脑膜炎等病人的二重或多重感染值得注意。

二、临床表现

多为亚急性病程，少数为慢性起病。

（一）一般全身症状

1.早期出现轻至中度发热等感染现象，晚期表现为高热。

2.颈项强直、克氏征阳性等脑膜刺激征。

3.头痛、恶心、呕吐、视神经乳头水肿等颅内压力增高表现。晚期头痛剧烈，甚至出现抽搐、去大脑性强直发作和脑疝等。

（二）神经系统症状

1.脑神经受损症状　视神经受损时出现视力低下甚至失明；动眼、外展、面及听神经也常易受累，出现相应的神经受损症状和体征。

2.脑受损症状　当病变波及脑实质或/和形成脑内肉芽肿时，临床上可出现嗜睡、烦躁不安、谵妄等精神症状和瘫痪等局灶性定位体征，并可伴智能障碍和意识障碍，严重者进入昏迷状态。

（三）双重或多重感染症状

此类病人多因体质较弱、营养较差和免疫功能下降，常伴其他菌种的新感染或体内既往潜在的菌种感染复发，常见的有结核和/或弓形体病等的伴发，促使病情更趋严重复杂和临床表现上的多样化，甚至可成为病人的死亡重要原因，值得注意和及时加以确定。

三、检查

真菌性脑膜炎患者脑脊液多可见单核细胞增多，一般为（20～500）×10^6/L。多核粒细胞比例往往不固定，但多在50%以下，而某些真菌性脑膜炎可表现为脑脊液内多核粒细胞增多为主，多见于曲霉菌、接合菌纲、芽生菌属感染。嗜酸细胞增多时则提示球孢子菌感染的可能。

在长期应用大剂量糖皮质激素的患者以及艾滋病患者等严重免疫缺损者中，即使是在隐球菌脑膜炎活动期，脑脊液内也可呈细胞数极低、正常的现象。这种表现与大剂量应用可的松的小鼠隐球菌脑膜炎模型相似。虽然绝大多数真菌性脑膜炎脑脊液内单核细胞增多，但慢性脑膜炎患者的脑脊液可出现中性粒细胞增多。

（一）脑脊液

压力增高，外观透明或微浑浊。白细胞计数呈轻至中度增高（20～700）×10^6/L），偶可达5 000×10^6/L，且以淋巴细胞增多为主。蛋白含量增高（0.4 g～1 g/L），偶可很高。糖及氯化物含量降低。

在脑脊液涂片墨汁染色或/和脑脊液细胞玻片离心沉淀法的姬姆萨、瑞氏复合染色片上，多可查到成堆的球形隐球菌，部分隐球菌还可见芽孢生长。前法的菌体荚膜（不着色）呈亮光状，后者的菌体深蓝色和荚膜呈毛刺状。

脑脊液隐球菌培养多呈阳性，可为临床病因确诊提供依据。

（二）免疫学检查

血及脑脊液乳酸凝集试验和酶联免疫吸附试验的隐球菌抗原阳性率较高，可为本病的病因确诊提供帮助。

（三）影像学检查

颅脑CT或MRI等检查提示脑水肿、脑积水和脑的局灶性异常。脑实质内肉芽肿在MRI中可表现为T1等或略低信号，T2明显高信号。

四、治疗

（一）抗真菌治疗

可酌情选用或合并应用下述药物：

1.二性霉素–B及其脂类制剂

（1）二性霉素–B：现仍为当前临床上首选常用药物。每次剂量为0.1～0.25 mg/kg，用注射用水或5%葡萄糖液稀释（不用生理盐水稀释，以免引起沉淀）后，一日或隔日静脉缓慢滴注一次，并可据情逐渐加量至每次1 mg/kg。同时，隔日鞘内注药（用脑脊液稀释并加适量地塞米松1 mg）一次，首次为0.1 mg，以后可据情逐渐加量至0.5 mg/次。一般持续用药6周，如病情需要和许可时还可适当延长疗程，直至症状基本消失和脑脊液检查正常为宜，以确保疗效和预防复发。需要时还可加服5–氟脲嘧啶（600 mg ～1.2 g/d，分次服用）以增强疗效，其疗程可长于单用二性霉素–B。

对重症病人还可间歇性地加用脊髓腰大池穿刺和脑脊液体外持续引流、冲洗及注药治疗，一般不宜超过2周。加强预防医源性感染。

（2）二性霉素–B脂质体：如二性霉素–B疗效欠佳或病人难以耐受，可改用二性霉素–B脂质体，首次1 mg/（kg·d）静脉滴注（至少1小时以上），次日可考虑增至3 mg/（kg·d），如病情需要且能耐受6 mg/（kg·d），可继续应用。因其毒副反应较二性霉素-B轻且易通过血脑屏障而具有一定临床应用优势，但药液需通过输液管内过滤膜后方可给予。

（3）二性霉素-B胆固醇复合体：成人和儿童剂量均为一日3～4 mg/kg，一日一次，静脉滴注。应用时先用灭菌注射用水溶解，再加5%的葡萄糖液稀释至0.6 mg/mL，以每小时1 mg/kg速度静脉滴注。首次给药前先以本品小剂量5 mg/10 mL静脉滴注15～30分钟以上，滴完后观察30分钟，如患者适应则可正式给药，滴注时间需持续两小时；如表现不可耐受则应延长给药时间，每次则需持续2小时以上，以保安全。

2. 三唑类抗真菌药物　常用的第一代的三唑类抗真菌药物有氟康唑、咪康唑和伊曲康唑。第二代三唑类抗真菌药物有伏立康唑、泊沙康唑和拉夫康唑等，克服了第一代三唑类药物抗菌谱窄、生物利用度低及药物相互作用和耐药性等问题，为临床治疗提供更多的选择。

（1）氟康唑（大扶康）：日剂量为200～400 mg，一次性口服或溶于生理盐水中静脉滴注，直至脑脊液检查连续3次呈阴性时为止，但根据临床体验一般疗程不得少于7～8周。此药能通过血脑屏障，故一般无须进行鞘内注药；如病情需要，亦可同时每3天经腰椎穿刺鞘内缓慢注入用脑脊液稀释的氟康唑20 mg，以提高疗效。

（2）咪康唑：日剂量为15 mg/kg，加入5%葡萄糖液500 mL中缓慢静脉滴注持续4～6周。因此药的血脑屏障通透性较低，故同时须加用咪康唑20 mg（用脑脊液多次反复稀释）隔日鞘内缓慢注射1次。由于其毒性作用较大，现已被弃用。

（3）伊曲康唑：200 mg日服2次，持续2个月至一年。因其单独应用疗效欠理想，而现多作为辅助药或疗效巩固药应用。

（4）伏立康唑（Voriconazole）：其治疗机制是抑制真菌中由细胞色素P450介导的14α-甾醇去甲基化，抑制麦角甾醇的生物合成，从而具有较好的广谱抗真菌作用。本品可经静脉缓慢滴注（1～2小时以上）或口服给药，静脉滴注和口服两种给药途径可以互换，但不宜静脉推注。药物可在静脉滴注或口服后96小时内经尿排出。

（5）拉夫康唑（voriconazole）和泊沙康唑：据文献介绍其抗真菌谱较广，疗效较高，不良毒副反应较少较轻，将成为临床上常用的新抗真菌药。但此两种药尚未在我国上市，其价格甚贵（1 450元/支），一日需用1～2支，国内广泛开展应用目前暂时还可能存在一定困难。

（6）醋酸卡泊芬净（Caspofungin Acetate）：为新一类抗真菌药物，可单独或合用于上述药物疗效欠佳的重症病人。第一天给予单次70 mg缓慢静脉滴注（需要1小时以上），随后每天给予50 mg。疗程取决于病人疾病的严重程度、治疗效果、免疫功能恢复的情况。虽然尚无临床证据证明使用更大的剂量能提高疗效，但对治疗无临床反应且对本品耐受性良好的病人可考虑将剂量加大到70 mg/d。

上述诸药均有一定的不良反应，以二性霉素-B较为明显。主要有高热、剧烈头痛、恶心、呕吐、肝肾功能障碍、贫血和静脉炎等，治疗中需严加注意和防治。伏立康唑常可引起一过性的、可逆性的视力模糊、视觉改变、视觉增强和/或畏光等视觉障碍，故此时不宜从事驾驶或操作机器等危险工作。

（二）对症治疗

1. 降颅压 可及时给予甘露醇、速尿等脱水利尿剂，梗阻性脑积水者可做脑室穿刺、冲洗、引流和给药，但应与鞘内给药相间进行。

2. 防治合并症和并发症 在加强呼吸道、口腔和泌尿道感染等的防治同时，还应注意早期发现和早期治疗易与本病伴发的结核病和弓形虫病等二重或三重感染性疾病。

3. 支持疗法 给予高蛋白、高热能、多维生素饮食，有关微量元素和营养代谢药（如阿达美、辅酶A、辅酶Q-10.万爽力和ATP等），保持水、电解质平衡，以增强体质和抗病能力。

4. 神经保护剂治疗 可选用胞磷胆碱、脑多肽、施捷因（GM-1）、神经生长因子、都可喜等药物，以减轻和减缓神经细胞的死亡和凋亡。

5. 免疫增强剂治疗 此类病人的细胞和体液免疫功能往往低下，久病后还可出现继发性补体缺陷，因此应据情给予日达仙、康力龙和/或新鲜血浆治疗，以利增强免疫功能。

（三）手术治疗

对较大脑脓肿或肉芽肿者可予手术治疗。

（四）康复治疗

对瘫痪、失语者，应早期给予功能锻炼，以减免因失用和误用所带来的残疾或更多的神经后遗症。

第五节 结核性脑膜炎

结核性脑膜炎（tuberculous meningitis，TBM）是由结核杆菌引起的脑脊膜的非化脓性炎症性疾病。在肺外结核中，在5%～15%的患者中累及神经系统，其中又以结核性脑膜炎最为常见，占神经系统结核的70%左右。近年来，因结核杆菌的基因突变、抗结核药物研制相对滞后和AIDS病患者的增多，国内外结核病的发病率及病死率逐渐增高。

一、病原学

结核病的病原菌为结核分枝杆菌。结核分枝杆菌在分类上属于放线菌目分枝杆菌科分枝杆菌属，包括人型、牛型、非洲型和鼠型4类。人感染结核的致病菌90%以上为人型结核分枝杆菌，少数为牛型和非洲型结核分枝杆菌。结核分枝杆菌具有多形性、抗酸性、生长缓慢、抵抗力强、菌体结构复杂等生物学特性。

二、发病机制与病理生理

疾病早期，由于脑膜、脉络丛和室管膜炎性反应，脑脊液生成增多，蛛网膜颗粒吸收下降，形成交通性脑积水，颅内压轻、中度增高。晚期蛛网膜、脉络丛粘连，呈完全或不完全性梗阻性脑积水，引起颅内压明显增高。

脑底处破裂的结核结节周围结核性渗出物在蛛网膜下腔中扩散，至基底池和外侧裂。光镜下渗出物由纤维蛋白网络以及不同数量细菌的多形核白细胞、巨噬细胞、淋巴细胞和红细胞组成。随着疾病的进展，淋巴细胞和结缔组织占优势。渗出物经过的小动脉和中动脉，以及其他一些血管（毛细血管和静脉）可被感染，形成结核性血管炎，导致血管堵塞，引起脑梗死。慢性感染时，结核性渗出物可使基底池，第四脑室流出通路阻塞，引起脑积水。

三、分类

据英国医学研究委员会的分类方法，结脑可分为以下3期：

1期：无特异性症状和体征，无意识模糊，无神经系统功能受损。

2期：有脑膜刺激征，轻度神经系统功能受损（如脑神经麻痹），运动功能异常。

3期：可有惊厥或抽搐、昏睡或昏迷，神经系统功能严重受损（如瘫痪或全身麻痹）。

四、临床表现

多起病隐匿，慢性病程，也可呈急性或亚急性起病；可缺乏结核接触史；症状往往轻重不一。临床表现包括：

（一）结核中毒症状

低热、盗汗、食欲减退、全身倦怠无力、精神萎靡不振。

（二）脑膜刺激征状和颅内压增高

早期表现为发热、头痛、呕吐及脑膜刺激征。颅内压增高在早期由于脑膜、脉络丛和室管膜炎性反应，脑脊液生成增多，蛛网膜颗粒吸收下降，形成交通性脑积水所致。颅内压多为轻、中度增高，通常持续1~2周。晚期因蛛网膜、脉络丛粘连，呈完全或不完全性梗阻性脑积水，颅内压多明显增高，表现头痛、呕吐和视盘水肿。严重时出现去脑强直或去皮质状态。

（三）脑实质损害

如早期未能及时治疗，发病4~8周时常出现脑实质损害症状，如精神萎靡、淡漠、谵妄或妄想，部分性/全身性癫痫发作或癫痫持续状态，昏睡或意识模糊。肢体瘫痪如因结核性动脉炎所致，可呈卒中样发病，出现偏瘫、交叉瘫等；如由结核瘤或脑脊髓蛛网膜炎引起，表现为类似脑部肿瘤的慢性瘫痪。

（四）脑神经损害

颅底炎性渗出物的刺激、粘连、压迫，可致脑神经损害，以动眼、外展、面和视神经最易受累，表现为视力减退、复视和面神经麻痹等。

五、诊断与鉴别诊断

（一）诊断依据

1. 患者有其他部位结核病史，如肺结核病史。

2. 多数急性或亚急性起病。

3. 主要表现为发热、头痛、呕吐、全身乏力、食欲不振、精神差、脑膜刺激征阳性，病程后期可出现脑神经、脑实质受累表现，如复视、肢体瘫、昏迷、癫痫发作、脑疝等。

4. 外周血白细胞计数增高、血沉增快、皮肤结核菌素试验阳性，胸部X片可见活动性或陈旧性结核感染证据。

5. CSF压力增高可达400 mm H_2O或以上，外观无色透明或微黄，静置后可有薄膜形成；淋巴细胞显著增多，常为（50～500）× 10^6/L；蛋白增高，通常为1～2 g/L；糖与氯化物下降。脑脊液涂片抗酸染色可见结核菌。

6. 颅脑CT或MRI主要表现为脑膜强化，也可发现梗阻性脑积水、脑梗死、结核球等。

（二）鉴别诊断

1. 隐球菌性脑膜炎 亚急性或慢性脑膜炎，与TBM病程和CSF改变相似。TBM早期临床表现不典型时不易与隐球菌性脑膜炎鉴别，应尽量寻找结核杆菌和新型隐球菌感染的实验室证据。

2. 化脓性脑膜炎 重症TBM临床表现与化脓性脑膜炎相似，CSF细胞数>1 000 × 10^6/L和分类中性粒细胞占优势时更难以鉴别，必要时行可双向治疗。

3. 病毒性脑膜炎 轻型或早期TBM脑脊液改变和病毒性脑膜炎相似，可同时行抗结核与抗病毒治疗，边观察边寻找诊断证据。病毒感染通常有自限性，4周左右明显好转或痊愈；而TBM病程迁延，不能短期治愈。

4. 结节病性脑膜炎 结节病是累及多脏器的慢性肉芽肿性疾病，以肺和淋巴结多见，常累及脑膜和周围神经。尸检发现脑膜受累占100%，但临床仅64%的患者有脑膜受累表现。颅内压正常或增高，70%的患者脑脊液内细胞增多，蛋白增高（达20 g/L），糖降低（0.8～2.2 mmol/L）。

5. 脑膜癌病 脑膜癌病系由身体其他脏器的恶性肿瘤转移到脑膜所致，通过全面检查可发现颅外的癌性病灶。极少数患者可合并脑结核瘤，表现为连续数周或数月逐渐加重的头痛，伴有痫性发作及急性局灶性脑损伤。增强CT可显示大脑半球等部位的单发病灶。CSF检查通常多正常。

六、治疗

本病的治疗原则是早期给药、合理选药、联合用药及系统治疗，只要患者临床症状、体征及实验室检查高度提示本病，即使抗酸染色阴性亦应立即开始抗结核治疗。

（一）抗结核治疗

异烟肼（isonicotinyl hydrazide，INH）、利福平（rifampicin，RFP）、吡嗪酰胺

（pyrazinamide，PZA）或乙胺丁醇（ethambutol，EMB）、链霉素（streptomycin，SM）是治疗TBM最有效的联合用药方案，儿童因乙胺丁醇的视神经毒性作用、孕妇因链霉素对听神经的影响而尽量不选用。

1. 异烟肼　异烟肼可抑制结核杆菌DNA合成，破坏菌体内酶活性，对细胞内、外结核杆菌均有杀灭作用。无论脑膜有无炎症，均能迅速渗透到脑脊液中。单独应用易产生耐药性。主要不良反应有末梢神经炎、肝损害等。

2. 利福平　利福平与细菌的RNA聚合酶结合，干扰mRNA的合成，抑制细菌的生长繁殖，导致细菌死亡。对细胞内外结核杆菌均有杀灭作用。利福平不能透过正常的脑膜，只部分通过炎性脑膜，是治疗结脑的常用药物。单独应用也易产生耐药性。主要不良反应有肝毒性、过敏反应等。

3. 吡嗪酰胺　在酸性环境中杀菌作用较强，pH 5.5时杀菌作用最强，能杀灭酸性环境中缓慢生长的吞噬细胞内的结核杆菌，对中性和碱性环境中的结核杆菌几乎无作用。吡嗪酰胺渗入吞噬细胞后进入结核杆菌体内，菌体内的酰胺酶使其脱去酰胺基，转化为吡嗪酸而发挥杀菌作用。吡嗪酰胺能够自由通过正常和发炎的脑膜，是治疗结核性脑膜炎的重要药物。主要不良反应有肝损害、关节酸痛、肿胀、强直、活动受限、血尿酸增加等。

4. 链霉素　为氨基糖苷类抗生素，仅对吞噬细胞外的结核菌有杀灭作用，为半效杀菌药。主要通过干扰氨酰基–tRNA和与核蛋白体30S亚单位结合，抑制70S复合物的形成，抑制肽链延长、蛋白质合成，致细菌死亡。链霉素能透过部分发炎的血脑屏障，是结核性脑膜炎早期治疗的重要的药物之一。主要不良反应有耳毒性和肾毒性。

5. 乙胺丁醇　与二价锌离子络合，干扰多胺和金属离子的功能，影响戊糖代谢和脱氧核糖核酸、核苷酸的合成，抑制结核杆菌的生长。对生长繁殖状态的结核杆菌有作用，对静止状态的细菌几乎无影响。主要不良反应有视神经损害、末梢神经炎、过敏反应等。

WHO的建议应至少选择三种药物联合治疗，常用异烟肼、利福平和吡嗪酰胺，轻症患者治疗3个月后可停用吡嗪酰胺，再继续用异烟肼和利福平7个月。如菌株耐药可加用第四种药，如链霉素或乙胺丁醇。对利福平不耐药菌株，总疗程9个月已足够；对利福平耐药菌株，须连续治疗18～24个月。由于中国人为异烟肼快速代谢型，成年患者每日剂量可加至900～1 200 mg，但应注意保肝治疗，防止肝损害并同时服用维生素B6以预防该药导致的周围神经病。

（二）皮质类固醇治疗

用于脑水肿引起颅内压增高，伴局灶性神经体征和蛛网膜下腔阻塞的重症患者，可减轻中毒症状，抑制炎症反应及减轻脑水肿。成人常选用泼尼松60 mg口服，3～4周后逐渐减量，2～3周内停药。

（三）药物鞘内注射

脑脊液蛋白定量明显增高，有早期椎管梗阻、肝功能异常，致使部分抗结核药物被迫停用；或造成较为慢性、复发或耐药的情况下，在全身药物治疗的同时可辅以鞘内注射，异烟肼0.1 g，地塞米松5～10 mg、糜蛋白酶4 000 U、透明质酸酶1 500 U，每隔2～3天1次，注药宜缓慢；症状消失后每周2次，体征消失后1～2周1次，直至CSF检查正常。脑脊液压力较高的患者慎用此法。

（四）降颅压

颅内压增高者可选用渗透性利尿剂，如20%甘露醇、甘油果糖或甘油盐水等，同时需及时补充丢失的液体和电解质。

七、疾病预后

预后与患者的年龄、病情、治疗是否及时有关。发病时昏迷是预后不良的指征；临床症状体征完全消失，脑脊液的细胞数、蛋白、糖和氯化物恢复正常提示预后良好。病死率与高龄、延迟诊断和治疗、用药不合理有关，与病人意识障碍、神经系统体征和脑脊液蛋白增高（>3 g/L）呈正相关。HIV感染并发TBM的病死率较高。TBM死因常规多器官功能衰竭、脑疝等，幸存者可能遗留后遗症，如儿童精神发育迟滞、癫痫发作、视觉障碍和眼外肌麻痹等。

八、疾病预防

主要原则是增强体质注意预防呼吸道传染；加强对结核病患者的管理与治疗；新生儿及儿童按要求积极实施计划免疫接种；早期综合治疗减轻并发症和后遗症。

（一）疾病护理

1. 一般护理　结脑患者应绝对卧床休息，保持病室清洁、整齐、安静，注意通风；护理操作尽量集中进行，避免多次搬动患者颈部或突然变换体位；保持大便通畅，便秘者给予缓泻剂，以防腹压增高造成颅内压的波动出现脑疝。

2. 心理护理　结脑患者病程长、精神压力大，常有恐惧心理，甚至悲观失望，有濒死感、精神紧张，对治疗失去信心。因此，护士应向患者详细介绍该病的病因、发病机制、诊疗过程及预后，在使用药物前向其介绍药物的作用、不良反应及预防措施，使其对该病有充分的认识和准备，解除思想顾虑，树立战胜疾病的信心，以最佳的心理状态积极配合治疗。

3. 病情观察　密切观察患者生命体征的变化，如体温、呼吸、脉搏、血压。密切观察瞳孔大小、对光反射，发现头痛呕吐加剧、意识障碍进行性加重、双侧瞳孔大小不等、呼吸不规则、脉搏变慢及血压升高等，提示颅内压增高和脑疝形成，应及时报告医生进行处理，做好抢救工作。

（二）用药护理

1. 脱水剂的应用与护理　结脑常用的脱水剂为高渗脱水剂和利尿药，故首先要保持静脉通道的通畅，准确记录24 h出入量。目前，常用的脱水剂为20%甘露醇对血管刺激性很大，护士应保护好患者血管。如发生渗液、漏液，可立即用50%硫酸镁溶液湿敷以减少对皮肤黏膜的刺激。

2. 激素的应用与护理　激素计量不准确、用量过大或减量不合适易造成反跳现象，因此要严格遵照医嘱给药，并嘱患者不要随意增减用药量。

3. 抗结核药的应用与护理 应用结核药的同时应密切观察药物的不良反应，如胃肠道反应、肝功能损害、肾功能损害、听力障碍、过敏反应等，如出现不适及时报告医师。

4. 饮食护理 结脑患者由于颅压高导致频繁呕吐，因抗结核药物对胃肠道刺激而食欲降低，持续发热及大剂量应用脱水剂导致水、电解质及酸碱平衡紊乱。因此，患者清醒后应鼓励其多饮水，少量多餐，给予高热量、高蛋白、高维生素及高钙饮食；昏迷患者采用鼻饲流质饮食，合并胃出血及病情危重者增加胃肠外营养。

第六节 急性播散性脑脊髓炎

急性播散性脑脊髓炎（acute disseminated encephalomyelitis，ADEM）是特发性中枢神经系统脱髓鞘病的一种，儿童多见，但亦可发生于任何年龄。依据国际儿童多发性硬化研究组（International Pediatric MS Study Group，IPMSSG）的定义，ADEM是急性或亚急性起病的，伴有脑病（行为异常或意识障碍）表现的，影响中枢神经系统多个区域的首次发生的脱髓鞘疾病。典型的ADEM是单相病程，预后良好，复发型和多相型要注意与多发性硬化鉴别。

一、病因与病理

ADEM是少见病，年发病率为0.2～0.8/10万 ，80%的患者发生在10岁以下的儿童，成人罕见。70%～93%的患者发病数周前有感染或疫苗接种史。Torisu等报道15岁以下的儿童发病率为0.64/10万，平均发病年龄5.7岁，男：女为2.3∶1 。Tselis 等报道疫苗接种后的发病率为ADEM 1∶1000到1∶20 000，麻疹疫苗接种后发病率最高。ADEM的发生是年龄相关的，儿童更多见，原因不明，可能与儿童CNS髓鞘发育不成熟或免疫应答与成人不同有关。医源性因素也可导致ADEM的发生，如肾移植、应用脑组织提取物、试验治疗AD的Aβ42疫苗等。在Aβ42疫苗试验过程中，6%的患者出现ADEM，而安慰剂组未出现 。

ADEM的主要病理改变为大脑、脑干、小脑、脊髓播散性的脱髓鞘改变，脑室周围的白质、颞叶、视神经较著；脱髓鞘改变往往以小静脉为中心，小静脉有炎性细胞浸润，其外层有以单核细胞为主的围管性浸润，即血管袖套；静脉周围白质髓鞘脱失，并有散在胶质细胞增生。ADEM与MS病理上的区别：ADEM的炎性病灶从小血管周围放射状延伸，而MS的病灶多为不连续性；其次，ADEM的吞噬细胞围绕在小血管周围，而MS的吞噬细胞围绕在斑块周围；再次，MS病灶的边界多清晰，而ADEM者病灶边界模糊；到疾病后期，MS者出现星型细胞反应伴有纤维胶质增生，而ADEM无此表现。

二、免疫病理机制

目前的证据表明，ADEM是自身T细胞激活导致针对髓鞘或其他自身抗原的一过性自身免疫反应 。具体有可能与以下机制相关。一是分子模拟假说，病前常有病毒感染和疫苗接种支持这一理论。分子模拟假说认为病原和宿主结构的部分相似诱导T细胞激活，但不足以使其耐受；动物试验发现给健康动物注射髓鞘蛋白成分可诱发急性、慢性或复发缓解型的脑脊髓炎（EAE）。二是中枢感染作为触发因素的假说。中枢神经系统感染后继发自身免疫反应，感染造成血脑屏障破坏，导致中枢相关的自身抗原释放入血，经淋巴器官加工处理，打破T细胞的耐受，导致针对中枢的变态反应。三是细胞因子的影响。在ADEM患者的脑脊液中发现IL-4、IL-10、TNF-α升高，外周血中髓鞘反应性T细胞数比正常人增高10倍以上，产生IFN-γ的CD3+的T细胞数量增加，而产生IL-17的CD4+的T细胞数并不升高，后者在MS患者中可显著升高。四是抗体的作用。在ADEM患者血清中可检测到髓鞘碱性蛋白（MBP）抗体和髓鞘少突胶质细胞糖蛋白（MOG）抗体，后者在儿童更多见，经治疗后MOG抗体多消失；若持续存在，患者最终多转变为MS。

三、临床表现

ADEM多发生在病毒感染后的2天到4周，少数发生在疫苗接种后，部分患者病前无诱因。临床表现为多灶性神经功能异常，提示中枢神经系统广泛受累，可出现单侧或双侧锥体束征（60%～95%）、急性偏瘫（76%）、共济失调（18%～65%）、脑神经麻痹（22%～45%）、视神经炎（7%～23%）、癫痫（13%～35%）、脊髓受累（24%）、偏身感觉障碍（2%～3%）、言语障碍（5%～21%），并且多伴有意识障碍；发热和脑膜刺激征亦常见，继发于脑干损害或意识障碍的呼吸衰竭发生率为11%～16%。另外，ADEM较其他中枢神经系统脱髓鞘病更容易出现周围神经病，在成人患者较突出。一项研究发现约43.6%的ADEM伴有周围神经病。IPMMSG的定义中要求患者必须有脑病的表现，即精神异常、认知障碍或意识障碍，以往的研究总结脑病的发生率为42%～83%，新定义可能会导致部分漏诊，但却容易排除那些容易转变为多发性硬化的患者。急性出血性白质脑炎（Acute hemorrhagic leukoencephalitis）也称为Weston-Hurst病，是ADEM的超急性变异型，表现为急性、快速进展的、暴发性炎性出血性白质脱髓鞘，患者多在1周内死于脑水肿，或遗留严重后遗症。

四、辅助检查

脑脊液正常或表现为细胞、蛋白增多，病毒PCR检测阴性；OB多为阴性，或一过性阳性；24小时鞘内IgG合成率增高。MRI是最重要的诊断工具，T2和FLAIR相表现为片状的边界不清的高信号，多发、双侧不对称。病灶累及广泛，包括皮质下、双侧半球的灰白交界、小脑、脑干和脊髓等。丘脑和基底节常受累，病灶多不对称。胼胝体和脑室旁白质较少受累，这些部位病变更易出现在MS。11%～30%的患者可出现强化病灶。ADEM的颅脑MRI病灶有4种形式：多发小病灶（<5 mm）；弥漫性大病灶，可类似肿瘤样伴有周边水肿和占位效应；双侧丘脑病变；出血性病变。四种形式可单独出现，也可同时出现。80%有脊髓症状的患者MRI可发现病灶，可为局灶或节段性，但多数为较长脊髓节段（>3个节段），甚至为全脊髓。MRI随访发现，37%～75%的患者病灶消失，25%～53%的患者病灶改善。IPMSSG建议ADEM患者发病5年内应至少进行2次随访，以排除MS和其他疾病。

五、诊断与鉴别诊断

由于缺乏特异性的生物标记，ADEM的诊断建立在临床和影像学特点上。在临床上，双侧视神经受累、皮质症状和体征、周围神经受累、意识状态改变、认知功能障碍，脑脊液细胞数增多、OB阴性或阳性后很快转阴，均支持ADEM的诊断。国际儿童多发性硬化研究组在2007年制定了新的诊断标准如下，临床符合：首次发生的急性或亚急性起病的多灶受累的脱髓鞘性疾病，表现为多种症状并伴有脑病（行为异常或意识改变），激素治疗后症状或MRI表现多有好转，也可有残存症状；之前没有脱髓鞘特征的临床事件；排除其他原因，3个月内出现的新症状或原有症状波动应列为本次发病的一部分；神经影像：局灶或多灶累及脑白质为主的表现，没有陈旧白质损害；脑MRI表现为大的（1~2cm）、多灶位于幕上或幕下白质、灰质尤其基底节和丘脑，少数患者表现为单发孤立大病灶，脊髓可表现为弥漫性髓内异常信号伴有不同程度强化。另外，IPMSSG对复发型和多相型ADEM进行了概念规范：复发型ADEM，系指在第1次ADEM事件3个月之后或完整的激素治疗1个月之后出现新的ADEM事件，但是新事件只是时间上的复发，没有空间的多发，症状和体征与第1次相同，影像学发现仅有旧病灶的扩大，没有新的病灶出现。多相型DEM（MDEM）系指在第1次ADEM事件3个月之后或完整的激素治疗1个月之后，出现了新的ADEM事件，而且新的事件不管在时间上还是在空间上都与第1次不同，因此症状、体征以及影像学检查都有新的病灶出现。

依据不同的MRI特点，需对ADEM进行分类鉴别诊断。若为多灶脑实质损害，需与MS、NMO谱病、原发中枢神经系统血管炎、红斑狼疮、白塞病、神经结节病、桥本脑病、线粒体脑病、病毒性脑炎相鉴别；若为双侧丘脑或纹状体病灶，需与静脉窦血栓、急性坏死性脑病、双侧丘脑胶质瘤、Leigh病、西尼罗河病毒脑炎、EB病毒脑炎、日本脑炎等鉴别；若为双侧弥漫性白质病灶，需与脑白质营养不良、中毒性白质脑病、胶质瘤病等鉴别；若伴有瘤样脱髓鞘病变，需与星形细胞瘤鉴别。下面重点介绍与病毒性脑炎、MS、NMO、原发中枢神经系统血管炎的鉴别。

（一）ADEM与病毒性脑炎

二者均可出现发热、头痛、意识障碍和精神行为异常，但病毒性脑炎为病毒侵犯脑实质，脑实质损伤的症状更重、更突出，脑脊液检查病毒抗体滴度增高或病毒PCR阳性，脑MRI表现以皮层损害为主。而ADEM除脑损害外还可出现视神经、脊髓和周围神经的损害，脑MRI表现为弥漫性的长T1、长T2异常信号，以白质损害为主。二者对药物治疗反应不同，病毒性脑炎治疗周期长且易残留认知障碍，而ADEM对激素反应多良好，预后较好。

（二）ADEM和MS

首次发病的MS和ADEM需要鉴别。国际小儿多发性硬化研究组发表了ADEM和MS的鉴别诊断共识：ADEM发病年龄较小，男女性别无差异；MS发病年龄多在少年以后，女性多于男性。ADEM多有前驱感染或疫苗接种，MS不一定有。ADEM多有脑病症状，可有癫痫发作；MS很少有。ADEM多为单相病程，MS多见反复发作。ADEM的MRI表现可见到灰白质大片病灶，好转后病变可消失或显著减小；MS随时间进展多有复发和新发病灶出现。ADEM脑脊液白细胞常有不同程度增多，OB阴性；MS脑脊液白细胞很少超过50，OB阳性者多。对糖皮质激素的反应，ADEM优于MS。

复发型和多相型ADEM与MS有本质的不同。ADEM在复发间期没有慢性脱髓鞘发生，而MS患者即使没有临床可见的发作，病理上也存在慢性炎性脱髓鞘。复发型和多相型ADEM的MRI特点与MS不同，ADEM患者的MRI病灶最终会完全消失或显著好转，而MS的患者会不断出现无症状的病灶，累积到一定程度又出现症状；MS的病理和影像均表现为边缘清晰的斑块。Mikaeloff等通过对132例患儿随访5年余，发现复发（相同或不同部位均可）与以下因素相关：视神经受累，脱髓鞘病家族史，MRI符合Barkhof多发性硬化的标准，以及首次发作后未遗留后遗症。

（三）ADEM 与NMO谱病

NMO的脑损害包括丘脑、间脑，第三、第四脑室和侧脑室旁，累及间脑和丘脑时可出现意识障碍和认知障碍。因此，首次发病的NMOSD伴有间脑、丘脑或弥漫性脑白质损害者，很难与ADEM鉴别。ADEM更易累及皮层灰质、灰白交界，病灶散在、多发，而NMO多累及水通道蛋白周围脑室—导水管—中央管旁组织。另外，NMOSD患者AQP-4Ab多阳性，而ADEM者多为阴性。近来有以ADEM的临床和影像表现首发的NMOSD的报道，说明密切随访的重要性。

（四）ADEM与原发性中枢神经系统血管炎

原发性中枢神经系统血管炎的特点包括：间断或持续的头痛，伴有局灶或多灶的神经功能缺损；是慢性复发性疾病，可累及灰白质；由于是小血管炎，所以血管造影多正常，脑活检有助于诊断。

六、治疗

目前没有关于ADEM药物治疗的大规模、多中心、随机、安慰剂对照试验。糖皮质激素被广泛认为是一线治疗（4级），激素的选择、剂量和减量方法尚未统一。一项回顾性研究发现，静脉应用甲强龙优于地塞米松。甲强龙的使用方法：20～30 mg/kg（最大剂量不超过1 g/d），静脉滴注3～5天；继之以强的松1～2 mg（kg·d）口服1～2周，随后逐渐减量，4～6周停用。若激素减量时间小于3周，将增加复发的风险。Dale等研究发现，复发患者激素使用的平均时间为3.2周，而未复发者的激素使用时间为6.3周。若激素不耐受或有使用禁忌，或效果不佳，IVIG是二线治疗药物。IVIG的使用方法：2 g/kg（总量），分2～5天静脉应用。血浆交换：主要是对体液免疫产生调节作用，可清除病理性抗体、补体和细胞因子，用于对激素无反应的急性暴发性CNS脱髓鞘疾病，隔日进行5～7次交换，副作用有贫血、低血压、免疫抑制和感染等。其他免疫抑制剂，如环磷酰胺，仅有用于成人激素无反应的ADEM患者。具体用量：500～1 000 mg/m^2，静脉滴注，或在第1、2、4、6和8天分次给予。严重副作用有继发恶性肿瘤、不育、出血性膀胱炎、充血性心力衰竭、免疫抑制、感染、stevens-Johnson综合征、肺间质纤维化等。

七、预后

儿童患者预后良好。几项有关儿童ADEM的研究表明，57%～94%的患儿完全康复，死亡罕见，死亡者多伴有出血或高颅压。康复的时间为0.25～6个月。遗留神经功能缺损者可表现为：运动障碍、感觉异常、视力损害、认知下降、癫痫等。

第七节　钩端螺旋体病

钩端螺旋体病（简称钩体病）是由各种不同型别的致病性钩端螺旋体（简称钩体）所引起的一种急性全身性感染性疾病，属自然疫源性疾病，鼠类和猪是两大主要传染源。其流行几乎遍及全世界，在东南亚地区尤为严重。我国大多数省、市、自治区都有本病的存在和流行。临床特点为起病急骤，早期有高热、全身酸痛、软弱无力、结膜充血、腓肠肌压痛、表浅淋巴结肿大等钩体毒血症状；中期可伴有肺出血、肺弥漫性出血、心肌炎、溶血性贫血、黄疸、全身出血倾向、肾炎、脑膜炎、呼吸功能衰竭、心力衰竭等靶器官损害表现；晚期多数病例恢复，少数病例可出现后发热、眼葡萄膜炎以及脑动脉闭塞性炎症等多种与感染后的变态反应有关的并发症。肺弥漫性出血、心肌炎、溶血性贫血等与肝、肾衰竭为常见致死原因。

一、病因

致病性钩体为本病的病原。钩体呈细长丝状，圆柱形，螺旋盘绕细致，有12～18个螺旋，规则而紧密，状如未拉开弹簧样。钩体的一端或两端弯曲成钩状，使菌体呈C或S字形。菌体长度不等，一般为4～20μm，平均6～10μm，直径平均为0.1～0.2μm。钩体运动活泼，沿长轴旋转运动，菌体中央部分较僵直，两端柔软，有较强的穿透力。

二、临床表现

潜伏期2～20天。因受染者免疫水平的差别以及受染菌株的不同，可直接影响其临床表现。

（一）早期（钩体血症期）

多为起病后3天内。本期突出的表现是发热、头痛、全身乏力、眼结膜充血、腓肠肌压痛、全身表浅淋巴结肿大。还可同时出现消化系统症状如恶心、呕吐、纳呆、腹泻；呼吸系统症状如咽痛、咳嗽、咽部充血、扁桃体肿大。部分患者可有肝、脾肿大，出血倾向。极少数患者有中毒性精神症状。

（二）中期（器官损伤期）

为起病后3～14日。在早期的感染中毒败血症之后，此期患者会出现器官损伤表现，如咯血、肺弥漫性出血、黄疸、皮肤黏膜广泛出血、蛋白尿、血尿、管型尿和肾功能不全、脑膜脑炎等。

此期的临床表现是划分以下各型的主要依据，分为：流感伤寒型，肺出血型，黄疸出血型，肾功能衰竭型，脑膜脑炎型。

（三）恢复期

患者热退后各种症状逐渐消失，但也有少数患者退热后经几日到3个月再次发热并出现症状，如眼部后发症、神经系统后发症、胫前热等症状。

三、检查

（一）常规检查与血液生化检查

无黄疸病例的血白细胞总数和中性粒细胞数正常或轻度升高；黄疸病例的白细胞计数大多增高，中性粒细胞计数增高。尿常规检查中多数患者有轻度蛋白尿，可出现白细胞、红细胞或管型。黄疸病例可有胆红素增高，一般在发病第1～2周内持续上升，第3周逐渐下降，可持续一个月以上。血清转氨酶可以升高，但增高的幅度与病情的轻重并不平行，不能以转氨酶增高的幅度作为肝脏受损的直接指标。半数病例有肌酸磷酸激酶（CPK）增高（平均值是正常值的5倍）。

（二）特异性检测

有病原体分离和血清学试验两种方法，均是用已知钩体抗原检测血中的相应抗体，不能做到早期诊断。近年来开展了乳胶凝集抑制试验、反向间接血凝试验与间接荧光抗体染色试验等，可以测出血中早期存在的钩体，已取得了早期诊断的初步成果。

四、诊断

结合临床表现、实验室检查等综合分析加以诊断。

五、治疗

（一）一般治疗

强调早期卧床休息，给予易消化饮食，保持体液与电解质的平衡；如体温过高，应反复进行物理降温至38℃以下。在患者家中、门诊或入院24小时内，特别是在6～24小时内，密切观察病情，警惕青霉素治疗后的雅—赫反应与肺弥漫性出血的出现。患者尿应采用石灰、含氯石灰等消毒处理。

（二）早期及钩体血症型的治疗

1. 抗菌药物治疗。
2. 镇静药物治疗。
3. 肾上腺皮质激素治疗。

（三）肺弥漫性出血型的治疗

1. 抗菌药物治疗。
2. 镇静药物治疗。

3.肾上腺皮质激素治疗。

4.输液。

5.强心药物治疗。

（四）黄疸出血型的治疗

对轻、中度患者，在抗菌疗法的基础上，适当对症治疗即可，对重症患者，应加强下述疗法：

1.出血处理。

2.精心护理。

3.保护肝脏。

（五）肾衰竭型的治疗

对轻症患者，在抗菌疗法的基础上，适当对症治疗，肾脏损害大多可自行恢复。对重症患者，需行透析治疗，并注意水电解质平衡。

（六）脑膜脑炎型的治疗

（七）后发症的治疗

对于后发热、反应性脑膜炎等后发症，一般仅采取对症治疗，短期即可缓解。必要时，可短期加用肾上腺皮质激素，则恢复更快。

六、预后

因临床类型不同，各地报告本病的预后有很大的差别。轻型或亚临床型病例预后良好，而重型或住院病例病死率则较高。

七、预防

钩端螺旋体病的预防和管理需采取综合的措施，应包括消灭和管理动物宿主，疫水的管理、消毒和个人防护等方面。

第八节　神经莱姆病

神经莱姆病（LD）是近年来才被认识的一种人畜自然疫源性、累及人体多个器官的蜱媒传染病。少部分患者可分别出现明显的神经系统症状和心脏受累的征象。神经系统表现包括脑膜炎、脑炎、舞蹈病、小脑共济失调、脑神经炎、运动及感觉性神经根炎以及脊髓炎等多种病变，但以脑膜炎、脑神经炎及神经根炎多见。

一、病因

病原体伯氏疏螺旋体通过蜱咬虫媒传递，感染人和动物，但感染蜱咬后不一定发病。

二、临床表现

本病多发生在夏季，病程分三期：

（一）Ⅰ期

是蜱叮咬后2～32天，除慢性游走性红斑（ECM）外，还可有头痛、肌痛、颈强直，以及罕见的面神经瘫痪。ECM常在3～4周后消失。

（二）Ⅱ期

自发生股部、腹股沟或腋窝ECM后数周，出现无菌性脑膜炎或脑膜脑炎，表现脑膜刺激征如头痛、颈强直，常同时或先后出现双侧面神经麻痹以及畏光、眼球活动疼痛、疲劳、易怒、情绪不稳、记忆和睡眠障碍、关节或肌肉疼痛、食欲下降和咽痛等；常累及周围神经、单条或多条神经根，出现剧烈根性痛或肢体无力；CSF内淋巴细胞增多；可出现心脏传导障碍、心肌炎、心包炎、心脏扩大或心功能不全等。

（三）Ⅲ期

常见于原发感染后数月，特征是出现慢性关节炎，常见于HLA-DR2阳性病人。少数病例可见慢性脑脊髓病，如记忆和认知障碍、视神经和括约肌功能异常等。

三、检查

（一）脑脊液检查

可见淋巴细胞增多（100～200）×10^6/L，蛋白轻度增高，糖含量正常。发病4～5周后可出现CSF-IgG指数增高及CSF寡克隆带，提示鞘内免疫球蛋白合成。ELISA法可迅速检出CSF和血清特异性伯氏疏螺旋体抗体，感染后3～4周出现IgM抗体，6～8周达峰，4～6个月恢复正常；6～8周出现IgG抗体，4～6个月达峰，数年内仍可测试出。患者血液、CSF和皮肤可分离培养出伯氏疏螺旋体，但不作为常规检查。

（二）脑电图、头部CT和MRI检查

多正常，慢性期CT及MRI可显示脑部多灶性及脑室周围病变。

四、诊断与鉴别诊断

诊断主要根据流行病学、脑膜炎、神经根炎、脑病和脊髓病等表现和特异性血清学诊断试验，蜱咬伤史和ECM等可提示诊断。

本病应与特发性面神经炎、无菌性脑膜炎、多发性硬化、心肌炎、关节炎等鉴别，早期症状缺乏特异性。

五、治疗

1. 伯氏疏螺旋体对四环素、氨苄青霉素和头孢曲松高度敏感，应早期治疗。

2. 脑膜炎或中枢神经系统受累时，可用头孢曲松、青霉素或头孢噻肟静脉滴注，连用2~4周。

六、预后

本病的皮肤损害偶尔留有瘢痕和色素沉着，心脏损害一般较轻，持续时间较短；约10%的患者可有单侧或双侧关节持续肿胀、疼痛及行走困难，滑膜肥大持续1年以上。神经系统损害多于数周或数月后恢复正常，少数可达几年；在此期间可反复发作数次，预后良好。

七、预防

预防包括远离蜱感染区、使用驱虫剂和在疫区穿防护服。神经莱姆病疫苗效果仍有争议，12岁以下儿童禁用。男女各年龄均可发病，但以在林区、牧区、山野草地、水边等野外作业之青壮年发病率高。

第十二章　儿童神经系统寄生虫病

第一节　脑囊虫病

脑囊虫病是由寄生虫（猪绦虫为主）导致的一种顽固性颅内疾病，约占囊虫病的80%以上。脑囊虫病是由于口服了猪肉绦虫虫卵，后者发育成囊尾蚴，经消化道穿出肠壁进入肠系膜小静脉，再经体循环而到达脑膜、脑实质以及脑室内并造成相应损伤，可分为脑实质型、脑室型、脑膜型及混合型。脑组织损伤严重，可表现为头痛、浑身无力、肢体运动障碍，严重者可继发癫痫、视物不清、甚至失明等。

一、病因

囊尾蚴引起脑病变的发病机理主要有：①囊尾蚴对周围脑组织的压迫和破坏；②作为异种蛋白，引起脑组织变态反应与炎症；③囊尾蚴阻塞脑脊液循环通路，引起颅内压增高。

囊尾蚴侵入脑后各期的主要病理变化如下：早期可见活的囊尾蚴，囊的大小不等，最小的约2 mm，一般5~8 mm，头节如小米大小，灰白色，囊内有透明液体。囊周围的脑组织有炎性反应，为中性多核粒细胞和嗜酸性粒细胞浸润，胶原纤维增生，距囊稍远处可有血管增生、水肿和血管周围单核细胞浸润。后期囊壁增厚，虫体死亡液化，囊液混浊，囊周呈慢性炎性改变，囊液吸收后，囊变小或为脑胶质组织所取代而形成纤维结节或钙化。脑室内的囊尾蚴可引起局部脉络膜炎，颅底的囊虫可引起蛛网膜炎。

二、临床表现

脑囊虫病多见于青壮年，儿童相对少见。据其临床表现可分为以下四型：

（一）癫痫型

最多见，常见的有全身性强直阵挛发作（大发作）及其连续状态、部分性运动发作和复合性部分性发作（精神运动性发作）等。

（二）颅内压增高型

主要表现有头痛、呕吐、视力减退、视盘水肿，可伴有癫痫发作、意识障碍甚至昏迷。如出现偏瘫、偏盲、失语等局限性神经体征，可称为类脑瘤型。少数患者在头位改变时会突然出现剧烈眩晕、呕吐、呼吸循环功能障碍和意识障碍，称Brun综合征。

（三）脑膜脑炎型

系囊虫刺激脑膜和脑弥散性水肿所致。主要表现为头痛、呕吐、脑膜刺激征及发热，同时还常有精神障碍、瘫痪、失语、癫痫发作、共济失调和脑神经麻痹。脑脊液白细胞数明显增加，嗜酸性粒细胞占优势。

（四）单纯型

无神经系统症状且无明显的皮肌囊虫结节，由于诊断方法的进步（如CT等）而被发现。

三、检查

癫痫发作或/和多灶、多样的中枢神经系统症状，伴有便绦虫节片史，或皮下结节并经活检证实为囊虫，以及脑脊液的血清学检查结果为阳性，均为本病的重要诊断依据。囊虫结节的病理学诊断与颅脑CT、磁共振的典型囊虫影像为确诊依据。有助诊断的实验室检查有：

（一）脑脊液

脑脊液细胞学检查可见嗜酸性粒细胞显著增高，还可见蛋白及其他白细胞增加等。

（二）免疫学检查

脑脊液的囊虫补体结合试验、间接血凝试验、囊虫抗体的ELISA等检测较有意义。

（三）颅脑CT

可见脑实质、脑室内低密度囊虫影或高密度的囊虫钙化影。

（四）磁共振

T1加权成像时呈边界清楚的低信号区，T2加权成像时则为高信号区。

四、诊断

有便绦虫史和食米猪肉史；具有神经系统症状和体征；活检及病理证实为囊性结节；囊虫免疫学检查阳性；脑脊液压力增高，嗜酸性粒细胞数增多；颅脑CT及MRI扫描符合囊虫改变；脑电图有异常。

五、治疗

（一）药物治疗

1. 吡喹酮 系一种广谱的抗蠕虫药物，对囊虫亦有良好的治疗作用。服药后囊虫可出现肿胀、变性及坏死，导致囊虫周围脑组织的炎症反应及过敏反应，有的患者还可出现程度不等的脑水肿、脑脊液压力与细胞数增高，严重者甚至发生颅内压增高危象。

2. 丙硫咪唑　亦系广谱抗蠕虫药物。常见的毒副反应有皮肤瘙痒、荨麻疹、头昏、发热、癫痫发作和颅内压增高。

3. 甲苯咪唑　常见的不良反应有腹痛、腹泻、皮肤瘙痒和头痛等。

为了减轻或避免抗囊虫治疗过程中在体内大量死亡所引起的过敏反应，用药一般均从小剂量开始，逐渐加量。出现颅内压增高的症状时应及时用甘露醇等脱水药物治疗，还应酌情并用类固醇激素等。如发生严重颅内增高，除及时停用抗囊虫药物及脱水、抗过敏处理外，还可应用颞肌下减压术，以防止颅内压增高危象。

（二）手术治疗

确诊为脑室型者应手术治疗。其次，对颅内压持续增高、神经体征及CT证实病灶甚局限的患者，亦可考虑手术治疗。

（三）驱绦虫治疗

对肠道仍有绦虫寄生者，为防止自身再次感染，应行驱绦虫治疗。常用的药物为灭绦灵（氯硝柳胺），嚼碎后一次吞服，服药后3～4小时应予泻药一次以排出节片及虫卵。

六、预防

囊虫病的防治主要是不吃生菜、生肉，饭前便后要洗手，以防误食虫卵。另外，猪肉最好在-12℃～-13℃的温度中冷冻12小时后食用，这样可以把囊尾蚴全部杀死。一旦发病要入院治疗。

第二节　脑血吸虫病

脑血吸虫病是血吸虫卵在脑组织中沉积所引起的虫卵性肉芽肿和炎性反应，一般认为主要来源于肺部病灶。虫卵沉积的脑组织发生脑软化，肉芽肿形成周围脑水肿。本病临床上可分为急性和慢性两型，均多见于年轻人。急性型多在感染后6个月左右发病，表现为脑膜脑炎症状，如发热、意识障碍、瘫痪、抽搐及腱反射亢进、脑膜刺激征、锥体束征等。慢性型多见于慢性早期血吸虫病患者，主要症状为癫痫发作，以局限性癫痫多见，也有患者以颅内压增高伴定位体征为主要表现。

血吸虫卵经体循环（多经颈动脉）、脊椎静脉系统或颅内静脉窦进入颅内，引起特异性与非特异性的脑组织病理改变。

一、临床表现

本病临床上可分为急性和慢性两型，均多见于年轻人。急性型多在感染后6个月左右发病，表现为脑膜脑炎症状，如发热、意识障碍、瘫痪、抽搐及腱反射亢进、脑膜刺激征、锥体束征等。脑脊液检查正常，或蛋白、白细胞数轻度增加。随着患者体温下降，症状可以有所缓解。慢性型多见于慢性早期血吸虫病患者，主要症状为癫痫发作，以局限性癫痫多见，也有患者以颅内压增高伴定位体征为主要表现。当虫卵引起脑部动脉栓塞等病变时，尚可出现突然的偏瘫和失语。此型患者多无发热。颅脑CT扫描显示病灶常位于顶叶，亦可见于枕叶，为单侧多发性高密度结节影，周围有脑水肿，甚至压迫侧脑室使之变形。脑血吸虫病患者的内脏病变一般不明显，粪便检查可找到虫卵，血清免疫学检查有阳性发现。

二、检查

（一）粪便检查

粪便中可找到虫卵或孵化出毛蚴。

（二）血常规检查

患者的白细胞总数多在（10~30）×10^9/L之间，可见类白血病反应；嗜酸性细胞明显增多，一般占20%~40%。嗜酸性细胞增多为本病的特点之一。

（三）脑脊液检查

有时在脑脊液中可以找到虫卵。白细胞数在每升几亿至几十亿之间，以淋巴细胞为主。

（四）免疫学检查

皮内试验、环卵沉淀试验（COPT）、间接血凝试验（IHA）、酶联免疫吸附试验（ELISA）等检查都可以应用，其中COPT是国内最常用的方法，有较高的敏感性和特异性。而ELISA为免疫学中最敏感和特异的方法，阳性率为95%。

（五）其他辅助检查

在CT上主要表现为脑水肿，于脑实质内可见大小不一、程度不等的低密度灶，无强化表现。慢性型主要表现为局限性肉芽肿，呈等或略高密度，有占位表现，边界不清，周边水肿，增强扫描可见病灶有强化现象。

三、诊断与鉴别诊断

1. 首先确定患过血吸虫病，可根据：①疫源接触史；②临床特点；③粪便检查；④免疫学检查。

2. 脑部症状出现于血吸虫感染之后。

3. 排除其他疾病引起的脑部症状。

4. 锑剂、吡喹酮治疗有效，有时需要在手术中发现虫卵方能确诊。

5. 鉴别诊断

（1）其他脑寄生虫病：如脑棘球蚴病、脑猪囊尾蚴病、脑阿米巴病、脑弓形虫病等。主要依赖于流行病学特征、特异性免疫诊断及典型影像学检查加以区别。

（2）脑部非寄生虫感染性疾病：如脑炎、脑脓肿、脑结核等。

（3）脑部非感染性疾病：如脑梗死、脑血管畸形、结节性硬化及多发性硬化等。

（4）脑瘤和脑转移瘤。

四、治疗

（一）病原治疗

采用锑剂、呋喃丙胺、六氯对二甲苯与硝硫氰胺等药物治疗血吸虫病，但自合成吡喹酮后，上述药物均已被吡喹酮替代。吡喹酮不但可以杀死成虫，尚可杀灭虫卵并抑制虫卵肉芽肿生长。不良反应一般均轻微和短暂，无须特殊处理，但有个别患者发生昏厥、精神失常、癫痫发作，因此对精神病及反复癫痫发作者，治疗应慎重并采取相应措施。

（二）手术治疗

手术指征是大的占位性肉芽肿，有明显临床症状者可施行手术切除；对脑部炎症水肿反应，造成急性颅内压增高，有脑脊液循环阻塞，或形成脑疝而脱水剂疗效不能持续或无效时，根据患者情况可施行一侧或双侧颞肌减压术或脑室—腹腔引流术。但术后一般仍需内科驱虫治疗。

（三）对症治疗

应注意休息、加强支持治疗。有脑水肿、颅内高压表现者应以甘露醇脱水治疗；有癫痫发作者，应用抗癫痫治疗，以控制发作。

五、预防

（一）控制传染源

对流行区的患者进行普查，彻底治疗患者及病畜。

（二）切断传播途径

应加强粪便管理、保护水源，消灭血吸虫的中间宿主钉螺是控制血吸虫病的重要措施。

（三）保护易感人群

加强卫生宣教，避免接触疫水。

第三节　脑肺吸虫病

脑肺吸虫病是肺吸虫成虫寄生于脑内并不断移行造成的机械性损伤，以及其代谢物等引起免疫病理反应的一种疾病，以颞叶最常受损。

一、临床表现

本病临床表现有头晕、头痛、癫痫、偏瘫、视力障碍等。伴全身症状发热等。

（一）腹型

腹痛、腹泻、大便带血等。

（二）皮肤型

移行性皮下肿块、结节等。

（三）胸肺型

咳嗽、胸痛、痰中带血或咳铁锈色痰。

上述分型并不是绝对的，临床上常有多型并存于同一患者的情况。

二、检查

（一）病原检查

1.脑脊液、痰或粪便检查　可查获并殖吸虫虫卵。
2.活检　皮下肿块或结节手术摘除可能发现童虫，或典型的病理变化。

（二）免疫试验

1.皮内试验　常用于普查，阳性符合率可高达95%以上，但常有假阳性和假阴性。
2.酶联免疫吸附试验　敏感性高，阳性率可达90%～100%。
3.循环抗原检测　近期应用酶连免疫吸附抗原斑点试验（AST-ELISA）直接检测血清中循环抗原，阳性率在98%以上，可用于疗效评价。

（三）颅脑X线、CT和MRI检查

可见囊肿。颅骨片有囊壁钙化影。如合并胸肺型，X线检查可见肺部有明显改变。

三、鉴别诊断

（一）应与其他脑膜炎、脑炎及占位病变等鉴别

可借助脑脊液、痰或粪便检查可查获吸虫卵，结合免疫学检测方法可鉴别。

（二）应与胸肺型肺吸虫病相鉴别

易被误诊为肺结核或肺炎，脑脊液、痰或粪便检查可查获虫卵，结合免疫学检测方法可鉴别。

四、并发症

容易合并胸肺型、腹型、皮肤型。可有肺炎和脑膜炎症状、脑蛛网膜下腔出血等并发症。

五、治疗

（一）药物

常用治疗药物如吡喹酮，具有疗效高、毒性低、疗程短等优点，对于本病和重型肺吸虫病需要较长的疗程。也可用硫双二氯酚。

（二）手术

对慢性病例和伴有占位性症状者，可配合手术治疗。

六、预防

宣传教育当地居民和旅客不生食或半生食溪蟹、蝲蛄及其制品；讲卫生，不饮用生水，是预防本病最重要的措施。

第四节 脑型疟疾

脑型疟疾是一种常见而且严重的中枢神经系统感染。在发展中国家，脑型疟疾是导致死亡和神经系统疾病的重要原因。同时，其对于热带地区的旅游者的影响与日俱增。脑型疟疾的早期发现同早期治疗同等重要。

一、病因

脑型疟疾是人类中枢神经系统中最常见、最严重的寄生虫感染性疾病。脑型疟疾也可通过蚊虫叮咬以外的其他方式传播，如输血、污染的针头或器官移植等方式传播。间日疟及卵形疟可出现复发，并可引起脑型疟疾的凶恶发作。

二、临床表现

脑型疟疾在恶性疟中的发生率为2%左右。儿童与新进入流行区的非疟区人群，由于免疫力低下或无免疫力，感染恶性疟后易发展为脑型。谵妄和昏迷为主要症状，并常伴有剧烈头痛、烦躁不安、抽搐等（抽搐在儿童病例尤为常见），少数患者可有精神错乱、狂躁等。神经系统体征中，以脑膜刺激征、失语、瘫痪、反射亢进等为多见。多数患者伴有高热，少数有过高热（42℃）或体温在常温之下。脑脊液检查除压力增高外，细胞计数与生化检查大多正常；个别抽搐频剧者，脑脊液中蛋白定性弱阳性，细胞数不多，为（10～20）×10^3/L，以淋巴细胞为主，但生化试验仍正常。周围血液涂片检查大多易找到疟原虫，疟原虫>25万/mm^{3}者，易致昏迷。部分患者的外周血液涂片原虫数量并不多，甚至不易找到，可能与原虫积聚在毛细血管内发育有关。1/3 ~ 2/3的患者血中白细胞总数增高，中性粒细胞亦偏高。

三、检查

（一）血象

红细胞计数和血红蛋白在多次发作后下降，恶性疟尤重。白细胞总数初发时可稍增，后正常或稍低；白细胞分类单核细胞常增多，并见吞噬有疟色素颗粒。

（二）疟原虫检查

1. 血液涂片　外周血涂片是最敏感、特异性最高的检验方法。这种检查方法是指显微镜对外周血涂片上的感染红细胞进行计数。如果涂片在染色之前用酒精固定，那么在完整的红细胞内可见到疟原虫；用受感染的红细胞的百分率来表示涂片的计数，以上所述为磨片法，较厚血涂片可直接染色，红细胞被溶解，仅留下可见的疟原虫和白细胞核，这就是所谓的厚片法，用于与每200个或400个白细胞相伴的疟原虫数来表示其计数，薄片法易读，厚片法较为敏感。

如果患者在感染疟原虫之前或感染的同时曾进行抗疟治疗，那么血涂片开始可能为阴性；如果临床怀疑为疟疾感染，血涂片检查应反复进行；有重症疟疾表现的无获得性免疫力患者，如果在低倍镜下发现其循环血中的白细胞质中出现疟原虫色素的碎块，那么该患者就应该确诊为重症恶性疟疾。

2. 骨髓涂片　染色检查疟原虫，阳性率较血涂片高。

（三）血清学检查

抗疟抗体一般在感染后2 ~ 3周出现，4 ~ 8周达高峰，以后逐渐下降。现已应用的有间接免疫荧光法、间接血凝与酶联免疫吸附试验等，阳性率可达90%，一般用于流行病学检查。

最近出现了许多快速诊断疟原虫感染的方法，第一种是以吖啶橙荧光技术为基础，经改进并应用于临床的定量裸衣（OBC）技术；最新的是浸润片方法，这种方法是测定疟原虫乳酸脱氢酶。后一种方法可检测疟原虫并分辨其种属；而前一种方法对恶性疟原虫具有特异性，二者都不如厚片法敏感，但无疑这两种方法会在疟疾并不常见的欧美国家的实验室中起一定的作用。

（四）脑型疟疾中腰穿的作用

由于脑型疟疾患者（特别是儿童）颅内压升高可造成严重后果，在处理昏迷的疟疾患者时，应考虑早期腰穿。对于任何有意识障碍的患者，腰穿对于排除细菌性脑膜炎是很关键的。腰穿通常被认为是一种安全的检查手段。

（五）CT、MRI检查

有助于鉴别诊断。

四、诊断

（一）流行病学

有在疟疾流行区居住或旅行史，近年有疟疾发作史或近期曾接受过输血的发热患者。

（二）临床表现

多发生在流行期中，表现为起病急、高热、寒战、昏迷与抽搐等。

（三）实验室检查

主要是查找疟原虫，通常找到即可确诊。血涂片找疟原虫，应当在寒战发作时采血，此时原虫数量多，易找，需要时应多次重复查找，并要做厚血涂片查找。

如临床高度怀疑而血涂片多次阴性者，可做骨髓穿刺涂片查找疟原虫。

（四）治疗性诊断

临床表现很像疟疾，但经多次检查未找到疟原虫者，可试用杀灭红细胞内原虫的药物（如氯喹）；如发热控制者，可能为疟疾。对曾在疟疾流行区居住、有意识障碍或癫痫发作的患者，都应怀疑为脑型疟疾（不管是否预防性服用过抗疟药物）。如果重症患者被高度怀疑为疟疾而第一次涂片是阴性，也应根据经验进行抗疟疾的诊断性治疗。

五、治疗

（一）基础治疗

如果临床确诊或高度怀疑为疟疾，在检查呼吸道和称体重后，应开始抗疟疾治疗。如果存在或不能排除低血糖，应按低血糖治疗，同时监测血糖，及时发现和纠正低血糖；如果存在呼吸窘迫或低血氧，应给予吸氧；如有脱水，则应及时补液。确诊或高度怀疑为重症疟疾，应将患者转入ICU。

1. 发作期及退热后24小时应卧床休息。

2. 要注意液体补给。对食欲不佳者给予流质或半流质饮食，至恢复期给予高蛋白饮食；吐泻不能进食者，则适当补液；有贫血者可辅以铁剂。

3. 寒战时应注意保暖，大汗应及时用干毛巾或温湿毛巾擦干，并随时更换湿的衣被以免受凉；高热时采用物理降温，过高热患者因高热难忍可用药物降温，超高热患者应用肾上腺皮质激素；使用抗疟药时可加对乙酰氨基酚、布洛芬等解热镇痛药治疗加快退热速度。凶险发热者，应严密观察病情，及时发现生命体征的变化，详细记录出入量，做好基础护理。

4. 做好隔离，患者所用的注射器要洗净消毒。

（二）病原治疗

1. 控制发作　氯喹（磷酸氯喹）、阿莫地喹（盐酸氨酚喹啉）、哌喹及哌喹（磷酸哌喹）、奎宁（硫酸奎宁）、甲氟喹（盐酸甲氟喹）、硝喹、青蒿素。其他新药：磷酸咯啶、咯萘啶（磷酸咯萘啶）、丫索啶。

2. 恶性疟原虫的抗药性　凡氯喹总量分3天服。未能消除无性生殖原虫或1个月内再燃者，称为抗药性。对有抗药性者应选用甲氯喹、青蒿素或联合用药。

3. 防止复发和传播　磷酸伯氨喹啉能杀灭红细胞外原虫，故可防止复发和传播。恶性疟疾为防止传播也可服伯喹。本品过量或红细胞缺乏葡萄糖–6–磷酸脱氢酶（G–6–PD）易导致溶血反应。伯喹可与控制发作的药物同时服用。

（三）凶险发作的抢救原则

1. 迅速杀灭疟原虫无性体。

2. 改善微循环，防止毛细血管内皮细胞崩解。

3. 维持水电平衡。

4. 对症处理。脑型疟疾常出现脑水肿与昏迷，应及时给予脱水治疗。应用低分子右旋糖酐改善微血管堵塞；加用血管扩张剂己酮可可碱提高脑型疟疾患者的疗效。

（四）快速高效抗疟药

1. 青蒿素注射液。

2. 咯萘啶（磷酸咯萘啶）注射液。

3. 氯喹（磷酸氯喹）注射液。

4. 奎宁（二盐酸奎宁）注射液。

（五）其他治疗

1. 循环功能障碍者，按感染性休克处理，给予皮质激素、莨菪类药、肝素等右旋糖酐–40（低分子右旋糖酐）。

2. 高热惊厥者，可给予物理、药物降温及镇静止惊治疗。

3. 脑水肿者应脱水；心衰肺水肿者应强心利尿；呼衰者应用呼吸兴奋药，或使用人工呼吸器；肾衰者可做血液透析。

4. 黑尿热者，则首先停用奎宁及伯喹，继之给予激素、碱化尿液、利尿等治疗。

第五节　弓形虫病

弓形虫病又称弓形体病，是由刚地弓形虫所引起的人畜共患病。它广泛寄生于人和动物的有核细胞内，在人体多为隐性感染；主要侵犯眼、脑、心、肝、淋巴结等，发病者临床表现复杂，其临床表现缺乏特异性，易造成误诊。弓形虫是孕期宫内感染导致胚胎畸形的重要病原体之一。本病与艾滋病（AIDS）的关系亦十分密切。

一、病因

由刚地弓形虫所引起，呈全球流行。特殊人群如肿瘤患者、免疫抑制或免疫缺陷患者、先天性缺陷婴幼儿的感染率较高。

二、临床表现

一般分为先天性和后天获得性两类，均以隐性感染为多见，多由新近急性感染或潜在病灶活化所致。

先天性弓形虫病的临床表现复杂。多数婴儿出生时可无症状，部分于出生后数月或数年发生视网膜脉络膜炎、斜视、失明、癫痫、精神运动或智力迟钝等。可出现下列临床表现的不同组合：视网膜脉络膜炎、脑积水、小头畸形、无脑儿、颅内钙化等应考虑本病可能。

后天获得性弓形虫病病情轻重不一，免疫功能正常的宿主可表现急性淋巴结炎，约占90%。有免疫缺损者如艾滋病、器官移植、恶性肿瘤（主要为霍杰金病等）等患者常有显著全身症状，如高热、斑丘疹、肌痛、关节痛、头痛、呕吐、谵妄，并发生脑炎、心肌炎、肺炎、肝炎、胃肠炎等。

眼弓形虫病多数为先天性，后天所见者可能为先天潜在病灶活性所致。临床上有视力模糊、盲点、怕光、疼痛、溢泪、中心性视力缺失等，很少有全身症状。炎症消退后视力改善，但常不完全恢复。可有玻璃体混浊。

三、检查

（一）病原学检查

将可疑病畜或死亡动物的组织或体液，做涂片、压片或切片，甲醇固定后，做瑞氏或姬氏染色镜检可找到弓形虫滋养体或包囊。

（二）PCR

用PCR方法检测特异性核酸

（三）血清学诊断

包括间接荧光抗体试验、间接血凝抑制试验、酶联免疫吸附试验，补体结合试验检测特异性IgM、IgG、IgA抗体或血清循环抗原。

四、诊断

具有临床症状和特征；排除其他与之相混淆的疾病；病原学阳性者；检测特异性IgM、IgG、IgA抗体三项中有两项阳性者。

五、治疗

多数用于治疗本病的药物对滋养体有较强的作用。除阿奇霉素和阿托伐醌可能对包囊有一定作用外，余均无效。

免疫功能正常者：

方案1：磺胺嘧啶和乙胺嘧啶联合。

方案2：乙酰螺旋霉素，一日三次口服。

方案3：阿奇霉素，顿服。可与磺胺药联合应用（用法同前）。

方案4：克林霉素，一日三次，口服。可与磺胺药联合应用（用法同前）。

免疫功能低下者：可采用上述各种用药方案，但疗程宜延长，可同时加用γ-干扰素治疗。

孕妇可用乙酰螺旋霉素（或克林霉素或阿奇霉素）。

新生儿可采用螺旋霉素（或乙胺嘧啶）+磺胺嘧啶，或阿奇霉素。

眼部弓形虫病可用：①磺胺类药物+乙胺嘧啶（或螺旋霉素）：疗程至少1个月；②克林霉素：每日4次，至少连服3周。若病变涉及视网膜斑和视神经头时，可加用短程肾上腺皮质激素。

六、预后

本病预后与虫株毒力及受感染者的感受性有关。

先天性患者预后多较不佳，未治疗病例的病死率约12%。最常见的后遗症为视网膜脉络膜炎，其次为脑内钙化、精神障碍、脑积水、小脑畸形和抽搐等。

获得性患者如及时治疗，预后多较好。中等度急性获得性患者如不治疗，淋巴结肿大等症状可持续数月，但多无不良后果而自然消退。特异性治疗可以缩短病程。多器官受侵时，特别是有免疫抑制的病例，后果非常严重。

七、预防

做好孕前、孕中检查；家猫最好用干饲料和烧煮过的食物喂养，定期清扫猫窝，但孕妇不要参与清扫；低温（-13℃）和高温（67℃）均可杀死肉中的弓形虫；操作过肉类的手、菜板、刀具等，以及接触过生肉的物品要用肥皂水和清水冲洗；蔬菜在食用前要彻底清洗。

提高医务人员和畜牧兽医人员对本病的认识，掌握本病的诊断和治疗方法。对人群和动物，特别是家畜的感染情况，以及有关因素进行调查，以便制定切实可行的防治措施。

做好水、粪等"两管五改"工作，要特别注意防止可能带有弓形体卵囊的猫粪污染水源、食物和饲料等。

第十三章 儿童遗传与自身免疫性疾病

第一节 多发性硬化

多发性硬化（multiple sclerosis，MS）是以中枢神经系统白质炎性脱髓鞘病变为主要特点的自身免疫性疾病。本病最常累及的部位为脑室周围白质、视神经、脊髓、脑干和小脑，主要临床特点为中枢神经系统白质散在分布的多病灶与病程中呈现的缓解、复发，症状和体征的空间多发性和病程的时间多发性。

一、病因与发病机制

病因和发病机制至今尚未完全明确，近年来的研究提出了自身免疫、病毒感染、遗传倾向、环境因素及个体易感因素综合作用的多因素病因学说。

（一）病毒感染及分子模拟学说

研究发现，本病最初发病或以后的复发。常有一次急性感染。多发性硬化患者不仅麻疹病毒抗体效价增高，其他多种病毒抗体效价也增高。感染的病毒可能与中枢神经系统（CNS）髓鞘蛋白或少突胶质细胞存在共同抗原，即病毒氨基酸序列与MBP等神经髓鞘组分的某段多肽氨基酸序列相同或极为相近，推测病毒感染后体内T细胞激活并生成病毒抗体，可与神经髓鞘多肽片段发生交叉反应，导致脱髓鞘病变。

（二）自身免疫学说

实验性变态反应性脑脊髓炎（experimental allergy encephalomyelitis，EAE），其发病机制和病损与MS相似，如针对自身髓鞘碱性蛋白（meyelin basic protine，MBP）产生免疫攻击，导致中枢神经系统白质髓鞘的脱失，出现各种神经功能障碍。同时，临床上应用免疫抑制药或免疫调节药物对MS治疗有明显的缓解作用，从而提示MS也可能是一种与自身免疫有关的疾病。

（三）遗传学说

研究发现，约10%的多发性硬化病人有家族史，患者第1代亲属中多发性硬化发病概率较普通人群增高5~15倍；单卵双胞胎中，患病概率可达50%。

（四）地理环境

流行病资料表明，接近地球两极地带，特别是北半球北部高纬度地带的国家，本病发病率较高。MS高危地区包括美国北部、加拿大、冰岛、英国、北欧、澳洲的塔斯马尼亚岛和新西兰南部，患病率为40/10万或更高。赤道国家发病率不足1/10万。亚洲和非洲国家发病率较低，约为5/10万。我国属于低发病区，与日本相似。

（五）其他

诱发因素感染、过度劳累、外伤、情绪激动，以及激素治疗中停药等，均可促发疾病或促使本病复发或加重。

二、病理

特征性病理改变是中枢神经系统白质内多发性脱髓鞘斑块，多位于侧脑室周围，伴反应性胶质增生，也可有轴突损伤。病变可累及大脑白质、脊髓、脑干、小脑和视神经。脑和脊髓冠状切面肉眼可见较多粉灰色分散的形态各异的脱髓鞘病灶，大小不一，直径1～20 mm，以半卵圆中心和脑室周围，尤其是侧脑室前角最多见。镜下可见急性期髓鞘崩解和脱失，轴突相对完好，少突胶质细胞轻度变性和增生，小静脉周围炎性细胞（单核、淋巴和浆细胞）浸润。病变晚期轴突崩解，神经细胞减少，代之以神经胶质形成的硬化斑。

三、临床表现

1. 年龄和性别　起病年龄多在20～40岁，10岁以下和50岁以上患者少见，男女患病比约为1：2。

2. 起病形式　以亚急性起病多见，急性和隐匿起病仅见于少数病例。

3. 临床特征　绝大多数患者在临床上表现为空间和时间多发性。空间多发性是指病变部位的多发，时间多发性是指缓解—复发的病程。少数病例在整个病程中呈现单病灶征象。单相病程多见于以脊髓征象起病的缓慢进展型多发性硬化和临床少见的病势凶险的急性多发性硬化。

4. 临床表现　由于多发性硬化患者大脑、脑干、小脑、脊髓可同时或相继受累，故其临床症状和体征多种多样。多发性硬化的体征常多于症状，如主诉一侧下肢无力、麻木刺痛的患者，查体时往往可见双侧皮质脊髓束或后索受累的体征。多发性硬化的临床经过与其表现的主要特点归纳如下：

（1）肢体无力：最多见，约50%的患者首发症状包括一个或多个肢体无力，下肢运动障碍一般比上肢明显，可为偏瘫、截瘫或四肢瘫，其中以不对称瘫痪最常见。腱反射早期正常，以后可发展为亢进，腹壁反射消失，病理反射阳性。

（2）感觉异常：浅感觉障碍表现为肢体、躯干或面部针刺麻木感，异常的肢体发冷、蚁走感、瘙痒感，尖锐、烧灼样疼痛以及不确切的感觉异常。疼痛感可能与脊髓神经根部的脱髓鞘病灶有关，具有显著特征性。亦可有深感觉障碍。

（3）眼部症状：常表现为急性视神经炎或球后视神经炎，多为急性起病的单眼视力下降，有时双眼同时受累。眼底检查早期可见视盘水肿或正常，以后出现视神经萎缩。约30%的病例有眼肌麻痹与复视。眼球震颤多为水平性或水平加旋转性。病变侵犯内侧纵束引起核间性眼肌麻痹，侵犯脑桥旁正中网状结构（paramedian pontine reticular formation，PPRF）导致"一个半"综合征。

（4）共济失调：30%~40%的患者有不同程度的共济失调，但Charcot三联征（眼震、意向性震颤和吟诗样语言）仅见于部分晚期多发性硬化患者。

（5）发作性症状：是指持续时间短暂、可被特殊因素诱发的感觉或运动异常。发作性的神经功能障碍每次持续数秒至数分钟不等，频繁、过度换气或焦虑、维持肢体某种姿势可诱发，是多发性硬化的特征之一。强直痉挛、感觉异常、构音障碍、共济失调、癫痫和疼痛不适是多发性硬化发作性较常见的症状。其中，局限于肢体或面部的强直性痉挛，常伴放射性异常疼痛，亦称痛性痉挛，发作时一般无意识丧失和脑电图异常。被动屈颈时会出现刺痛感或闪电样感觉，自颈部沿脊柱放散至大腿或足部，称为莱尔米特征（Lhermitte sign），是由屈颈时脊髓局部的牵拉力和压力升高，脱髓鞘的脊髓颈段后索受激惹引起。

（6）精神症状：在多发性硬化患者中较常见，多表现为抑郁、易怒和脾气暴躁，部分患者出现欣快、兴奋；也可表现为淡漠、嗜睡、强哭强笑、反应迟钝、智能低下、重复语言、猜疑和被害妄想等，以及记忆力减退、认知障碍。

（7）其他症状：膀胱功能障碍是多发性硬化患者的主要痛苦之一，包括尿频、尿急、尿潴留、尿失禁，常与脊髓功能障碍合并出现。此外，男性多发性硬化患者还可出现原发性或继发性性功能障碍。

多发性硬化尚可伴有周围神经损害和多种其他自身免疫性疾病，如风湿病、类风湿综合征、干燥综合征、重症肌无力等。多发性硬化合并其他自身免疫性疾病是机体的免疫调节障碍引起多个靶点受累的结果。

四、临床分型

美国多发性硬化学会1996年根据病程将该病分为以下四型（表1），该分型与多发性硬化的治疗决策有关。

表1　多发性硬化的临床分型

复发—缓解型（relapsing remitting，R-R）	临床最常见，约占85%。疾病早期出现多次复发和缓解，可急性发病或病情恶化，之后可以恢复，两次复发间病情稳定
继发进展型（secondary-progressive，SP）	R-R型患者经过一段时间可转为此型，患病25年后80%的患者转为此型。病情进行性加重不再缓解，伴或不伴急性复发原发进展型
原发进展型（primary-progressive，PP）	约占10%，起病年龄偏大（40~60岁）。发病后轻偏瘫或轻截瘫在相当长时间内缓慢进展，发病后神经功能障碍逐渐进展，出现小脑或脑干症状
进展—复发型（primary-relapsing，PR）	临床罕见，在原发进展型病程基础上同时伴急性复发

五、辅助检查

脑脊液检查、诱发电位和磁共振成像三项检查对多发性硬化的诊断具有重要意义。

（一）脑脊液（CSF）检查

可为MS临床诊断提供重要证据。

1. CSF单核细胞（mononuclear cell，MNC）数　轻度增高或正常，一般在15×10^6/L以内；约1/3急性起病或恶化的病例可轻至中度增高，通常不超过50×10^6/L，超过此值应考虑其他疾病而非MS。约40%MS病例CSF蛋白轻度增高。

2. IgG鞘内合成检测　MS的CSF-IgG增高主要为CNS内合成，是CSF重要的免疫学检查。①CSF-IgG指数：是IgG鞘内合成的定量指标，见于约70%以上MS患者，测定这组指标也可计算中枢神经系统内24小时IgG合成率，意义与IgG指数相似；②CSF-IgG寡克隆带（oligoclonal bands，OB）：是IgG鞘内合成的定性指标，OB阳性率可达95%以上。但应同时检测CSF和血清，只有CSF中存在OB而血清缺如才支持MS诊断。

（二）诱发电位

包括视觉诱发电位（VEP）、脑干听觉诱发电位（BAEP）和体感诱发电位（SEP）等，50%~90%的MS患者可有一项或多项异常。

（三）MRI

分辨率高，可识别无临床症状的病灶，使MS诊断不再只依赖临床标准。可见大小不一的类圆形T1低信号、T2高信号，常见于侧脑室前角与后角周围、半卵圆中心及胼胝体，或为融合斑，多位于侧脑室体部；脑干、小脑和脊髓可见斑点状不规则T1低信号及T2高信号斑块；病程长的患者多伴脑室系统扩张、脑沟增宽等脑白质萎缩征象。

六、诊断与鉴别诊断

诊断的本质是时间和空间的多发性。以往国内外多采用的诊断标准是在1983年华盛顿召开的关于多发性硬化诊断专题会议上制定的，即Poser诊断标准（表2）（符合其中一条）。

表2　Poser诊断标准（1983年）

临床确诊MS（clinical definite MS，CDMS）	①病程中两次发作和两个分离病灶的临床证据；②病程中两次发作，一处病变临床证据和另一部位亚临床证据
实验室检查支持确诊MS（laboratory supported definite MS，LSDMS）	①病程中两次发作，一处病变临床证据，CSF OB/IgG（+）；②病程中一次发作，两个分离病灶临床证据，CSF OB/IgG（+）；③病程中一次发作，一处病变临床证据和另一病变亚临床证据，CSF OB/IgG（+）
临床可能MS（clinical probable MS，CPMS）	①病程中两次发作，一处病变临床证据；②病程中一次发作，两个不同部位病变临床证据；③病程中一次发作，一处病变临床证据和另一部位病变亚临床证据
实验室检查支持可能MS（laboratory supported probable MS，LSPMS）	病程中两次发作，CSF OB/IgG（+）；两次发作需累及CNS不同部位，间隔至少一个月，每次发作需持续24小时；应注意不能根据任何单一症状或体征诊断MS，应以提示中枢神经系统不同时间、不同部位病变的全部临床表现作为诊断依据

随着影像技术的发展，人们对该病的全面深入研究，以及早期诊治的必要性，MS的诊断标准不断得到更新。2001年，McDonald诊断标准具有较大突破，将Poser诊断标准中对MS的诊断由四类（临床确诊、实验室支持确诊、临床可能、实验室可能）简化为两类（确诊、可能）并引入MRI检查结果，提出了原发进展型多发性硬化（primary progressive multiple sclerosis，PPMS）的诊断标准。2005年修订版的McDonald诊断标准更强调MRI病灶在时间多发性上的重要性，进一步阐释了脊髓病变在诊断中的意义，简化了PPMS的诊断。这一诊断标准近年来已在世界范围内广泛应用。从MS诊断标准的发展过程来看，发展趋势是早期诊断，在不降低特异性的同时提高诊断的敏感性，明确诊断概念，简化诊断过程。

2010年5月，多发性硬化诊断国际专家小组（简称"国际专家小组"）依据近年来有关MS诊断的研究和专家意见，讨论了进一步阐述时空多发性的必要性，并拟将该标准应用于儿童人群、亚洲人群及拉丁美洲人群，第二次修订了McDonald诊断标准（表3）。

MS需与以下各类白质病变相鉴别：

感染：包括HIV、结核、梅毒、Whipple等，可结合病史、其他系统伴发表现、脑脊液实验室检验结果等进行鉴别。

炎症：如ADEM、NMO、桥本脑病、白塞氏病、神经系统结节病。

代谢性/营养性疾病：如Wernike脑病、亚急性联合变性、脑白质营养不良。

线粒体病：如MELAS、Leigh病、Leber病，可通过线粒体基因检查进一步鉴别。

血管病：如血管炎、脊髓动静脉瘘和畸形，需要通过活检、血管造影等进一步明确诊断。

肿瘤相关：如原发中枢神经系统淋巴瘤、副肿瘤综合征等，此类疾病临床及影像表现可与MS相似，需通过肿瘤相关检查进一步鉴别。

其他：如：SCA、CO中毒、可逆性脑病、颈椎病导致脊髓压迫症、热带痉挛性截瘫（tropicalspasticparaplegia，TSP）。其中主要需与ADEM及NMO进行鉴别，详见表4。

七、治疗

（一）治疗原则

多发性硬化治疗的主要目的是抑制炎性脱髓鞘病变进展，防止急性期病变恶化与缓解期复发；晚期采取对症和支持疗法，减轻神经功能障碍带来的痛苦。其主要治疗原则如下：

1.疾病复发，损伤严重者应使用大剂量糖皮质激素静脉滴注。

2.所有RR型MS患者都应长期给予免疫调节治疗。

3.SP型MS患者需早期给予积极治疗。

4.PP型MS患者对于改善病情的治疗反应不佳。

5. MS是一种终身疾病，近期没有关于终止治疗的病例。如果病人不能耐受一种治疗，或治疗失败，需采用另一种治疗。

6. 通过临床表现和/或MRI来检测病人的疾病活动性，应在功能出现不可逆损伤之前开始改变或增加治疗。

表3　MS诊断标准（2010年修订版）

临床表现	诊断MS需要的附加证据
≥2次临床发作[a]；≥2个病灶的客观临床证据，或1个病灶的客观临床证据，并有1次先前发作的合理证据[b]	空间的多发性需具备下列2项中的任何一项：MS 4个CNS典型病灶区域（脑室旁、近皮层、幕下和脊髓）[d]中至少2个区域有≥1个T2病灶；等待累及CNS不同部位的再次临床发作[a]
≥2次临床发作[a]；1个病灶的客观临床证据	时间的多发性需具备下列3项中的任何一项：任何时间MRI检查同时存在无症状的钆增强和非增强病灶；MRI随访有新发T2病灶和/或钆增强病灶，不管与基线MRI扫描的间隔时间长短[c]；等待再次临床发作[a]
1次临床发作[a]；≥2个病灶的客观临床证据	空间的多发性需具备下列2项中的任何一项：MS 4个CNS典型病灶区域（脑室旁、近皮层、幕下和脊髓）[d]中至少2个区域有≥1个T2病灶；等待累及CNS不同部位的再次临床发作[a]
1次临床发作[a]；1个病灶的客观临床证据（临床孤立综合征）	时间的多发性需具备以下3项中的任何一项：任何时间MRI检查同时存在无症状的钆增强和非增强病灶；MRI随访有新发T2病灶和/或钆增强病灶，不管与基线MRI扫描的间隔时间长短[c]；等待再次临床发作[a]
提示MS的隐袭进展性神经功能障碍（PPMS）	回顾或前瞻研究证明疾病进展1年并具备下列3项中的2项[d]：MS典型病灶区域（脑室旁、近皮层或幕下）有≥1个T2病灶以证明脑内病灶的空间多发性；脊髓内有≥2个T2病灶以证明脊髓病灶的空间多发性；CSF阳性结果（等电聚焦电泳证据有寡克隆区带和/或IgG指数增高）

临床表现符合上述诊断标准且无其他更合理的解释时，可明确诊断为MS；疑似MS，但不完全符合上述诊断标准时，诊断为"可能的MS"；用其他诊断能更合理地解释临床表现时，诊断为"非MS"。

a 一次发作（复发、恶化）定义为：由患者主观叙述或客观检查发现的具有CNS急性炎性脱髓鞘病变特征的当前或既往事件，持续至少24小时，无发热或感染征象。临床发作需由同期的神经系统检查证实，在缺乏神经系统检查证据时，某些具有MS典型症状和进展特点的既往事件亦可为先前的脱髓鞘事件提供合理证据。患者主观叙述的发作性症状（既往或当前）应是持续至少24 h的多次发作。确诊MS前需确定：①至少有1次发作必须由神经系统检查证实；②既往有视觉障碍的患者视觉诱发电位阳性；或③MRI检查发现与既往神经系统症状相符的CNS区域有脱髓鞘改变。

b 根据2次发作的客观证据所做出的临床诊断最为可靠。在缺乏神经系统检查证实的客观证据时，对1次既往发作的合理证据包括：①具有炎性脱髓鞘病变典型症状和进展特点的既往事件；②至少有1次被客观证据支持的临床发作。

c 不需要附加证据。但做出MS相关诊断仍需满足诊断标准的影像学要求。当影像学或其他检查（如CSF）结果为阴性时，应慎下MS诊断而应考虑其他诊断。诊断MS前必须满足：临床表现无其他更合理的解释，且必须有支持MS的客观证据。

d 不需要钆增强病灶。对有脑干或脊髓综合征的患者，其责任病灶不在MS病灶数统计之列

表4　MS与ADEM的鉴别要点

鉴别特点	MS	ADEM
发病年龄	较大（少年）女>男	较幼（<10岁），无性别差异
"感冒样"前驱	不一定有	很经常
脑病症状	疾病早期很少	必备
惊厥	很少	不一定有
发作周期性	分次发作，间隔至少4周	单次性，最长持续可达12周
MRI的灰白质大病灶	很少	经常见到
MRI影像增强图	经常见到	经常见到
MRI追踪改变	又复发和新病灶出现	病灶可消失或仅有少许后遗症
CSF白细胞增多	很少见（若有，不多于50个）	不同程度
寡克隆带	经常阳性	不同程度阳性
对皮质激素的反应	很好	非常好

（二）治疗方法

1. 复发—缓解（R-R）型多发性硬化

（1）急性期治疗：

①皮质类固醇：是多发性硬化急性发作和复发的主要治疗药物，有抗炎和免疫调节作用，可促进急性复发的恢复，缩短复发期病程，但不能改善恢复程度。长期应用不能防止复发，可出现严重不良反应。甲泼尼龙（methylprednisolone）可减轻炎症和水肿，目前主张在多发性硬化的急性活动期大剂量短程使用。成人中至重症复发病例用1 g/d加于5%葡萄糖500 mL静脉滴注，连用3～5日；然后改口服泼尼松60 mg/d，4～6周逐渐减量至停药。通常用于发作较轻的患者。使用皮质类固醇药物治疗过程中，注意定期检查电解质、血糖、血压，常规补钾、补钙和使用抗酸剂保护胃黏膜。

②静脉注射免疫球蛋白（intravenous immunoglobulin，IVIG）：0.4 g/（kg·d），连用3～5天。对降低R-R型患者复发率疗效肯定，但最好在复发早期应用。可根据病情需要每月加强治疗1次，用量仍为0.4 g/（kg·d），连续3～6个月。

③血浆置换（plasma exchange，PE）：PE主要用于对大剂量皮质类固醇治疗不敏感的MS患者。目前对PE治疗的确切机制、疗效的持续时间及对复发的影响尚不明确，可能的作用机制与清除自身抗体有关。

（2）缓解期治疗：美国FDA批准的4大类药物用于RRMS稳定期，即干扰素、醋酸格拉替雷、那他株单抗、芬戈莫德。

①β-干扰素（interferon-β，IFN-β）：IFN-β具有免疫调节作用，可抑制淋巴细胞的增殖及抗原呈递，调节细胞因子的产生；通过下调黏附分子的表达及抑制T细胞的金属基质蛋白酶，来抑制T细胞通过血脑屏障。IFN-β 1a和IFN-β 1b两类重组制剂已作为治疗R-R型MS的推荐用药在美国和欧洲被批准上市。IFN-β 1a与人类生理性IFN-β结构基本无差异，IFN-β 1b缺少一个糖基，17位上的半胱氨酸由丝氨酸取代。IFN-β 1a和IFN-β 1b对急性恶化效果明显，IFN-β 1a对维持病情稳定有效。

　　IFN-β1a治疗首次发作MS可用22~44μg，皮下注射，1~2次/周；确诊的R-RMS，22μg，2~3次/周。耐受性较好，发生残疾较轻。IFN-β1b的剂量为250μg，隔日皮下注射。IFN-β1a和IFN-β1b均需持续用药2年以上，通常用药3年后疗效下降。

　　常见不良反应为流感样症状，持续24~48小时，2~3个月后通常不再发生。IFN-β1a可引起注射部位红肿、疼痛，肝功能损害及严重过敏反应等。IFN-β1b可引起注射部位红肿、触痛，偶引起局部坏死、血清转氨酶轻度增高、白细胞减少或贫血。

　　②醋酸格拉替雷（Glatiramer acetate，GA）：人工合成的髓鞘碱性蛋白的类似物，其可能的作用机制在于使T细胞由Th1表型向Th2表型转化，从而促进抗炎性细胞因子的产生。诱导髓鞘反应性T细胞的免疫耐受。皮下注射，20mg/d。

　　③那他珠单抗（natalizumab）：为重组α4-整合素（淋巴细胞表面的蛋白）单克隆抗体，能阻止激活的T淋巴细胞通过血脑屏障。多用于1年内2次以上复发，且MRI中有1个以上病灶强化的患者。单药治疗尽量避免PML。

表5　MS与NMO的鉴别要点

	鉴别特点	MS	NMO
流行病学	男：女比例	1：（2~3）	1：（5~10）
	发病年龄	20~40岁	30~40岁
病程	类型	复发-缓解型	复发型，早期复发率高
	病情	较轻，恢复较好	严重，不完全恢复
	永久性残疾	通常在进展期	和复发相关
临床表现	受累部位	视神经、脊髓、小脑、脑干、大脑半球	视神经和脊髓
	脊髓炎	APTM	ACTM，累及延髓导致顽固恶心、呃逆或呼吸衰竭
	视神经炎	轻或中度	
	脑部症状	常见（复视、核间性眼肌麻痹、偏身感觉障碍或无力）	严重，可双侧同时或相继快速发生可有（脑病，下丘脑功能障碍）
辅助检查	脊髓MRI	少于2个脊髓节段	超过3个或更多脊髓节段
		非对称性偏心分布，累及脊髓后部	灰质中央或整个脊髓横断面
		没有或很少肿胀	伴肿胀和钆增强
	脑部MRI	脑室旁、近皮质、幕下	MRI正常或不符合MS特征（环绕脑室管膜周围区域）
		长轴垂直于脑室壁的圆形结构	融合、线样病灶
	CSF	白细胞增多<15×10⁶/L，以单核细胞为主	细胞增多可>50×10⁶/L，以中性粒细胞为主
		蛋白升高不常见（<100mg/dl）	蛋白升高常见（>150mg/dl）
		OCB阳性	OCB阴性
	血清MO-IgG	罕见	常见
合并疾病	自身抗体或系统性炎症疾病	罕见	常见

④芬戈莫德（Fingolimod，FTY270）：是用从蝉幼虫的子囊菌培养液中提取的抗生素成分经化学修饰后合成的新型免疫抑制剂，化学名为2-（4-正辛基苯乙基）-2-氨基丙二醇盐酸盐，为鞘氨醇-1-磷酸（s1P）受体调节剂，在体内经磷酸化后与淋巴细胞表面的s1P受体结合，改变淋巴细胞的迁移，促使细胞进入淋巴组织，减少CNS内LC浸润。

2.继发进展（SP）型和进展复发型（PR）MS治疗

（1）2000年美国FDA批准米托蒽醌应用于SP型MS，推荐剂量为12 mg/m²，静脉滴注，米托蒽醌用于治疗MS的总剂量不得超过140 mg（过量药物会引起中毒），可降低60%的MS复发率，缓解MS的进程。

常见不良反应包括恶心、秃发、白细胞减少和贫血症等。心肌毒性是米托蒽醌的另一种常见副作用，故使用米托蒽醌治疗MS时必须严密监护患者左室射血分数，定期测定血常规及肝功等。

还可使用其他免疫抑制剂，如氨甲蝶呤、环磷酰胺、环孢霉素A等，能减轻多发性硬化的症状，但对MRI显示的脱髓鞘病灶无减少趋势，仅用于肾上腺糖皮质激素治疗无效的患者。

①氨甲蝶呤（methotrexate，MTX）：可抑制细胞和体液免疫，并有抗炎作用。慢性进展型并有中至重度残疾的MS患者每周用MTX 7.5 mg，口服治疗2年，可显著减缓病情恶化，对继发进展型疗效尤佳。

②环磷酰胺（cyclophosphamide）：宜用于MTX治疗无效的快速进展型MS。主张长期小剂量口服，50 mg/次，每天2次，维持1年。常见不良反应为白细胞减少、出血性膀胱炎等。

③硫唑嘌呤：可延缓病程的进展，降低多发性硬化的复发率。多采用2 mg/（kg·d）口服，治疗2年。

④环孢霉素A（cyclosprine A）：是强力免疫抑制药，用药2年可延迟致残时间。剂量应在2.5 mg/（kg·d）之内，>5 mg/（kg·d）易发生肾中毒，需监测血清肌酐水平（<1.3 mg/dl），为减少毒性可分2~3次口服。84%的患者出现肾脏毒性，高血压常见。

（2）近来的临床与MRI研究提示，IFN-β 1a及IFN-β 1b可延缓继发进展型多发性硬化病情的发展。确诊的SPMS可用IFN-β 1a 44 μg，2~3次/周，皮下注射。

（3）造血干细胞移植：造血干细胞移植治疗的原理是进行免疫重建，使中枢神经系统对免疫耐受，以达到治疗目的，但只有在其他治疗手段无效的情况下才考虑应用。

3.原发进展型多发性硬化　采用特异性免疫调节治疗无效，主要是对症治疗。血浆置换对暴发病例可能有用，但随机对照试验显示对慢性病例疗效不佳。

4.对症治疗

（1）疲劳症状：应保证足够的卧床休息，避免过劳，尤其在急性复发期。疲劳是许多患者常见的主诉，有时用金刚烷胺（100 mg，晨、午口服）或选择性5-羟色胺再摄取抑制剂如氟西汀、西酞普兰等可能有效。

（2）膀胱、直肠功能障碍：氯化氨基甲酰甲基胆碱（bethanechol chloride）对尿潴留可能有效，无效时可间断导尿。监测残余尿量是预防感染的重要措施。尿失禁可选用溴丙胺太林。

（3）严重痉挛性截瘫和腿部痛性屈肌痉挛：口服巴氯芬（baclofen）或安置微型泵及内置导管鞘内注射可能有效。姿势性震颤用异烟肼300 mg/d口服，每周增加300 mg，直至1 200 mg/d；合用吡哆醇100 mg/d可有改善；少数病例用卡马西平或氯硝西泮有效。

八、预后

急性发作后患者至少可部分恢复，但复发的频率和严重程度难于预测。提示预后良好的因素包括女性，40岁以前发病，临床表现视觉或体感障碍等；出现锥体系或小脑功能障碍提示预后较差。尽管最终可能导致某种程度功能障碍，但大多数MS患者预后较乐观，约半数患者发病后10年只遗留轻度或中度功能障碍，病后存活期可长达20～30年，但少数可于数年内死亡。

九、护理

（一）焦虑抑郁的干预

1. 建立良好的家庭支持系统　MS病程长，病情反复，治疗时间长，给家庭和患者带来巨大的精神压力和经济压力，长期的压力导致患者情绪异常。焦虑抑郁影响患者的治疗和康复。良好的社会支持系统能减少患者不良情绪的发生，保证患者的及时治疗，延缓病情。

2. 自我减压，保持良好的心态　患者要自我调整心态，选择适合自己的减压方式。可以向朋友或同学倾诉，找到渠道发泄自己的不满和愤怒的渠道。选择自己喜欢的运动方式并坚持，刚发病还未有肢体功能障碍的患者可以选择慢跑、游泳、打太极拳等，也可以自我放松，听一些轻快的音乐。

（二）饮食指导

1. 保证营养充足、均衡的饮食　少吃脂肪、油、糖、盐，多吃瘦肉、鱼类、豆制品、水果、蔬菜和含钙丰富的食物。精神状态好时，可增加食量，小口吃饭，细嚼慢咽，少量多餐。

2. 吞咽或咀嚼困难者的指导　在MS晚期症状中，可以表现为延髓性麻痹，饮水呛咳，进食困难。此时应：①咽障碍者应首选糊状食物，或使用加稠剂；②选择匙面小柄长柄粗的汤匙；③应选择杯口不接触鼻部的杯子；④应该选择广口平底瓷碗，同时可使用防滑垫。

吞咽困难者还要注意进食的体位。能坐起来的患者要在坐位进食，不能坐起的患者喂食时床头抬高最少30°；头部前屈，喂食者站于患者患侧，患者以健侧吞咽。禁忌平躺体位喂食。插胃管者宜选择稀流质或浓流质，牛奶、蛋羹、肉汤、婴儿米糊均可，每个月去医院换一次胃管，每次喂流质前要回抽胃液，确定在胃里才能喂。

（三）积极配合治疗，做好药物自我观察

1. 激素　是治疗MS最常见而重要的药物，服用时必须按照医嘱逐渐减量至停药，不能

随意增加或减少，甚至停药。激素常见副作用有肥胖、高血压、骨质疏松、胃十二指肠溃疡等。患者要注意观察血压、大便颜色，胃部有无不适情况，有异常时应及时就医。

2. β-干扰素的全身性副作用　可表现为类似流感样症状，如头痛、发热、寒战、关节或肌肉疼痛，一般在开始用药时最明显，治疗的第一或第二个月就逐渐减轻，典型者在用药3～4小时后出现。局部副作用有注射部位出现局灶性红晕，可持续数周，严重者可发生坏死，但不多见。这些症状通常都不严重，会逐渐减轻或消失。注射干扰素由家属或患者进行皮下或肌肉注射，每次注射需变换部位。

（四）预防尿路感染和便秘

MS 患者的大小便障碍明显，应保证充足的水分摄入，每天至少饮水1 500～2 000 mL，睡前2 h不宜喝水。尿失禁者可用尿垫及时更换，每天清洗会阴2 次，尿潴留者可采用间歇导尿（间隔4～6 h）如尿液浑浊应多喝水并就医。认识早期尿路感染的症状和体征，如尿频、尿急、尿痛。

预防便秘：食用高纤维食物如香蕉，并在腹部呈顺时针方向按摩以促进肠道运动。

（五）肢体功能锻炼

目的延缓病情进展和减少复发，维持和改善各种功能，最大限度地提高患者的生活质量。

1. 原则

（1）早期开始：康复治疗应在疾病的早期，病情有所缓解时就开始。

（2）循序渐进：治疗内容要有计划，持续有规律的康复有助于患者肌张力的恢复，增加肌肉耐力和骨骼的强度；有助于患者调节情绪波动，安稳睡眠，预防和治疗抑郁症。

（3）因人而异：治疗方式和强度要根据疾病累及的部位和严重程度而定。

（4）针对性治疗：一侧肢体功能障碍，可利用健侧肢体帮助患肢活动；上肢功能障碍，可以借助下肢活动带动上肢锻炼；下肢功能障碍，可以借助上肢活动，如轮椅和床上活动，帮助下肢锻炼。开始时强度宜小，逐步加大运动量。

2. 康复评定　包括：①神经功能障碍。②运动功能评定（关节活动范围评定、肌力、肌张力）。③日常生活自理能力评定。④神经功能评定。

3. 改善运动功能

（1）关节功能训练：重点是维持正常的关节活动范围和纠正畸形。一般采取主动和被动运动方法，对关节囊紧张者应重点应用关节松动手法，出现挛缩时可考虑使用持续牵拉，也可以利用夹板帮助患者维持最理想的姿势。

（2）肌力训练：可以采用抗阻运动和有氧耐力训练，但应根据患者具体的身体状况确定训练的强度、类型、频率等。由于患者易疲劳和不耐热，运动常受限制。克服的办法是在运动期间加入1～5分钟的休息，并把体力活动尽量安排在很少使体温升高的冷环境中进行。

（3）缓解肌痉挛：伸肌痉挛为主，可以进行躯干的屈曲转动活动，螺旋形或对角线的四肢运动模式是训练的重点。其他如拍打、震动或轻触痉挛拮抗肌，可以减轻肌痉挛。每天坚持关节的被动活动、持续牵拉或压迫痉挛肌的长腱也有助于减轻痉挛。

（4）共济失调的步态训练：主要通过改善患者肢体近端的稳定性来进行纠正共济失调。

（5）感觉障碍的处理：浅感觉丧失可以通过感觉刺激如有力的刷、擦等，增强肢体的感觉反应；本体感觉丧失可以通过感觉反馈治疗如口头指示、视听反馈等，改善或补偿这种感觉的丧失。

十、安全防护

防误吸：有吞咽困难者小心喂食，把床头摇高。

防跌倒：家里防滑并把家里的障碍物移开。

防烫伤：肢体麻木感觉障碍者慎用热水袋，使用时水温不宜超过50℃。

防褥疮：长期卧床者注意床垫要柔软，经常翻身，保持皮肤干洁，防止皮肤受压发生褥疮。

第二节　重症肌无力

重症肌无力（MG）是一种由神经—肌肉接头处传递功能障碍所引起的自身免疫性疾病，临床主要表现为部分或全身骨骼肌无力和易疲劳，活动后症状加重，经休息后症状减轻。我国重症肌无力的患病率为（77~150）/100万，年发病率为（4~11）/100万；女性患病率大于男性，约为3∶2；各年龄段均有发病，儿童1~5岁居多。

一、病因

重症肌无力的发病原因分两大类，一类是先天遗传性，极少见，与自身免疫无关；第二类是自身免疫性疾病，最常见。具体发病原因尚不明确，普遍认为与感染、药物、环境因素有关。同时，65%~80%重症肌无力患者有胸腺增生，10%~20%伴发胸腺瘤。

二、临床表现

重症肌无力病人发病初期往往感到眼或肢体酸胀不适，或视物模糊，容易疲劳，天气炎热或月经来潮时疲乏加重。随着病情发展，骨骼肌明显疲乏无力，显著特点是肌无力于下午或傍晚劳累后加重，晨起或休息后减轻，此种现象称之为"晨轻暮重"。

（一）常见症状

重症肌无力病人全身骨骼肌均可受累，可有如下症状：

1.眼皮下垂、视力模糊、复视、斜视、眼球转动不灵活。

2.表情淡漠、苦笑面容，讲话大舌头、构音困难，常伴鼻音。

3.咀嚼无力、饮水呛咳、吞咽困难。

4.颈软、抬头困难，转颈、耸肩无力。

5.抬臂、梳头、上楼梯、下蹲、上车困难。

（二）临床分型

1. 改良的Osseman分型法　①I型，眼肌型。②IIA型，轻度全身型，四肢肌群常伴眼肌受累，无假性延髓性麻痹的表现，即无咀嚼和吞咽困难构音不清。③IIB型，四肢肌群常伴眼肌受累，有假性延髓性麻痹的表现，多在半年内出现呼吸困难。④III型（重度激进型），发病迅速，多由数周或数月发展到呼吸困难。⑤IV型（迟发重症型），多在2年左右由I型、IIA型、IIB型演变。⑥V型，肌萎缩型，少见。

2. 肌无力危象　是指重症肌无力患者在病程中由于某种原因突然发生的病情急剧恶化，呼吸困难，危及生命的危重现象。根据不同的原因，MG危象通常分3种类型：①肌无力危象大多是由于疾病本身的发展所致，也可因感染、过度疲劳、精神刺激、月经、分娩、手术、外伤而诱发。临床表现为患者的肌无力症状突然加重，出现吞咽和咳痰无力、呼吸困难，常伴烦躁不安、大汗淋漓等症状。②胆碱能危象见于长期服用较大剂量的"溴吡斯的明"或一时服用过多的患者，发生危象之前常先出现恶心、呕吐、腹痛、腹泻、多汗、流泪、皮肤湿冷、口腔分泌物增多、肌束震颤以及情绪激动、焦虑等精神症状。③反拗危象。"溴吡斯的明"的剂量未变，但突然对该药失效而出现了严重的呼吸困难；也可因感染、电解质紊乱或其他不明原因所致。

以上3种危象中以肌无力危象最常见，其次为反拗性危象，真正的胆碱能危象甚为罕见。

三、检查

（一）新斯的明试验

成年人一般用新斯的明1~1.5 mg肌注，若注射后10~15分钟症状改善，30~60分钟达到高峰，持续2~3小时，即为新斯的明试验阳性。

（二）胸腺CT和MRI

可以发现胸腺增生或胸腺瘤，必要时应行强化扫描进一步明确。

（三）重复电刺激

重复神经电刺激为常用的具有确诊价值的检查方法。利用电极刺激运动神经，记录肌肉的反应电位振幅，若患者肌肉电位逐渐衰退，提示神经肌肉接头处病变的可能。

（四）单纤维肌电图

单纤维肌电图是较重复神经电刺激更为敏感的神经肌肉接头传导异常的检测手段。可以在重复神经电刺激和临床症状均正常时，根据"颤抖"的增加而发现神经肌肉传导的异常，在所有肌无力检查中灵敏度最高。

（五）乙酰胆碱受体抗体滴度的检测

乙酰胆碱受体抗体滴度的检测，对重症肌无力的诊断具有特征性意义。80%～90%的全身型和60%的眼肌型重症肌无力可以检测到血清乙酰胆碱受体抗体。抗体滴度的高低与临床症状的严重程度并不完全一致。

四、治疗

（一）药物治疗

1. 胆碱酯酶抑制剂　是对症治疗的药物，治标不治本，不能单药长期应用，用药方法应从小剂量渐增。常用的有甲基硫酸新斯的明、溴吡斯的明。

2. 免疫抑制剂　常用的免疫抑制剂为：①肾上腺皮质类固醇激素，如强的松、甲基强的松龙等；②硫唑嘌呤；③环孢素A；④环磷酸胺；⑤他克莫司。

3. 血浆置换　通过将患者血液中乙酰胆碱受体抗体去除的方式，暂时缓解重症肌无力患者的症状。如不辅助其他治疗方式，疗效不超过2个月。

4. 静脉注射免疫球蛋白　人类免疫球蛋白中含有多种抗体，可以中和自身抗体、调节免疫功能。其效果与血浆置换相当。

5. 中医药治疗　重症肌无力的中医治疗越来越受到重视。重症肌无力属"痿症"范畴。根据中医理论，加用中医中药可以减少免疫抑制剂带来的副作用，在重症肌无力的治疗上起着保驾护航的作用，而且能重建自身免疫功能之功效。

（二）胸腺切除手术

90%以上的患者有胸腺异常，胸腺切除是重症肌无力有效治疗手段之一，适于在16～60岁之间发病的全身型、无手术禁忌证的重症肌无力患者。大多数患者在胸腺切除后可获显著改善。合并胸腺瘤的患者占10%～15%，是胸腺切除术的绝对适应证。

五、预后

重症肌无力患者预后较好，小部分患者经治疗后可完全缓解，大部分患者可药物维持改善症状，绝大多数疗效良好的患者能进行正常的学习、工作和生活。

六、预防

（一）可能使重症肌无力加重或复发的因素

常见诱因有感染、手术、精神创伤、全身性疾病、过度疲劳、女性生理期前后、妊娠、分娩、吸烟、饮酒、胸腺瘤复发等。

（二）重症肌无力患者慎用药物

1. 抗生素，如庆大霉素、链霉素、卡那霉素、四环素、土霉素、杆菌酞、多黏菌素、妥布霉素、喹诺酮类、大环内酯类药物。

2. 降脂药。

3. 非那根、安定、安热静、吗啡、乙醚、麻醉肌松剂、普鲁卡因、氨基甙类药物。

4. 奎宁、奎尼丁、普鲁卡因酰胺、冬眠宁、奋乃静。

5. 箭毒、琥珀胆碱。

6. 胸腺素、卡增舒、秉宁克通、免疫增强剂。

7. 蟾酥及中成药，如六神丸、喉疾灵等、珍珠层粉。

8. 不要随便给儿童重症肌无力患者服用市面出售的各种自称含有增强免疫作用的口服液。

第三节　小儿系统性红斑狼疮

系统性红斑狼疮（SLE）是一种累及多系统的自身免疫性疾病，特征为广泛的血管炎和结缔组织炎症，存在抗核抗体，特别是抗dsDNA和抗Sm抗体。小儿SLE临床表现十分复杂，临床除发热、皮疹等共同表现外，因受累脏器不同而表现不同，常先后或同时累及泌尿、神经、心血管、血液等多个系统，表现为中至重度多脏器损害；过程笃重，有潜在致命性，儿童SLE的预后比成人更严重。

一、病因

（一）遗传因素

本病与人类白细胞抗原有一定关联，中国人与HLA-DR2较为密切，患儿亲属可有同病患者，单卵双胎发病率为24%，双卵为2%，近年来又发现，HLA-Ⅱ类等位基因与SLE患者存在的某些自身抗体相关，96%的dsDNA抗体高的患者具有HLA-DQBI*0201（与DR3和DR7连锁）、DQBI*0602（与DR2和DRw6连锁）或DQB1*0302（与DR4单倍型连锁），抗磷脂抗体与抗Sm抗体也发现与某些型等位基因密切相关，一些补体成分，如C2、C4、C1遗传性基因缺陷也易致本病。

（二）免疫因素

SLE存在多种免疫学异常：B细胞功能亢进，T细胞失衡，细胞因子表达异常和淋巴细胞凋亡异常。外周血淋巴细胞减少，抑制性T细胞（CD8+）不能调低B细胞产生免疫球蛋白（Ig），T细胞产生IL-6增多刺激B细胞增生，IL-2降低致B细胞功能活跃。血Ig呈多克隆增多，体内存在多种自身抗体，如抗核抗体（ANA）、抗DNA抗体、冷反应IgM抗淋巴细胞抗体、IgG抗神经抗体、抗心磷脂抗体、类风湿因子等。自身抗体可导致急性溶血性贫血、血管炎和凝血障碍（血小板减少等），而因此相应产生的大量免疫复合物又可引起肾炎、心脏和中枢神经系统疾病。本病体内补体系统被激活，血补体降低，肾组织常存在补体成分，尤其C1q，提示了经典途径的补体激活。

（三）激素

本病好发于女性，女性发病率是男性的5～9倍，妊娠和口服避孕药可加重病情，提示本病存在雌激素介导的免疫调节紊乱。在儿童血中睾酮水平常降低，SLE儿童血清尿促卵泡素，黄体生成素和催乳素均较正常高。

（四）环境因素

在患者内皮细胞内可发现类似病毒的包涵体，在肾小球洗出液中可检到抗病毒抗体，均示本病与病毒感染有关。临床上也观察到感染可诱发本病，感染单纯疱疹病毒可使患者血清Sm抗体升高，但感染在SLE发病中的作用尚不明确，在患者血中可检测到各种病毒抗体，尤其像抗风疹病毒，EB病毒和副黏液病毒抗体升高，可能提示多克隆B细胞活化，而非特异性免疫反应。紫外线照射可诱发或加重病情。某些药物过敏和强烈心理情绪及应激状态均可加重病情。

二、临床表现

（一）一般表现

发热，热型不规则，伴全身不适、乏力、食欲缺乏、体重下降、脱发等。

（二）皮疹

对称性颊部蝶形红斑，跨过鼻梁，边缘清晰，略高出皮面，日晒加重；上胸及肘部等暴露部位可有红斑样斑丘疹；掌跖红斑、指（趾）端掌侧红斑、甲周红斑、指甲下远端红斑等均为血管炎所致。也可有皮肤出血和溃疡，特别要注意鼻腔和口腔黏膜有无溃疡。

（三）关节症状

关节、肌肉疼痛，关节肿胀和畸形。

（四）心脏

可累及心内膜、心肌和心包，可表现为心力衰竭。

（五）肾脏

从局灶性肾小球肾炎到弥漫性增生性肾小球肾炎，重症可死于尿毒症。肾脏受累亦可为首发症状。

（六）多发性浆膜炎

可累及胸膜、心包、腹膜，可单独或同时受累，一般不留后遗症。

（七）神经系统

头痛、性格改变、癫痫、偏瘫及失语等。

（八）其他

肝、脾、淋巴结肿大，可有咳嗽、胸痛、呼吸困难等症状。

（九）狼疮危象

狼疮危象是由广泛急性血管炎所致急剧发生的全身性疾病，常危及生命。儿童较成人尤易发生危象，表现为：

1. 持续高热，用抗生素无效。

2. 暴发或急性发作包括出现以下表现之一者：全身极度衰竭伴有剧烈头痛；剧烈腹痛，常类似急腹症；指甲下或指甲周围出现出血斑；严重口腔溃疡。

3. 肾功能进行性下降，伴高血压。

4. 出现狼疮肺炎或肺出血。

5. 严重神经精神狼疮的表现。

三、检查

（一）血象

白细胞计数减少，常$<4 \times 10^9/L$；淋巴细胞减少，常$<1.5 \times 10^9/L$；不同程度的贫血；抗人球蛋白试验（Coombs实验）可阳性；血小板一般正常，亦可减少。

（二）抗核抗体

多为周边型和斑点型，有抗dsDNA抗体、抗DNP抗体、抗Sm抗体、抗Ro（SSA）抗体、抗La（SSB）抗体等。

（三）免疫学检查

C3降低；IgG显著升高；IgA、IgM亦升高；γ球蛋白升高，呈高γ球蛋白血症；循环免疫复合物测定阳性。

（四）尿常规

有尿蛋白、血尿及管型尿，肝肾功能测定可异常。

（五）狼疮带试验

活检取小块皮肤，用直接免疫荧光法观察，可发现表皮与真皮交界线上有颗粒或线状荧光带，为IgG、IgA、IgM及补体沉积所致。

（六）肾穿刺活组织检查

对狼疮性肾炎的诊断、治疗和预后均有重要价值。

近年报道，可用经颅多普勒超声（TCD）诊断儿童狼疮性脑病，认为TCD有效、简便、无创、价优，有助于长期随访观察SLE病情。TCD为狼疮脑病脑血管早期功能性变化的检测提供了一项较敏感和特异的方法。

四、诊断

儿童SLE的诊断标准与成人相同，常采用美国风湿病学会1982年修订的SLE诊断标准，其11项诊断条件包括：面颊部蝶形红斑；盘状红斑；光敏感；口腔或鼻黏膜溃疡；非侵袭性关节炎；肾炎（血尿，蛋白尿>0.5 g/d，细胞管型）；脑病（癫痫发作或精神症状）；胸膜炎或心包炎；血细胞减少（贫血、白细胞减少、血小板减少）；ANA阳性（抗dsDNA抗体，抗Sm抗体）或狼疮细胞阳性，或持续梅毒血清反应假阳性；荧光抗核抗体阳性。符合上述条件4项或4项以上者即可确诊SLE。

五、鉴别诊断

（一）类风湿性疾病

如类风湿性关节炎表现为对称性关节肿痛，可有进行性畸形，少有肾损害，RF因子高滴度阳性，但抗ds-DNA抗体及抗Sm抗体多阴性。

（二）多发性肌炎和皮肌炎

肌痛及肌无力明显，肌酶谱明显升高，肾损害少，抗ds-DNA抗体及抗Sm抗体多阴性。

（三）结节性多动脉炎

皮肤改变为皮下结节，血白细胞计数增多，ANA阴性。

（四）混合性结缔组织病

一般有手指腊肠样肿胀，雷诺现象更为严重，肌炎症状重，抗RNP抗体高滴度阳性，抗Sm抗体阴性。

其他需要鉴别的疾病还包括血管炎、细菌或病毒感染、各种类型的肾脏病、慢性活动性肝炎、血液病如血小板减少性紫癜、溶血性贫血等。

六、并发症

（一）感染

系统性红斑狼疮患者细胞免疫低下，容易发生感染，而感染能诱发狼疮或加重狼疮的病情发展甚至恶化。常见的感染有扁桃体炎、支气管炎和肺炎、尿路感染、肾盂肾炎、胆囊炎、毛囊炎、丹毒、化脓性腹膜炎、败血症等。

（二）慢性肾衰竭

狼疮性肾炎病变可持续存在多年，反复发作并加重病情，最终可能导致肾衰竭。患者尿素氮、尿酸增高，如病程短，通过治疗可下降至正常。

（三）低蛋白血症

慢性狼疮性肾炎患者，由于大量蛋白尿造成蛋白丢失，会出现水肿，从足背足踝、小腿、大腿向上发展至阴部，臀部、腰部、腹部出现弥漫性水肿。

七、治疗

（一）一般治疗

卧床休息，加强营养，低盐饮食，避免日光曝晒及预防接种，慎用各种药物，以免诱发疾病活动，预防感染。

（二）糖皮质激素

泼尼松总量≤60 mg，分次服用；病情控制，实验室检查基本正常后改为小剂量维持疗法，需要持续数年。重症可用甲泼尼龙冲击疗法。注意血压，必要时加用血管扩张剂。

（三）免疫抑制剂

常用药为环磷酰胺、硫唑嘌呤和甲氨蝶呤等。由于此类药物对SLE活动的控制不如激素迅速，因此不提倡作为治疗SLE的单一或首选药。环磷酰胺对各类SLE均有效，特别是伴有严重肾脏损害时，如弥漫性增生性肾炎、中枢神经系统和肺损害，早期与激素联合使用是降低病死率和提高生命质量的关键。有人认为环磷酰胺静脉冲击治疗是减少肾纤维化、缓解肾衰竭的一种有效方法。多数学者认为在环磷酰胺静脉冲击治疗的同时应强调采用大量输入平衡液体，即水化疗法，以求更加安全。SLE的药物治疗的过程中，要注意以下几点：

1. 急性肾衰竭　当肌酐清除率<20 mL/min时，可在甲泼尼龙冲击获得缓解后，再进行环磷酰胺冲击。

2. 环磷酰胺（CTX）　近2周内有过严重感染，或白细胞计数<4×10^9/L，或对环磷酰胺过敏，或2周内用过其他细胞等免疫抑制剂，或重症肾病综合征表现且血清白蛋白<2 g/L时，应慎用环磷酰胺。由于儿童SLE的发病高峰在11~15岁，因此治疗时应该考虑青春期发育的问题。目前，在狼疮肾炎，应用CTX冲击治疗尿蛋白消失后可用硫唑嘌呤维持。

3. 甲氨蝶呤（MTX）　与硫唑嘌呤可分别与激素联合应用，对控制SLE的活动及减少激素应用量有较好的作用，但不适于重症狼疮肾炎和中枢神经系统狼疮的治疗。

4. 环孢素（CsA）　近年来采用环孢素或霉酚酸酯治疗狼疮性肾炎。

（四）对症治疗

关节症状应用非甾体抗炎药，皮肤症状合并用羟氯喹。

（五）其他

重症可用静脉注射免疫球蛋白（IVIG）、血浆置换术等，亦有应用CD34+细胞移植治疗重症SLE的报道。

八、预后

儿童SLE的预后与疾病的活动程度、肾脏损害的类型和进展情况、临床血管炎的表现及多系统受累的情况有关。弥漫增殖性狼疮肾炎（Ⅳ型）和持续中枢神经系统病变预后最差。

第四节　进行性肌营养不良症

进行性肌营养不良症是一组遗传性骨骼肌变性疾病，病理上以骨骼肌纤维变性、坏死为主要特点，临床上以缓慢进行性发展的肌肉萎缩、肌无力为主要表现，部分类型还可累及心脏、骨骼系统。传统上分为假肥大型肌营养不良、面肩肱型肌营养不良、肢带型肌营养不良、Emery-Dreifuss肌营养不良、眼咽型肌营养不良、眼型肌营养不良、远端型肌营养不良和先天性肌营养不良；按照遗传方式，可分为性连锁隐性遗传型、常染色体显性遗传和常染色体隐性遗传型。

一、分类

根据遗传方式、萎缩肌肉分布特征可将进行性肌营养不良症分为七类：

（一）假肥大型肌营养不良

最多见，亦称抗肌萎缩蛋白缺陷型肌营养不良，又分为Duchenne型（Duchenne muscular dystrophy，DMD）和Becker型（Becker muscular dystrophy，BMD）。前者发病率约为1/3 500（活产男婴）；后者发病率较低，约为1/20 000。其他因抗肌萎缩蛋白缺陷引起的肌病包括X连锁扩张型心肌病、肌痛肌痉挛综合征、女性肌营养不良症等。

（二）肢带型肌营养不良

肢带型肌营养不良（limb girdle muscular dystrophy，LGMD）是一组临床表现和遗传特点不同的异质性肌病，分为常染色体显性遗传和常染色体隐性遗传两大类型，称为LGMD1和LGMD2，在此基础上根据致病基因和缺陷蛋白又分为若干亚型，分别命名为LGMD1A、1B、1C和2A、2B、2C……

（三）面肩肱型肌营养不良

面肩肱型肌营养不良（facioscapulohumeral musculardystrophy，FSHD）为常染色体显性遗传，发病率为1~5/10~20万。

（四）Emery-Dreifuss肌营养不良

主要是性连锁隐性遗传，少数可为常染色体显性或隐性遗传，分别称为EDMD1、EDMD2和EDMD3型。

（五）远端型肌营养不良

根据遗传方式、基因定位、临床上是以手肌、胫前肌为主，还是以腓肠肌为主，将远端型肌营养不良又分为多个亚型，如在40岁前起病的Welander型、Markesberry-Grigg-Udd型、在40岁以后起病的Nonaka型、Miyoshi型和Laing型。

（六）眼咽型肌营养不良

眼咽型肌营养不良（oculopharyngeal muscular dystrophy，OPMD）较少见，常染色体显性或隐性遗传，或为散发。

（七）先天型肌营养不良

先天型肌营养不良（congenital muscular dystrophy，CMD）根据临床表现、基因和生化缺陷被分为10多个类型。

二、病因与发病机制

进行性肌营养不良症是一组遗传性疾病，多有家族史，散发病例可为基因突变。在肌细胞膜外基质、跨膜区、细胞膜内面以及细胞核膜上有许多蛋白，基因变异可导致编码蛋白的缺陷，导致肌营养不良。由于不同的蛋白在肌细胞结构中所起的作用不完全相同，导致不同类型的肌营养不良。

现代分子遗传学发现，肌营养不良与肌膜蛋白、近膜蛋白、核膜蛋白的缺陷有关。但蛋白缺陷如何引起肌肉变性坏死，导致肌肉进行性萎缩的机制仍不清楚。

（一）假肥大型肌营养不良

包括DMD和BMD，是X连锁隐性遗传性疾病，致病基因为dystrophin，位于染色体Xp21，该基因是目前人类发现的最大的基因，长2 400～3 000 kb，约含79个外显子，编码3 685个氨基酸，组成dystrophin蛋白（即抗肌萎缩蛋白），相对分子量为427 k。Dystrophin蛋白位于骨骼肌和心肌细胞膜内面，为细胞骨架蛋白，具有抗机械牵拉作用，能防止肌细胞在收缩过程中受损。Dystrophin与细胞膜内面、跨细胞膜区以及细胞膜外区的多种蛋白，如sarcoglycan、dystroglycan等蛋白紧密结合，相互关联，在细胞膜内外组成一个整体，维系细胞膜内外的物质交换和联系，保证细胞膜结构完整和稳定。Dystrophin基因缺陷导致肌细胞膜上dystrophin蛋白缺乏或减少，使肌细胞膜不稳定而引起肌细胞坏死和功能丧失。如dystrophin蛋白完全缺乏，产生DMD表现；如仅为量的减少，则为BMD。

（二）肢带型肌营养不良

LGMD主要与一大组肌膜蛋白和近膜蛋白的缺陷有关，如α、β、γ、δ-肌聚糖（sarcoglycan）之间相互连接，组成跨肌膜复合体，并与β-dystroglycan和dystrophin相互作用。基因突变导致相应肌聚糖亚单位不正确表达或不适当装配，影响肌膜的稳定性，形成LGMD2D、2E、2C、2F。LGMD2A和2B的缺陷蛋白分别为calpain3和dysferlin。LGMD1A、1B、1C的缺陷蛋白分别为myotilin、lamininα2和caveolin3。

（三）面肩胛型肌营养不良

FSHD基因定位于染色体4q35，其致病基因尚未克隆，基因产物尚未分离出来。FSHD为常染色体显性遗传，具有几乎完全的外显性。几乎所有的FSHD患者都在4q35区域存在3.3kb重复片段的缺失，正常人该片段重复11～150次，而FSHD通常少于11次。这种基因重复片段的缺失并不直接破坏任何可识别的基因，而是使染色体端粒更接近着丝点，间接增加相邻基因的表达。在细胞核内染色质不适当的相互作用可能是致病原因之一，但确切发病机制仍不清楚。

（四）Emery-Dreifuss肌营养不良

EDMD1型基因定位于Xq28，编码762bp的mRNA。其蛋白产物（大小约34 k）由254个氨基酸构成，称为emerin。Emerin是锚定于骨骼肌、心肌和平滑肌核膜内表面的核被膜蛋白，主要功能是在肌肉收缩过程中对抗机械性压力以稳定核膜。目前已发现该基因突变形式包括点突变、小片段缺失和无义突变等。EDMD2和3型的基因为LMNA，定位于Iq11-23，编码核纤层蛋白laminA/C。Lamin是核膜的组成部分，定位于核膜板层，在DNA复制、染色体构建、核孔复合体的空间构形、细胞核发育、核膜蛋白锚定等方面起作用。

（五）眼咽型肌营养不良

OPMD基因为多聚腺核苷酸结合蛋白核1基因，定位于14q11.2-13。基因长2.4 mbp，突变发生于该基因的第一个外显子上，由于基因突变使染色体在减数分裂和有丝分裂期异常扩增了GCG三核苷酸。

三、临床表现

（一）假肥大型肌营养不良

患儿运动发育较正常儿童晚，如学会走路晚、步态蹒跚、不能跑步，常无故摔倒。3～5岁时症状逐渐明显，因骨盆带肌力弱，不能跳跃、奔跑，上楼费力，行走姿势异常，腰椎过度前突，骨盆向两侧摆动，呈典型的"鸭步"。由于腹直肌和髂腰肌无力，患者由仰卧位起立时，先翻身转为俯卧位，然后伸直双臂用双手支撑床面，双腿亦伸直，逐渐用双手扶住膝部，依次向上攀附大腿部，直到立起，这一动作是DMD的特有表现，称为Gower征。萎缩无力肌肉开始主要是大腿和骨盆带肌，逐渐发展至小腿肌，以及上肢近端、上肢远端肌肉，最后呼吸肌麻痹。腓肠肌肥大常非常显著，其他可出现舌肌、三角肌、臀肌等肌肉肥大。DMD常伴有心肌损害，累及心室、心房、传导系统。晚期出现心脏扩大、心力衰竭，约10%患者可因心功能不全死亡。此外可出现关节挛缩、足下垂、脊柱侧弯等。多数患者在12岁左右不能行走，20岁左右因呼吸肌无力、呼吸道感染，引起呼吸肌衰竭死亡。

BMD临床表现与DMD类似，但发病年龄较晚（5～15岁），病情较轻，进展速度较慢，12岁以后仍能行走，存活时间较长，部分可接近正常寿命。

（二）肢带型肌营养不良

常染色体隐性遗传型较常见，发病较早，症状较重，在儿童、青春期或成年时起病，表现为骨盆带肌和肩胛带肌的肌肉萎缩无力，以致患者上楼费力，蹲起困难，双上肢上举困难，出现翼状肩胛，面肌一般不受累。可有腓肠肌肥大，部分患者心脏受累。

（三）面肩肱型肌营养不良

面肌力弱是首发症状，但因发病隐袭，症状较轻，常被忽略。临床表现为闭眼无力或闭眼露白，示齿时鼻唇沟变浅，不能吹口哨、鼓腮，嘴唇增厚而外翘，呈现典型的肌病面容；肩胛带肌力弱，出现翼状肩胛；胸大肌力弱，胸部萎陷；上肢近端、下肢近端和远端肌肉均可受累。可见三角肌等肌肉肥大。部分病例合并渗出性视网膜炎和神经性听力下降。

（四）Emery-Dreifuss肌营养不良

5岁前起病，受累肌肉呈肱腓型，上肢以肱二头肌和肱三头肌为主，下肢则以腓骨肌和胫前肌，后期累及肩胛肌、胸带肌及骨盆带肌。肌无力或轻或重，没有腓肠肌肥大。该病最主要特点是早期出现严重的关节挛缩，累及颈椎、肘、踝、腰椎等关节，使患者出现特殊的行走姿势。另一个特点是心脏受累较早，表现严重的传导阻滞、心动过缓、心房纤颤，需要安装起搏器。疾病缓慢进展，常因心脏病死亡。

（五）眼咽型肌营养不良

起病年龄40~60岁，主要症状为双侧上睑下垂，通常为对称性，部分患者有不全性眼肌麻痹。咽喉肌力弱，吞咽困难，构音障碍。面肌、颞肌、咀嚼肌也可有力弱，但多较轻。病情进展缓慢，但可因吞咽困难致营养不良或吸入性肺炎死亡。

（六）远端型肌营养不良

又称远端型肌病，表现为上肢或下肢远端肌肉首先出现肌肉萎缩无力，特别是双侧手内在肌，下肢胫前肌和腓肠肌。根据遗传方式、基因定位和受累肌肉不同分为若干亚型。

（七）先天性肌营养不良

是一组先天性或婴儿期起病的肌肉疾病，表现为肌张力低下、运动发育迟滞，可有进行性或非进行性肌肉萎缩、力弱，合并严重的骨关节挛缩和关节畸形，有脑和眼多系统受累，肌肉病理为肌营养不良改变。

四、诊断与鉴别诊断

（一）诊断

根据典型病史、遗传方式、阳性家族史、肌肉萎缩无力分布特点，结合血清肌酶升高、肌电图呈肌源性改变、肌肉活检病理为肌营养不良或肌源性改变的特征，多数肌营养不良症可获得临床诊断。进一步确诊或具体分型诊断需要用抗缺陷蛋白的特异性抗体，进行肌肉组织免疫组化染色以及基因分析。

1. 血清肌酶检验　包括肌酸激酶、乳酸脱氢酶、肌酸激酶同工酶、天冬氨酸氨基转移酶和丙氨酸氨基转移酶等。DMD时肌酸激酶升高显著，可达正常值的20~100倍以上。BMD时可升高5~20倍。在疾病不同阶段，肌酶水平也有变化。早期升高显著，当肌肉萎缩严重、达疾病晚期时肌酶水平逐渐下降。LGMD和远端型肌病患者肌酶轻到中度升高，FSHD患者肌酶可正常或轻度增高。

2. 肌电图　肌电图呈现典型肌源性改变的特征，轻收缩时运动单位电位时限缩短，波幅降低，最大用力收缩时为电位密集的病理干扰相。在疾病不同阶段，肌电图改变也可有变化。

3. 肌肉活检病理　肌营养不良的肌肉组织病理学表现为肌纤维变性、坏死，可见不透明纤维和肌纤维再生、肥大，间质中结缔组织和脂肪组织增生。DMD不同阶段病理改变也不相同，在疾病晚期以结缔组织增生为主，在大量结缔组织中可残存少数变性肌纤维。BMD的病理改变较DMD轻。LGMD可出现可出现分裂纤维和涡状纤维。采用针对缺陷蛋白的特异性抗体进行肌肉组织的免疫组化染色，是目前鉴别各型肌营养不良症的主要方法。

4. 基因检查　部分肌营养不良症可采用基因检查获得诊断，主要是DMD和BMD患者，有助于基因携带者检出和产前诊断。运用多重PCR技术，能检测dystrophin基因缺失和基因重复，对于非缺失型的突变不能检出，对点突变可采用mRNA分析进行检测。应用p13E-11标记的4q35EcoR1/Bln1双重消化可检测限制性片段长度，对FSHD进行基因诊断。对于LGMD来说，由于涉及的基因多，每种亚型的基因突变缺乏热点，因此直接的基因检查比较困难，应先根据免疫组织化学结果初步分型然后再进行DNA检测。

5. 其他检查　胸片、心电图和超声心动图检查可了解患者心脏受累情况。通过骨和关节X线影像可了解骨关节畸形。肺功能检查有助于判断疾病的严重程度。

（二）鉴别诊断

1. 进行性脊髓性肌萎缩　主要是与少年型脊肌萎缩症（Kugelberg-Welander病）鉴别。该病表现为下肢近端力弱，站立时腹部前凸，行走时似鸭步，与DMD临床表现相似。但肌电图呈典型的神经源性改变，血清CK正常或轻度增高，肌肉活检病理为神经源性损害，有助于鉴别。

2. 酸性麦芽糖酶缺陷病　即糖原累积病Ⅱ型，其儿童型以肢体近端肌肉无力为主要表现，个别患者有心脏扩大，甚至心衰，呼吸衰竭常见；于3~24岁死亡，与DMD相似。成人型表现为缓慢进展的进行性、对称性四肢肌肉萎缩、力弱，近端比远端重，躯干肌及骨盆带肌明显，易误诊为LGMD。肌肉活检病理检查是主要的鉴别方法，酸性麦芽糖酶缺陷病可发现肌纤维空泡状改变，PAS染色深染，分布不均匀，酸性磷酸酶染色强阳性。电镜下可见肌膜下、肌丝间糖原累积。肌肉组织、培养的成纤维细胞、淋巴细胞测定酸性麦芽糖酶减少可以确诊。

3. 慢性多发性肌炎　成年人对称性肢体近端无力，血清肌酶升高，是慢性多发性肌炎和LGMD的共同特征；但前者没有家族遗传史，病情进展较快，多有肌痛，肌肉病理符合肌炎改变，用皮质类固醇激素或免疫抑制剂治疗有效，不难鉴别。

4. Charcot-Marrie-Tooth病　远端型肌病主要表现为下肢远端伸肌和屈肌萎缩力弱，因而与Charcot-Marrie-Tooth病（CMT）的临床表现相似。但CMT的典型表现为大腿及前臂下1/3以下的肌肉萎缩，有或无感觉减退，肌电图表现为神经源性损害，CMT1A运动传导速度显著减慢，腓肠神经病理有髓鞘脱失以及增生性的洋葱球状改变等可以鉴别。

5. 重症肌无力　主要是与眼咽型肌营养不良区别。重症肌无力的肌无力具有波动性、易疲劳的特点，新斯的明试验阳性，肌电图检查重复神经电刺激低频时可见波幅递减。

6. 进行性眼外肌麻痹　易于眼咽型肌营养不良混淆。该病为一种线粒体肌病，表现为上睑下垂，眼球活动受限，可伴有四肢近端的肌无力。肌肉活检病理在改良的Gomori三色染色下可见肌膜下出现不规则的红色边缘，即不整边红纤维（ragged red fiber，RRF）；电镜下证实为堆积的线粒体膜，进行线粒体DNA分析也有助于诊断。

五、治疗

进行性肌营养不良症是一大类基因突变引起的肌肉变性疾病，迄今尚无特效的治疗方法。

（一）药物治疗

皮质类固醇激素是目前唯一一种能够在一定时间内保持DMD患者肌力的药物。有6项双盲试验发表了最后的结果。目前多数采用泼尼松0.75 mg/（kg·d），使用时间超过6个月；如出现副作用，如体重显著增加、发育迟缓、骨质疏松等，则可将剂量减少至0.3 mg/（kg·d）。也有采用泼尼松0.75 mg/（kg·d），每月前10天用药，后20天不用的疗法，认为可减轻副作用。另外，Deflazacort是泼尼松的衍生物，用于治疗肌营养不良，无体重增加和骨质疏松的副作用，不良反应较泼尼松少。由于激素、免疫抑制剂并不能使肌纤维的dystrophin蛋白及其相关蛋白增多，并不能从根本上改变病程。

（二）成肌细胞移植

正常骨骼肌中有卫星细胞，在肌肉损伤后进行再生，分化形成新的肌细胞。当肌细胞在体外培养时，卫星细胞可发育为成肌细胞，将这些培养的大量的成肌细胞注入病变肌肉，使正常的成肌细胞与DMD的病肌细胞融合，达到治疗目的，称为成肌细胞移植。这种治疗试验研究已有20余年，在DMD动物模型肌肉中出现了dystrophin阳性纤维的表达；但在试用于患者时，发现dystrophin阳性纤维非常少，临床功能改善不理想，至今未能取得较好的效果。

（三）骨髓干细胞移植

已经进行包括骨髓干细胞、血源性以及肌肉源性CD133抗原细胞、肌源性干细胞、成血管细胞（mesoangioblast）、人源性周细胞（human derived pericyte）等干细胞的移植试验，在动物试验中显示出一些有希望的结果，可能为肌营养不良症的细胞治疗提供新的思路。

（四）基因治疗

目前仍处于探索阶段。

（五）综合治疗

适当锻炼，合理营养，采取物理治疗和矫形治疗以纠正骨关节畸形，防治关节挛缩，对尽可能长地保持运动功能具有重要作用。加强呼吸锻炼，改善呼吸功能和心脏功能，对防治呼吸和心力衰竭，较长时间地维持生命有一定意义。进行心理治疗，进行日常生活能力训练，使患者和家庭保持积极的态度也非常重要。

六、护理

（一）心理护理

给予适当心理支持，使患者及家属能面对现实，保持积极的心态，尽可能提高生活质量，延缓生存时间。

（二）疾病护理

营养指导，给予高蛋白饮食，防止感冒、感染、褥疮等疾病，监测患者肢体功能和心、肺功能。协助按摩、理疗。在患者接受矫形手术时给予必要护理。

（三）日常生活能力指导和帮助

患者肌萎缩无力，起床、行走、洗漱、进食、如厕等既不方便，如何训练和帮助患者适应疾病状态下的生活非常重要。

七、预后

DMD患者预后不良，多于20岁左右死于呼吸衰竭或心力衰竭；LGMD的个别亚型和先天性肌营养不良症预后也较差；BMD、FSHD、眼咽型肌营养不良症和远端型肌营养不良症预后相对较好，丧失运动功能的时间较晚，部分患者寿命可接近正常人。

八、预防

进行性肌营养不良症是一组遗传性肌病，其中假肥大型肌营养不良症症状严重、进展迅速，生命早期即丧失运动功能，多于早期死亡，给家庭和社会造成很大负担。由于目前尚无特效的治疗方法，所以早期检出基因携带者，对其婚配、孕育进行指导，对胎儿进行产前诊断，早期人工流产高风险胎儿显得非常重要。首先，应确定先症者的基因异常，然后采用基因技术检查确定其母亲是否为携带者；若为携带者，在怀孕以后应确定胎儿性别，若为男胎在应在妊娠8～17周时取羊水细胞或绒毛膜细胞，进行基因检查；若高度怀疑为病胎，则应终止妊娠。对于常染色体隐性遗传型肌营养不良，则应避免近亲婚配。需要注意的是，虽然携带者检出和产前诊断技术均有了发展，但仍存在许多问题，特别是涉及医学伦理学和法律方面的问题，在实际临床应用方面受到制约。

第五节　强直性肌营养不良

强直性肌营养不良由Delege（1890）首先描述，肌强直表现受累的骨骼肌收缩后松弛显著延迟，导致明显的肌肉僵硬，肌电图出现特征性连续高频电位放电现象。

一、病因

强直性肌营养不良症1型是一种常染色体显性遗传病，基因缺陷为位于染色体19q13.2—19q13.3基因三核苷酸（CTG）重复序列扩增，这种扩增的三核苷酸重复构成了诊断试验的基础。这一基因编码的蛋白被称为肌强直性蛋白激酶，基因外显率为100%。全球患病率为（3～5）/10万，发病率约为1/8 000（活婴），是成人最常见的肌营养不良症，无明显地理或种族差异。肌强直的发病机制不清，认为是广泛的膜异常，包括骨骼肌膜、红细胞膜、晶状体膜和血管膜等。至少在某些病例，肌纤维膜异常似乎与跨肌纤维膜氯离子电导率降低有关。除表现多组肌群肌萎缩和肌强直外，还有晶状体、皮肤、心脏、内分泌和生殖活动等多活动。强直型肌营养不良症2型的遗传方式不同。一组相关的强直性病变近端肌强直性肌病通常为显性遗传，也有散发病例，与萎缩性肌强直蛋白激酶（DMPK）基因无关，基因定位于3q21.3染色体。

二、病理生理

典型肌肉病理改变为细胞核内移，呈链状排列，肌细胞大小不一，呈镶嵌分布；肌原纤维往往向一侧退缩形成肌浆，肌细胞坏死和再生不明显。

三、临床表现

本病可发生于任何年龄，但多见于青春期后，男多于女。主要症状为肌无力、肌萎缩和肌强直。萎缩和无力表现为四肢不灵活，前臂及手部肌肉萎缩，下肢有足下垂及跨阈步态。萎缩还可发展至面肌、咬肌、颞肌和胸锁乳突肌，故病人面容瘦长，颧骨隆起，呈斧状脸，颈消瘦而稍前屈。部分病人可有讲话及吞咽困难。肌强直分布不如先天性肌强直那样广泛。

改变多限于上肢肌肉和舌肌。肌萎缩与肌强直之间并无明显的关系。大部分病人有白内障、多汗、秃发、基础代谢率下降、肺活量减少、消瘦、月经不调、阳痿、性欲下降和不孕等，尚可有胃肠道平滑肌功能障碍，部分病人智力衰退甚至痴呆。

（一）强直性肌营养不良症1型（MDI）

通常在30或40岁时出现症状，尽管儿童早期也可出现。男性多于女性且症状较重。主要症状是肌无力、肌萎缩和肌强直，前两种症状更突出。肌无力见于全身骨骼肌，前臂肌和手肌无力伴肌萎缩和肌强直，有足下垂及跨阈步态，行走困难，易跌倒；部分病人有构音障碍和吞咽困难。肌萎缩常累及面肌、咬肌、颞肌和胸锁乳突肌，病人面容瘦长，颧骨隆起，呈斧状脸，颈部瘦长稍前屈。肌强直常在肌萎缩前数年或同时发生，分布不如先天性肌强直广泛，仅限于上肢肌、面肌和舌肌。检查可证明肌强直存在，如患者持续握拳后不能立即将手松开，需重复数次后才能放松；用力闭眼后不能立即睁眼，咀嚼时不能张口等。受叩击肌肉呈持续收缩，局部有肌球形成，多见于前臂和手部伸肌，持续数秒后恢复原状，此体征对诊断本病有重要价值。

（二）强直型肌营养不良症2型（MD2）

偶有患者临床表现与强直应肌营养不良症类似，但无肌强直性蛋白激酶基因重复性扩增。临床特征与MD1相似，表现为肢体远端肌、面肌、胸锁乳突肌的显著的肌无力和肌萎缩，伴肌强直，也可有白内障、额秃、睾丸萎缩、糖尿病、心脏异常和智力异常等。

（三）近端肌强直性肌病

表现肌强直、近端为主肌无力和白内障，病程不如MD1严重，也曾报道肌肉严重受累并有听力丧失的变异型。

四、辅助检查

（一）肌电图

出现典型肌强直放电，受累肌肉出现连续高频强直波逐渐衰减，肌电图扬声器发出一种类似俯冲轰炸机或链锯样声音；67%的患者运动单位时限缩短，48%有多相波。心电图常可发现传导阻滞及心律失常。

（二）血液检查

血清CK和LDH等肌酶滴度或轻度增高。

（三）活检

肌活检显示轻度非特异性肌源性损害。

（四）基因检测

基因检测具有特异性，患者染色体19q13.3位点DMPK基因CTG三核苷酸序列异常重复扩增超过100（正常人为5～40），重复数目与症状严重性相关。

五、诊断与鉴别诊断

（一）诊断

根据中青年起病的特征性肌无力、肌萎缩和肌强直症状，主要累及四肢远端肌、头面部肌和胸锁乳突肌；体检可见肌强直，叩击出现肌球；肌电图表现为典型肌强直放电；

DNA分析出现异常CTG重复扩增等。

（二）鉴别诊断

临床需要与其他类型肌强直鉴别。

1. 先天性肌强直（congenital myotonia） Thomsen（1876）描述了他本人及其家族的四代患者，又称为Thomsen病。通常为常染色体显性遗传病，与7q35染色体突变有关。通常自出生就存在全身性肌强直，不伴肌无力和肌萎缩，但至儿童早期症状才进展，成年期趋于稳定。肌强直表现与强直性肌肉营养不良相似，寒冷和静止不动时肌肉僵硬可加重，活动可缓解。肌肉假性肥大是很突出的征象，全身肌肉肥大貌似运动员，叩击肌肉出现局部凹陷或肌球症；有时可出现精神症状，如易激动、情绪低落、孤僻、抑郁及强迫观念等。肌电图呈典型肌强直电位。一种晚发常染色体隐性遗传型（Becker病）伴远端轻度肌无力和肌萎缩，也定位于7q35染色体。

2. 先天性副肌强直 幼年起病，肌强直较轻，无肌萎缩，肌肥大不明显。

六、治疗

本病无有效的治疗方法，临床多采用对症治疗。

肌强直可用膜系稳定药治疗，能促进钠泵活动，降低膜内钠离子浓度，提高静息电位，改善肌强直状态。例如：硫酸奎宁，300～400 mg，3次/d；普鲁卡因胺0.5～1 g，4次/d；甲妥英0.1 g，3次/d；强直性肌营养不良可能首选苯妥英，因其他药物对心脏传导有不良影响。

肌无力尚无治疗方法，肌萎缩可试用苯丙诺龙治疗，加强蛋白合成代谢；灵芝制剂有一定的疗效。

康复疗法对保持肌肉功能有益，成年患者应定时检查心电图和眼疾。

七、安全提示

（一）患者禁忌或禁服的药物

1. 庆大霉素、链霉素、卡那霉素、新霉素、四环素、土霉素、杆菌素、多黏菌素。

2. 非那根、安定、吗啡、乙醚、普鲁卡因（慎用）。

3. 奎宁、奎尼丁、普鲁卡因酰胺。

4. 箭毒、琥珀酰胆碱、氯化氨酰胆碱。

5. 蟾蜍及其中成药丸：六神丸、喉症丸等。

6. 性味寒凉的中药。

（二）日常生活保健

1. 起居有常 首先要安排好一日生活秩序，按时睡眠，按时起床，不要熬夜，要劳逸结合。

2. 避风寒、防感冒 肌无力、肌萎缩等患者抵抗力较差，伤风感冒不仅会促使疾病复发或加重，还会进一步降低机体对疾病的抵抗力。

3. 饮食有节　痿证的病机与脾气亏虚关系密切，故调节饮食更为严重，不能过饥或过饱，应有规律、有节度，同时各种营养要调配恰当，不能偏食。

4. 适量运动　锻炼身体增强体质，但不能运动过量。病情较重的病人或长期卧床不起的病人，应给予适当的按摩，防止褥疮的产生。

5. 良好的心态与康复的信心　鼓励病人保持积极乐观的治疗态度，减轻病人的心理负担，避免精神刺激和过度脑力（体力）劳累。

6. 防止感染　生活要有规律。饮食方面应多食富含高蛋白的食物，如鸡、鸭、鱼、瘦肉、豆腐、黄豆、鸡蛋、植物蛋白与动物蛋白以及新鲜蔬菜水果，营养搭配对病人来讲非常重要，注意食物的易消化性。

第六节　先天性肌强直

先天性肌强直又称为Thomsen病，是以肌强直和肌肥大为主要临床表现的一种遗传性肌病。分为常染色体显性遗传和隐性遗传两型，多见于肢体近端肌肉、眼睑和舌。

一、病因

目前认为本病是一种骨骼肌离子通道病，系因位于染色体7q32部位编码该离子通道的基因突变所致。先天性肌强直发病率为（0.3～0.6）/10万，即全国有3 000～6 000例患者。常见有2种遗传类型，即常染色体显性遗传的Thomsen病和常染色体隐性遗传的Becker病。

二、临床表现

（一）该疾病多呈显性遗传

亦见隐性遗传或散发病例。症状常在出生后存在，至青春期较显著，可能出生就存在全身性肌强直，不伴肌无力和肌萎缩，至儿童早期症状才进展，成年期趋于稳定。主要表现为肌肉强力收缩后不能立即松弛，如用力握拳后需较长时间才能松开；发笑后表情肌不能立即收住，常引起他人诧异不解；咀嚼后张口不能；用力闭眼如打喷嚏时，可产生痉挛、迈步困难等症状。有些病例在久坐后不能立即站起、登楼困难；静立后不能起步，夜间起床时起步困难；严重者跌倒时不能用手支撑，状如门板样倾倒，偶因突然响声或惊吓引起全身强直及跌倒。肌强直累及全身骨骼肌，下肢明显，行走或奔跑受限，病人步态蹒跚或跌倒。

（二）Ⅱ型肌强直

肌强直发作时伴肌肉疼痛者称Ⅱ型肌强直。先天性肌强直病多见于肢体近端肌肉、眼睑和舌，先出现肌强直，后出现肌无力。叩击肌肉局部出现强直，可见肌球，无肌肉萎缩。

病程经过良好，并无肌肉萎缩，病程经过良好。肌肉假性肥大是突出征象，帐篷形上唇状如"挑剔嘴"，可有不同程度的吮吸、吞咽困难。若腭肌无力，可发生支气管误吸。下颌张开，构成特征性面容，新生儿或儿童可以通过诊断认定本病。常有不能坐起，开始学走路时腿部僵硬，哭过或打喷嚏后睁眼缓慢，膈肌、肋间肌无力和肺发育不成熟可引起呼吸困难等症状。

（三）其他受累部位

部分病例可出现眼外肌痉挛产生斜视。反复多次活动后症状可减轻，并能恢复正常活动。若尿道括约肌受累，则可出现排尿困难。有时出现精神症状，如易激动、情绪低落、孤僻等。平滑肌和心肌不受累，智力正常。

三、检查

（一）肌电图检查

出现肌强直电位，插入电位延长，扬声器发出轰炸机俯冲般或蛙鸣般声响。肌肉活组织检查示肌纤维肥大、核中心移位、横纹欠清。受累肌易发生中央成核作用，增大的肌纤维含较多正常结构的肌原纤维。电镜观察未发现显著形态学改变。血清肌酶正常。肌电图检查时显示肌强直反应，即在通电中肌肉持续收缩，停电后徐徐缓解，出现肌强直放电。肌电图呈典型的肌强直电位，婴儿早期肌电图可见肌强直放电。

（二）心电图检查

约1/3的本病患者有心电图改变，可呈高血钾改变。

（三）产前诊断

本病产前诊断可行羊水或绒毛膜、绒毛组织活检，检测CTG重复序列，但不能预见伴扩增突变的胎儿是先天型或其他类型的强直性肌营养不良。

（四）特殊试验

可根据遇冷出现肌强直以及肌无力，活动后反而加重等临床特征予以诊断，若诊断有困难时可做下列特殊试验：

1. 冷水诱发实验　将手及前臂浸入11～13℃冷水数分钟至40分钟，可诱发肌强直及肌无力。

2. 钾负荷试验　让疑诊者口服氯化钾后，看能否诱发明显的肌无力。钾盐诱发的无力一般在1小时内达高峰，1.5小时恢复正常，钾盐应从小量开始，避免心律失常。

（五）其他

血、尿、便常规检查正常，血清肌酸磷酸激酶正常。

四、诊断

肌电图示肌强直样电位，插入电位延长，扬声器出现轰炸机俯冲般或蛙鸣样特征性声响。

婴儿期或儿童期开始出现肌收缩后强直性痉挛，全身骨骼肌均受累；反复运动后症状可减轻，伴肌肥大，但肌萎缩、肌无力可不明显；动作笨拙，起动困难，寒冷不加重肌强直。

叩击肌腹出现叩击性肌强直等，以及肌电图发现，可进行诊断。

五、治疗

本病目前尚无根治的方法，只能针对其肌强直症状进行对症治疗。由于相当一部分轻症患者能适应肌强直状态，对日常生活影响不大，因此无须特殊治疗。对严重肌强直病例，已影响生活和工作时可给予药物治疗；常显遗传病人在病程中通常无明显加重。常隐遗传者可缓慢加重，并可伴有一过性肌无力。

先天性肌强直与强直性肌营养不良的治疗原则相同，对局麻药、抗心律失常药反应较好，这类药物主要对钠通道起抑制作用，对氯通道的作用尚不清楚。美西律是首选药物。

先天性新生儿肌强直者应注意喂养，避免吸入性肺炎。副肌强直患者应注意保暖，避免在寒冷环境工作。服药过程中应注意药物的副反应，需定期检查血象、心电图等。乙酰唑胺、卡马西平、氯硝西泮也有一定疗效，中等剂量皮质激素可减轻肌强直。

第七节　风湿性舞蹈病

风湿性舞蹈病又称小舞蹈病（chorea minor）、Sydenham舞蹈病（Sydenham's chorea），1864年由Thomas Sydenham首先描述。常发生于链球菌感染后，为急性风湿热的神经系统症状。病变主要影响大脑皮质、基底节及小脑，由锥体外功能失调所致。临床表现为面、手和足快速舞蹈样不自主运动，伴肌张力降低、肌力减弱及精神症状。本病多见于儿童和青少年。尤以5～15岁女性多见。青年期后发病率迅速下降，偶有成年妇女发病，主要为孕妇。脑炎、白喉、水痘、麻疹、百日咳等感染以及系统性红斑狼疮和一氧化碳中毒等偶可引起本病。

一、原因与发病机制

本病被认为是由A组β溶血型链球菌感染引起的自身免疫反应所致。部分患儿咽拭子培养A组溶血型链球菌阳性；血和脑脊液中可查到抗神经元抗体，该抗体与尾状核、丘脑底核及其他部位的神经元上的抗原结合。血清中的抗神经元抗体滴度随着舞蹈症的好转而降低，随着病情加重而升高。这些资料提示，机体针对链球菌感染的免疫应答反应中产生的抗体，与某种未知基底节神经元抗原存在交叉反应，引起免疫炎性反应而致病。

二、病理生理

病理改变主要为黑质、纹状体、丘脑底核、小脑齿状核，以及大脑皮质充血、水肿、炎性细胞浸润和神经细胞弥漫性变性，有的病例出现散在动脉炎、点状出血，有时脑组织可呈现栓塞性小梗死。软脑膜可有轻度炎性改变，血管周围有少量淋巴细胞浸润。90%尸解病例发现有风湿性心脏病。

三、临床表现

（一）多见于5~15岁，男女之比约为1∶3，无季节、种族差异

病前常有上呼吸道感染、咽喉炎等A组β溶血性链球菌感染史。多数为亚急性起病，少数可急性起病。

（二）舞蹈样症状

可以是全身性，也可以是一侧较重，主要累及面部和肢体远端。表现为挤眉、弄眼、噘嘴、吐舌、扮鬼脸，上肢各关节交替伸屈、内收，下肢步态颠簸；精神紧张时加重，睡眠时消失。患儿可能会用有意识地主动运动去掩盖不自主运动。不自主舞蹈样动作可干扰随意运动，导致步态笨拙、持物跌落、动作不稳、暴发性言语。舞蹈症常在发病2~4周内加重，3~6个月内自发缓解。约20%的患儿会复发，通常在2年内。少数在初次发病十年后再次出现轻微的舞蹈症。

（三）肌张力低下和肌无力

可有明显的肌张力减低和肌无力。当患儿举臂过头时，手掌旋前（旋前肌征）。检查者请患儿紧握检查者的示指、中指时能感到患儿手的紧握程度不恒定，时紧时松，称为挤奶妇手法（milkmaid grip）或盈亏征（wax-waning sign）。有时肌无力可以是本病的突出征象，以致患儿在急性期不得不卧床。

（四）精神障碍

患儿常伴某些精神症状，如焦虑、抑郁、情绪不稳、激惹、注意力下降、偏执—强迫行为等。有时精神症状先于舞蹈症出现。

（五）其他

约1/3患儿可伴其他急性风湿热表现，如低热、关节炎、心瓣膜炎、风湿结节等。

四、辅助检查

（一）血清学检查

白细胞增多，血沉加快，C反应蛋白效价升高，抗链球菌溶血素"O"滴度增加。由于本病多发生在链球菌感染后2~3个月，甚至6~8个月，故不少患儿发生舞蹈样动作时链球

菌检查常为阴性。免疫功能检查可见IgG、IgM、IgA增高。

（二）咽拭子培养

可检出A组溶血性链球菌。

（三）脑电图

为轻度弥漫性慢活动，无特异性。

（四）影像学检查

多数患儿的颅脑CT显示尾状核区低密度灶及水肿。MRI显示尾状核、壳核、苍白球增大，T2加权像信号增强，随临床好转而消退。PET显示纹状体高代谢改变。

五、诊断与鉴别诊断

主要依据儿童或青少年起病，有风湿热或链球菌感染史，亚急性或急性起病的舞蹈症，伴肌张力低下、肌无力和（或）精神症状。合并其他风湿热表现及自限性病程可进一步支持诊断。

无风湿热或链球菌感染史，单独出现的风湿性舞蹈病（小舞蹈病）应与其他原因引起的舞蹈症鉴别，如少年型亨廷顿病、神经棘红细胞增多症、肝豆状核变性，以及各种原因（药物、感染、脑缺氧、核黄疸）引起的症状性舞蹈病。还需与其他疾病的类似症状，如抽动症、扭转痉挛鉴别。与其他病因舞蹈病及类似症状疾病鉴别要点：

（一）习惯性痉挛

也称习惯性动作，多见于儿童，无风湿病典型症状。特点是动作刻板式重复，局限于同一块肌肉或肌群，无肌力、肌张力异常及共济失调等。

（二）先天性舞蹈病

舞蹈样动作可作为脑瘫的一种表现形式，多在2岁前发病，较小舞蹈病发病早，常伴智能障碍、震颤和痉挛性瘫痪等。

（三）抽动秽语综合征（Tourette syndrome）

见于儿童，表现为快速、刻板的反复不规则多发性肌肉抽动，常累及头面部、颈肌群和咽喉肌，还有发怪声或吐脏话。

（四）Huntington舞蹈病

多见于中年以上，除舞蹈动作，常有遗传史和痴呆，少数儿童期发病者多伴肌强直。

（五）扭转痉挛

常见于儿童期，有时较快速的扭转痉挛动作可被误认为舞蹈样运动。儿童期扭转痉挛常持续存在，无自限性，肢体扭动时肌张力增高，停止时正常。

（六）肝豆状核变性

有家族遗传史，为常染色体隐性遗传，多在青少年时起病，起病缓慢，进行性加重虽也可表现有舞蹈样不自主动作，往往伴有震颤，肌张力增高。角膜K-F环阳性以及血清铜蓝蛋白、血清铜均降低，尿铜增高，青霉胺治疗有效等可资鉴别。

六、治疗

（一）运动症状的治疗

对舞蹈症状可用地西泮5 mg、硝西泮7.5 mg或丁苯那嗪（tetrabenazine）25 mg，每口2~3次日服；氯丙嗪12.5~25 mg，每日2~3次；亦可用氟哌啶醇0.5~1 mg，每日2~3次。后两种药物易诱发锥体外系不良反应，需注意观察，一旦发生，需减少剂量。

（二）精神症状的治疗

主要为对症治疗。

（三）抗感染治疗

在确诊本病后，无论病症轻重，均需应用抗链球菌治疗，目的在于最大限度地防止或减少小舞蹈病复发及避免心肌炎、心瓣膜病的发生。一般应用青霉素80万U肌注，2次/日，1~2周为一疗程。以后可给予长效青霉素120万U肌注，每月1次。如果不能使用青霉素，可改用其他链球菌敏感的抗生素，如头孢类。

（四）免疫疗法

患儿患病期间体内有抗神经元抗体，故目前仍然认为尽早采用免疫治疗。可应用糖皮质激素，用血浆置换、免疫球蛋白静脉注射治疗本病，可缩短病程、减轻症状。

七、护理

急性期应注意卧床休息，生活规律，保证充足睡眠，保持心情舒畅。选择清淡饮食、避免食用辛辣、煎炸、油腻食物。服用糖皮质激素期间尽量少吃海鲜、牛羊肉等。有精神症状时需要家人陪护，防止意外事故发生。

八、预后

本病为自限性，即使不经治疗，3~6个月后也可自行缓解，适当治疗可缩短病程。约1/4患儿可复发。

九、预防

由于本病发病与链球菌感染后引发的自身免疫反应有关，因此积极锻炼身体，增强易患群体健康体质、提高免疫力，可减少或消除链球菌在中小学及高中等易患人群的感染，从而减少小舞蹈病的发病率，对如果出现咽喉部或皮肤链球菌感染者应积极给予抗感染治疗。

第八节　吉兰-巴雷综合征

　　格林-巴利综合征（Guillain-Barre syndrome，GBS）是以周围神经和神经根的脱髓鞘病变及小血管炎性细胞浸润为病理特点的自身免疫性周围神经病，经典型的GBS称为急性炎症性脱髓鞘性多发性神经病（acute inflammatory demyelinating polyneurithy，AIDP），临床表现为急性对称性弛缓性肢体瘫痪。

一、流行病学

　　GBS的年发病率为（0.6～1.9）/10万，男性略高于女性，各年龄组均可发病。欧美发病年龄有双峰现象，即16～25岁和45～60岁出现两个高峰。我国目前尚无大规模的流行病学资料，临床上似乎以儿童和青壮年多见。国外一般认为本病无明显季节性，我国GBS发病似有地区和季节流行趋势。20世纪后期，我国河北与河南交界带的农村，多在夏、秋季节有数年一次的流行趋势。

二、病因

　　病因尚未充分阐明。约70%的GBS患者发病前8周内有前驱感染史，通常见于病前1～2周，少数病人有手术史或疫苗接种史。空肠弯曲菌（CJ）感染最常见，约占30%，腹泻为前驱症状的GBS患者CJ感染率高达85%，常与急性运动轴索型神经病（AMAN）有关。CJ感染潜伏期为24～72小时，腹泻初为水样便，以后出现脓血便，高峰期24～48小时，1周左右恢复。患者常在腹泻停止后发病，约50%的CJ肠炎患者腹泻2周后就不能分离出细菌。

　　巨细胞病毒（CMV）感染与严重感觉型GBS有关，患者多较年轻，发病症状严重，常出现呼吸肌麻痹；脑神经及感觉受累多见，与GM2抗体关系密切，抗CMV的IgM抗体和冷凝集抗体滴度增高。观察发现，CMV感染的GBS有群发现象。发生于传染性单核细胞增多症发病前后的GBS常伴EB病毒感染。肺炎支原体（MP）感染的GBS患者年龄较轻。乙型肝炎病毒（HBV）感染患者GBS发生率显著高于非HBV感染组。另外，亦有人类免疫缺陷病毒（HIV）及Lyme病的报道。

三、发病机制

　　目前认为，GBS是一种自身免疫性疾病。分子模拟学说认为，病原体某些成分的结构与周围神经的组分相似，机体发生错误的免疫识别，自身免疫性T细胞及自身抗体对周围神经组分进行免疫攻击，导致周围神经脱髓鞘。实验性自身免疫性神经炎（experimental autoimmune neuritis，EAN）动物模型证实，将EAN大鼠抗原特异性T细胞被动转移给健康Lewis大鼠，经4～5日潜伏期可发生EAN，转移少量T细胞可见轻微脱髓鞘，转移大量T细胞可见广泛轴索变性，可能由于继发于严重炎症反应及神经水肿的"旁观者效应"，从而导致严重瘫痪。EAN与脱髓鞘病变为主的AIDP相似，与轴索变性为主的AMAN不同，病变严重程度与诱发因子引起免疫反应强度有关。巨噬细胞表面Fc受体可使巨噬细胞通过特异性结合抗体与靶细胞结合并损害之，是抗体介导免疫损害的典型过程，导致GBS脱髓鞘及单核细胞浸润典型的病理改变。

GBS是自限性疾病，抑制性T细胞可能对疾病恢复起作用，抑制性细胞因子在EAN恢复期占主导地位，用于EAN治疗可减轻病情。巨噬细胞或Schwann细胞释放的前列腺素E也有免疫抑制作用，自身反应性T细胞通过细胞凋亡可终止免疫反应。

四、病理

GBS典型的病理改变为血管周围的炎性细胞浸润，合并节段性脱髓鞘，以及不同程度的沃勒变性。GBS有两种病理学理论，一种理论认为脱髓鞘主要是由神经水肿所致，而另一种理论则认为是由于神经内膜炎性细胞浸润所致。AIDP病变在镜下可见周围神经节段性脱髓鞘，血管周围淋巴细胞、巨噬细胞浸润并形成血管鞘，严重病例可见多形核细胞浸润。病变见于脑神经，脊神经前、后根，后根神经节及周围神经等，运动及感觉神经同样受损，交感神经链及神经节也可受累，不同病例受损神经不同可能是GBS症状和电生理类型多样性的原因。前角细胞或脑神经运动核可见不同程度肿胀、染色质溶解，程度取决于轴索损伤部位和程度，如轴索变性靠近神经细胞可引起细胞死亡。后角细胞病变较前角细胞轻，严重轴索变性肌肉病理呈神经源性肌萎缩。免疫组化光镜偶可发现周围神经IgM、IgG及补体C3沉积，可证实GBS和EAN急性期巨噬细胞及胶质细胞的HLA和黏附分子表达。电镜可见血管周围巨噬细胞"撕开"髓鞘和吞饮髓鞘过程，AIDP轴索保持完整，髓鞘与轴索间无免疫细胞。

五、临床表现

多数患者起病前1~4周可有胃肠道或呼吸道感染症状或疫苗接种史。急性或亚急性起病；首发症状为肌无力，多于数日至2周发展至高峰，常见类型为上升性麻痹，首先出现对称性两腿无力，典型者在数小时或短短数天后肌无力从下肢上升至躯干、上肢。下肢较上肢更易受累，肢体呈弛缓性瘫痪，腱反射降低或消失，通常在发病早期数天内患者即出现腱反射消失，部分患者有轻度肌萎缩，长期卧床可出现失用性肌萎缩。除极少数复发病例，所有类型AIDP患者均呈单相病程，多在发病4周时肌无力开始恢复。

感觉障碍一般比运动障碍轻，表现为肢体远端感觉异常，如烧灼、麻木、刺痛和不适感等，以及手套袜子样感觉减退，可先于瘫痪或与之同时出现，也可无感觉障碍。约30%的患者可有肌痛，尤其是腓肠肌的压痛。约50%的患者出现双侧面瘫。后组脑神经也常受累，造成延髓支配的肌肉无力，并导致清除分泌物及维持气道通畅困难。自主神经症状常见皮肤潮红、发作性面部发红、出汗增多、心动过速、手足肿胀及营养障碍等；交感神经受损出现Horner征、体温调节障碍、胃扩张和肠梗阻等；膀胱功能障碍通常仅发生于严重病例，且一般为一过性。

六、临床分型

根据临床表现、病理及电生理表现，将GBS分为以下类型：

（一）急性炎性脱髓鞘性多发神经病（AIDP）

是GBS中最常见的类型，也称经典型GBS，主要病变为多发神经病和周围神经节段性脱髓鞘。

（二）急性运动轴索性神经病（acute motor axonal neuropathy，AMAN）

AMAN以广泛的运动脑神经纤维和脊神经前根及运动纤维轴索病变为主。

（三）急性运动感觉轴索性神经病（acute motor sensory axonal neuropathy，AMSAN）

AMSAN以广泛神经根和周围神经的运动与感觉纤维的轴索变性为主。

（四）Miller Fisher 综合征（Miller–Fisher syndrome，MFS）

与经典GBS不同，以眼肌麻痹、共济失调和腱反射消失为主要临床特点。

（五）急性泛自主神经病（acute panautonomic neuropathy）

较少见，以自主神经受累为主。

（六）急性感觉神经病（acute sensory neuropathy，ASN）

少见，以感觉神经受累为主。

七、辅助检查

脑脊液出现蛋白—细胞分离现象是GBS的特征之一，即蛋白水平升高而细胞数正常；病初CSF蛋白正常，通常在第一周末蛋白水平升高，临床症状稳定后蛋白仍可继续升高，发病后3~6周达高峰，迁延不愈患者CSF蛋白可高达20 g/L，是神经根病变导致根袖吸收蛋白障碍。白细胞计数一般$<10 \times 10^6$/L。CSF及外周血可检出寡克隆带，但不完全相同，提示部分Ig为鞘内合成，说明此病与免疫相关。

神经传导速度（NCV）和肌电图检查有助于GBS诊断及确定原发性髓鞘损伤。发病早期可仅有F波或H反射延迟或消失，F波改变常代表神经近端或神经根损害，对GBS诊断有重要意义。电生理检查可见NCV减慢，近端潜伏期延长，波幅正常或轻度异常，提示脱髓鞘改变。NCV减慢出现于疾病早期。肌电图最初改变是运动单位动作电位（MUAP）降低，发病2~5周可见纤颤电位或正相波，6~10周近端纤颤电位明显，远端纤颤电位可持续数月。

八、诊断

2010年中国吉兰—巴雷综合征诊治指南
急性起病的、对称性的四肢弛缓性瘫痪，可伴有双侧第Ⅶ或Ⅸ、Ⅹ脑神经麻痹，CSF有蛋白细胞分离现象，神经电生理检查有神经传导速度的减慢即可诊断本病。

（一）AIDP诊断标准

1. 常有前驱感染史，呈急性起病，进行性加重，多在2周左右达高峰。

2. 对称性肢体和延髓支配肌肉、面部肌肉无力，重症者可有呼吸肌无力，四肢腱反射减低或消失。

3. 可伴轻度感觉异常和自主神经功能障碍。

4. 脑脊液出现蛋白—细胞分离现象。

5. 电生理检查提示远端运动神经传导潜伏期延长、传导速度减慢、F波异常、传导阻滞、异常波形离散等。

6. 病程有自限性。

（二）AMAN诊断标准

参考AIDP诊断标准，突出特点是神经电生理检查提示近乎纯运动神经受累，并以运动神经轴索损害明显。

（三）AMSAN诊断标准

参照AIDP诊断标准，突出特点是神经电生理检查提示感觉和运动神经轴索损害明显。

（四）MFS诊断标准

1. 急性起病，病情在数天内或数周内达到高峰。

2. 临床上以眼外肌瘫痪、共济失调和腱反射减低为主要症状，肢体肌力正常或轻度减退。

3. 脑脊液出现蛋白—细胞分离。

4. 病程呈自限性。

（五）急性泛自主神经病诊断标准

1. 急性发病，快速进展，多在2周左右达高峰。

2. 广泛的交感神经和副交感神经功能障碍，不伴或伴有轻微肢体无力和感觉异常。

3. 可出现脑脊液蛋白细胞分离现象。

4. 病程呈自限性。

5. 排除其他病因。

（六）ASN诊断标准

1. 急性起病，快速进展，多在2周左右达高峰。

2. 对称性肢体感觉异常。

3. 可有脑脊液蛋白—细胞分离现象。

4. 神经电生理检查提示感觉神经损害。

（5）病程有自限性。

（6）排除其他病因。

九、鉴别诊断

（一）脊髓灰质炎

本病是在世界上已宣布消灭的中枢神经系统的病毒感染的传染病，主要侵犯脊髓前角运动神经元，重症病例亦可有四肢瘫痪或呼吸肌瘫痪。但此病与GBS不同：瘫痪多呈不对称性，或只侵犯某一肢或某一肌群；无感觉异常表现；无CSF蛋白细胞分离现象；神经电生理检查无周围神经损害表现。

（二）周期性瘫痪

为遗传因素引起骨骼肌钠通道蛋白的a亚单位突变所致的钾离子转运异常，表现为四肢肌肉的发作性、弛缓性瘫痪。发作时伴有血清钾的改变及其相应的心电图异常（U波），低钾型最常见。

（三）卟啉病

是卟啉代谢障碍引起的疾病，亦可表现为运动损害为主的多神经病，急性发作，女性患者多见，常伴有腹痛。患者的尿液在日晒后呈紫色。除周围神经病外，病人尚可有头痛、癫痫发作、精神症状（特别是谵妄）。血卟啉及尿卟啉检查为阳性。

第十四章　其他儿童疾病

第一节　亚历山大病

亚历山大病是一种少见的非家族性白质脑病，典型病例表现为以额叶为主的白质异常和巨脑。脑内存在Rosenthal纤维是确诊亚历山大病的组织学前提。

一、病因与发病机制

亚历山大病的病因仍不十分清楚，但有关RF的研究很多。1990年，Bettica等在超微免疫定位研究中证实RF对胶质纤维酸性蛋白有免疫反应，而胶质纤维酸性蛋白是星形细胞中间丝的主要成分。RF含有两种小的应激蛋白（aB-晶体蛋白、热休克蛋白27），其中aB-晶体蛋白已经能从RF中分离、纯化出来，可能是RF的一种主要成分。1993年，I waki发现缺氧能导致这种aB-晶体蛋白升高，在破碎红纤维中这种蛋白也升高，因此认为本病与线粒体功能有关。

1982年，Horoupian发现将镍丝置入鼠脑可制出RF的实验模型，但他未能明确RF的形成机制。1996年，把人类神经胶质纤维酸性蛋白的基因插入到鼠模型中，导致了神经胶质蛋白的过度表达，鼠的中枢神经系统出现了广泛分布的RF，鼠于出生后第10天死亡，这种转基因鼠成为亚历山大病的模型，探讨了RF的形成机制有关本病明确的病因与发病机制还有待于进一步的深入研究。

二、临床表现

（一）婴儿型

目前为最常见类型。症状通常在出生后1～2年发病，病程多在2～3年，罕见病例可以存活到十几岁。典型症状为发育迟缓、巨脑畸形和癫痫，接下来出现精神运动性迟滞、痉挛和四肢瘫。婴儿通常没有反应，不会学笑，头围渐进性增大，出生后6～18个月头围通常超过正常的98%。头失去控制，偶尔患儿出生时就有巨脑畸形，但也有罕见病例因为颅缝已闭合不出现巨头。此外，部分患儿合并梗阻性脑积水，原因可能为室管膜下出现罗森塔纤维（Rosenthal fibers，RF）导致脑室系统狭窄、闭塞影响脑脊液流通所致。

（二）少年型

比婴儿型少见。发病年龄为6岁至十几岁，可存活十年或更长。不同之处在于主要为脑干受累的症状，如假性延髓性麻痹（吞咽困难、饮水呛咳和构音不清）、眼睑下垂、眼球震颤和面瘫，也可出现全身痉挛、无力，不出现巨头，智能可以不受损或表现为缓慢进行性下降。

（三）成年型

罕见，临床表现类似多发性硬化或少年型亚历山大病，但发病年龄较晚，以刚成年的患者居多。

亚历山大病多为散发，多没有家族史。Wohlwill（1959）和Klein（1988）等报道，婴儿型亚历山大病同胞兄弟姐妹中有患病者，推测可能为常染色体隐性遗传所致；Howard等（1993）报道1例家族成年型亚历山大病，可能为常染色体显性遗传。

三、诊断标准

以下5条标准中符合4条即可确诊：①以额叶为主的广泛脑白质异常；②脑室周缘在T1加权像为高信号，而在T2加权像为低信号；③基底节和丘脑异常；④脑干异常，特别累及了中脑和延髓；⑤一个或多个结构（包括脑室周缘，额叶白质、视交叉、穹隆、基底节、丘脑、齿状核和脑干）的对比强化。

四、治疗

目前，对任何一型亚历山大病都无特效治疗。营养、抗感染和抗癫痫等各种支持、对症治疗对病人都有效。

第二节　周期性瘫痪

周期性瘫痪是指一组以反复发作性的骨骼肌弛缓性瘫痪为主要表现的疾病，发作时大多伴有血清钾离子浓度水平的异常改变，根据血清钾浓度的变化分为低钾型、正常血钾型和高钾型三种。临床上以低钾型周期性瘫痪占绝大多数，正常血钾型和高钾型周期性瘫痪少见。

一、病因

按病因可分为原发性和继发性两类。原发性系指发病机制尚不明了和具有遗传性者；继发性则是继发于其他疾病引起的血钾改变者，见于甲状腺功能亢进、原发性醛固酮增多症、17α-羟化酶缺乏、钡剂中毒、摄食甘草酸制剂及滥用甲状腺激素等。

二、临床表现

（一）低血钾型周期性瘫痪

任何年龄均可发病，儿童早期至40岁发病居多，可早至4岁，晚至60岁。男性多于女性，随年龄增长而发病次数减少。饱餐（尤其是碳水化合物进食过多）、酗酒、剧烈运动、过劳、寒冷或情绪紧张或小睡后等均可诱发。

典型发作多见于夜间或清晨醒来时，数小时达到高峰，表现为四肢及躯干弛缓性瘫痪，四肢肌受累早且重。程度可轻可重，肌无力常由双下肢开始，后延及双上肢，两侧对称，以近端较重；肌张力减低，腱反射减弱或消失。患者神志清醒，构音正常，头面部肌肉很少受累，尿便功能正常。严重病例可累及膈肌、呼吸肌、心肌等，甚至可造成死亡。发作一般持续6~24小时，或1~2天，个别病例可持续数日。先受累的肌肉往往先恢复。发作间期一切正常；发作频率不等，可数周或数月1次，个别病例发作频繁，甚至每天均有发作，也有数年发作1次或终生仅发作1次者。随年龄增长发病频率逐渐减低，直至停发。若并发肾上腺肿瘤和甲状腺功能亢进者，则发作常较频繁。发作后可有持续数天的受累肌肉疼痛及强直，还可伴有多尿、大汗。频繁发作者可有下肢近端持久性肌无力和局限性肌萎缩。

非典型病例可表现为单肢或某些肌群的肌无力，双臂瘫痪不能举臂，习惯性动作时短暂无力，日常短暂发作与暴露于寒冷有关。有些患者早年有畸形足，中年时发展为慢性进行性近端肌病，伴有肌纤维空泡、变性及肌病性动作电位。

（二）高血钾型周期性瘫痪

较少见，主要见于北欧国家，多为常染色体显性遗传，婴幼儿期至童年期（10岁前）起病，常因饥饿、寒冷、感染、妊娠、剧烈运动或服钾盐诱发，白天发病。发作期钾离子自肌肉进入血浆，因而血钾升高，可达5~6 mmol/L。无力症状也以下肢近端较重，部分患者发作时可伴有强直体征。如累及颜面和手部，出现面部"强直"，眼半合，手肌僵硬，手指屈曲和外展。发作持续时间较短，不足1小时，每次发作后轻微无力可持续1~2日，发作频率可从一日多次到一年一次。进食、一般活动、静注钙剂、胰岛素或肾上腺素均可终止发作。某些反复发作的患者可遗留肢体近端肌永久性无力和失用，事先给予能增加钾排泄的醋氮酰胺及双氢克尿塞等利尿剂可预防发作。

（三）正常血钾型周期性瘫痪

又称钠反应性正常血钾型周期性瘫痪，很少见，为常染色体显性遗传，与高钾型周期性瘫痪有相同的基因突变。在10岁以前发病，诱因与低钾性周期性瘫痪相似。发作前常有极度嗜盐、烦渴等表现。主要症状是发作性肌无力，严重者发音不清和呼吸困难。临床表现类似低血钾周期性瘫痪，但持续时间多在10天以上；又类似高血钾型周期性瘫痪，给予钾盐可诱发。与二者不同之处为发作期间血钾浓度正常，发作时应用大量生理盐水静脉滴注可使瘫痪恢复，若减少食盐量可诱致临床发作。

三、辅助检查

（一）血清钾检查

低血钾周期性瘫痪，发病时血清钾降低，常低于3.5 mmol/L；高血钾型周期性瘫痪，发病时血清钾升高，可达5~6 mmol/L；正常血钾型周期性瘫痪发作期血钾正常。

（二）心电图检查

低血钾型周期性瘫痪发作时，心电图常有低血钾改变，如P–R间期、QRS丛和Q–T间期延长、S–T段下降、T波低平、U波明显且常与T波融合，其低钾的表现常比血清钾降低为早。高血钾型周期性瘫痪发作时，心电图的改变起初是T波增高，QT间期延长，以后逐渐出现R波降低、S波增深、ST段下降、P–R间期及QRS时间延长。

四、诊断

根据患者间歇性肌无力发作的特点，结合发作时腱反射、血清钾浓度及心电图改变，一般不难做出诊断。但需要注意的是，低钾性周期性瘫痪要明确是原发性的还是继发性的，针对病因进行治疗是关键。

五、治疗

（一）低钾型周期性瘫痪

发作时成人应一次口服或鼻饲氯化钾。对有呼吸肌麻痹者，应及时给予人工呼吸、吸痰、给氧。心律失常者可应用10%氯化钾、胰岛素加入5%葡萄糖液静脉滴注，但禁用洋地黄类药物。发作间歇期的治疗：发作较频繁者，可长期口服氯化钾每晚睡前服用。如合并甲状腺功能亢进或肾上腺皮质肿物，应进行相应的药物或手术治疗。应警惕个别患者仍有心律不齐，治疗困难，并且可因室性心动过速猝死。平时应避免过劳、过饱和受寒等诱因。

（二）高钾型周期性瘫痪

轻度发作通常不需要治疗，较严重发作时可选用：①10%葡萄糖酸钙或者氯化钙10～20 mL静脉滴注。②胰岛素10～20 U加入10%葡萄糖溶液500 mL静脉滴注。③4%碳酸氢钠溶液静脉滴注。④氢氯噻嗪或呋塞米排钾治疗。

间歇期应控制钾盐的摄入，主要是控制易被忽视的钾来源，如钾盐青霉素及一周以上的库存血等。平时经常摄食高盐、高碳水化合物饮食。

（三）正常血钾型周期性瘫痪

发作期可用生理盐水或5%葡萄糖盐水静脉滴注，并尽量服用食盐，服用排钾保钠类药物如醋氮酰胺或糖皮质激素。排钾过多又可从本型转化为低钾型周期性瘫痪，应引起重视。平时应服用高盐高糖饮食，发作频繁者可适当服用排钾保钠类药物，以预防或减少其发作。

六、预防

（一）低钾型周期性瘫痪

应避免各种诱发因素，如受冷、饱餐大量碳水化合物等。发作较频繁者，于间歇期服用乙酰唑胺（每天2～4次）或安体舒通（每日4次）可预防发病。低钠高钾饮食或每日服用氯化钾也有助于减少发作。对于继发性周期性瘫痪的患者，去除原发病是最好的预防。

（二）高钾型周期性瘫痪

发作频繁者，于间歇期给予高碳水化合物饮食，服用乙酰唑胺（每天2～4次），氢氯噻嗪（每日2～3次）或二氯苯二磺胺，预防发作。

（三）正常血钾型周期性瘫痪

应避免各种诱发因素，如受冷、饱餐大量碳水化合物等。极度嗜盐患者如限制食盐摄入量或者给予钾盐后可诱发，应注意避免。部分患者间歇期给予乙酰唑胺（每天2～4次）或者小剂量糖皮质激素可预防发作。

第三节　婴儿痉挛症

婴儿痉挛症发生在出生后几天到30个月，半岁前是发病高峰。由于婴儿整天在床上或襁褓中，年轻的妈妈缺乏经验，容易麻痹大意，将发作误认为由于孩子饥饿、排便、排尿或身体不适引起。痉挛停止后，可遗留神经损伤症状和体征，如语言障碍、部分失明、斜视、肢体瘫痪，或有其他类型癫痫发作。本病死亡率为13%，90%以上的患儿智能低下。因此，认清疾病，及时予以控制是非常重要的。

一、病因

（一）产伤

是婴幼儿症状性癫痫的常见原因，造成产伤的原因有产钳助产、胎头吸引器吸引、头盆不称、胎位异常、胎儿过大、产程过长、初产妇年龄过大等。

（二）先天性疾病

如脑畸形、脑积水、染色体异常、脑发育不全、脑发育迟缓、脑萎缩等。

（三）胎儿窒息

羊水吸入、脐带绕颈、胎盘早剥、前置胎盘、剖腹产等，日后发病率明显增加。

（四）中枢神经系统感染

各种脑炎、脑膜炎、脑脓肿。愈后部分病人可有婴儿痉挛症后遗症。

（五）中枢神经系统寄生虫病

脑血吸虫、脑囊虫病。可引起婴儿痉挛症，较少见。

（六）颅内肿瘤

小儿肿瘤，较少见。

（七）脑血管病

小儿血管畸形产生婴儿痉挛症，较少见。

（八）中毒

煤气、农药中毒以及全身性疾病如肝性脑病、急进性肾炎、尿毒症等均可引起婴儿痉挛症发作。

（九）营养代谢性疾病

如低血糖、糖尿病昏迷、维生素B6缺乏、甲亢等均可引起婴儿痉挛症发作。

（十）外伤

包括开放性外伤和闭合性外伤。

（十一）遗传

癫痫病人子女的婴儿痉挛症发生率为1/500。

（十二）免疫力低下

有些婴幼儿经常感冒发热是免疫力低下的原因。

二、临床表现

（一）鞠躬样痉挛

突然发生短暂的全身肌肉痉挛，躯干和腿弯曲，双臂向前向外急伸。

（二）点头样痉挛

肌肉痉挛局限于头颈部，出现点头样发作，前额、面部易出现碰伤。

（三）闪电样痉挛

持续时间非常短暂，只有当发作时碰巧注视着患儿才能察觉。不典型的发作有不对称的痉挛，头向一侧旋转或一侧肢体抽搐，伸性痉挛，头向后仰，眼向上翻，伸腿，呈角弓反张。

孩子长到几个月时，如果出现点头弯腰样的抽筋，这种情形可能就是婴儿痉挛症。

婴儿痉挛症除全身抽筋外，更为严重的是还会导致智力障碍，一旦确诊应立即治疗。治疗开始的时间越早，病儿脑损害的程度就可能越轻。目前，用于治疗婴儿痉挛症的主要药物是硝基安定和激素，两者合用效果更好。药物治疗过程中，应坚持有规律地给孩子服药，以保持必需的有效血浓度。

为了防止婴儿痉挛症的复发和转变成癫痫大发作或精神运动性发作，即使在发作完全停止以后，药物剂量仍不要减少，而应继续服药2～4年，然后在医生的指导下慎重、逐渐地减药直至停药。此外，家长要特别重视的是，在孩子开始服药时，应每2～3周去医院随访一次，以后每3～6个月复查一次。同时应密切注意药物的毒性表现，定期带孩子到医院检查肝肾功能和血常规，发现异常应及时采取进一步的措施。

三、辅助检查

隐源性婴儿痉挛症有以下特点：①起病前发育正常，神经系统检查及神经影像学正常；②对称性痉挛发作，无其他类型发作；③脑电图（EEG）背景为典型的双侧高峰节律紊乱，在成串的痉挛发作中，各次痉挛之间的EEG可恢复高峰节律紊乱图形；④EEG局限性异常的证据。症状性婴儿痉挛症起病前即有精神运动发育落后，神经系统检查及神经影像学可有异常发现。

（一）EEG特征

婴儿痉挛症发作时期EEG的特征为高峰节律紊乱。典型的高峰节律紊乱表现为脑区杂乱的极高波幅慢波与棘波组成的混合波型，两侧不对称，不同步；棘波出现的部位及波幅变化毫无规律，或呈多灶性；棘波与慢波之间没有固定的关系。

高峰节律紊乱在睡眠期更明显。正常睡眠波形如顶尖波、睡眠纺锤、K-综合波常消失。有研究显示，清醒时高峰节律紊乱的出现率为64%，NREM睡眠I期为86%，Ⅱ～Ⅳ期为99%。1岁以后高峰节律紊乱在清醒时逐渐减少，但睡眠中依然存在，深睡期高峰节律紊乱逐渐表现为周期样发放，两侧不对称可更加明显。

在婴儿痉挛发作时，高峰节律紊乱消失，EEG可表现为高波幅慢波或棘慢波爆发，和（或）广泛性低电压快波。有时可显示为假性正常化，为持续10秒左右的低至中波幅快波或快慢混合波，貌似正常背景活动。

（二）其他辅助检查

神经影像学检查如CT、MRI、PET、SPECT有助于发现脑内结构性或功能性病变。SPECT研究显示，脑血流低灌注区与婴儿痉挛症的皮质损害（常在枕区）有关，高灌注区（常在额区）与癫痫的持续存在有关，类似痉挛的发作终止则高灌注区减少。MRI可发现CT难以发现的脑结构异常。皮肤紫外线检查可发现结节性硬化的皮肤色素脱失斑。各种代谢性试验、酶分析、染色体检查等均可帮助寻找病因。EEG监测下静脉注射维生素B6，可除外吡哆醇依赖症。

四、诊断与鉴别诊断

典型病例根据起病年龄、临床痉挛发作特点、精神运动发育迟滞、EEG高峰节律紊乱等特征，一般不难做出诊断。诊断明确后，应尽量寻找有关病因。本病早期时临床症状可能不典型，EEG尚未出现典型的高峰节律紊乱，此时诊断比较困难，应密切追踪临床及

EEG变化。一般在发病1~2个月内即出现典型的临床和EEG特征。

五、婴儿痉挛症应与下列疾病相鉴别

（一）婴儿良性肌阵挛

类似痉挛的发作亦可成串出现，常在进食时发生。生后数周至数月时明显，通常在3个月后自行消失。症状出现前后精神运动发育正常，无神经系统异常体征。EEG及神经影像学正常。本症为小婴儿的一种非随意运动，无须治疗。

（二）婴儿早期癫痫性脑病

又称大田原综合征，起病年龄较婴儿痉挛症更早，在生后数日至3个月内起病。发作形式为单次或成串的痉挛发作，EEG表现为爆发—抑制图形。多有严重的脑损伤或脑结构性异常。治疗困难，预后很差。部分患儿在4~6个月时转变为婴儿痉挛症。也有人认为大田原综合征是婴儿痉挛症的一种变异。

（三）婴儿良性肌阵挛性癫痫

临床少见。1/3的患儿有癫痫家族史。4个月到2岁起病，发作形式为全身性肌阵挛发作。婴儿期无其他类型发作，青春期可有全身强直—阵挛性发作。发病前后精神运动发育正常。发作间期EEG正常，发作期为全导慢波、多棘慢波爆发。丙戊酸对控制发作效果良好。

（四）婴儿严重肌阵挛性癫痫

特点为出生正常的婴儿在惊厥起病后神经系统状况进行性恶化，出现慢性严重脑损害。25%的患儿有癫痫家族史。首次发作多为热性惊厥，持续时间长，为全身或局部阵挛发作；以后可有癫痫持续状态。1岁以后出现全身肌阵挛发作，并有复杂部分性发作，可全身泛化。肌阵挛出现的同时开始出现发育减缓，并有共济失调、腱反射亢进等神经系统异常。发作间期EEG病初正常，以后出现阵发性3 Hz以上广泛慢波或多慢波发放。闪光、困倦及睡眠可诱发异常放电。治疗困难。卡马西平可增加发作频率，丙戊酸或苯二氮革类药物有效。

（五）早发型Lennox~Gastaut综合征

约不到半数的Lennox~Gastaut综合征患儿在2岁以前起病。20%有婴儿痉挛症病史。多数发病前即有神经系统异常。临床表现为三联征：癫痫发作（不典型失神、失张力、肌阵挛、强直发作等），EEG为广泛性慢波，精神运动发育迟滞。

六、治疗

（一）药物治疗

抗癫痫药物可通过两种方式来消除或减轻癫痫发作：一是影响中枢神经元，以防止或

减少他们的病理性过度放电；二是提高正常脑组织的兴奋阈值，减弱病灶兴奋的扩散，防止癫痫复发。

抗癫痫药如苯妥英钠、卡马西平、乙琥胺、丙戊酸钠等称为老抗癫痫药，其中苯巴比妥、苯妥英钠、卡马西平、丙戊酸钠是目前广泛应用的一线抗癫痫药。但在有些发达国家，由于苯巴比妥、苯妥英钠的一些副作用，已将其列入二线抗癫痫药，仅将卡马西平、丙戊酸钠列为一线抗癫痫药。新的抗癫痫药如加巴喷丁、拉莫三嗪、氨己烯酸、托吡酯等，目前比较新的是优时比的左乙拉西坦片。

（二）手术治疗

1. 脑皮质病灶切除术。
2. 前颞叶切除术。
3. 大脑半球皮质切除术。
4. 大脑联合切断术。
5. 癫痫的立体定位手术治疗。
6. 癫痫的小脑电刺激疗法。经过各种治疗无效患者还可接受微创分离型脑起搏器置入术，效果显著。

七、预后

症状性婴儿痉挛症多数预后不良，主要表现为智力运动发育落后，惊厥难以控制或转变为其他类型的发作。痉挛性发作持续3~30个月，一般1岁后减少，3岁后痉挛发作趋于消失。约半数患儿转变为其他类型发作，多为全身性发作，包括不典型失神、强直性发作、强直—阵挛性发作、失张力发作等，也可有部分性发作。部分婴儿痉挛症发展为Lennox~Gastaut综合征。多数患儿遗留精神运动发育落后。

第四节　儿童肥胖症

肥胖是指一定程度的明显超重与脂肪层过厚，是体内脂肪，尤其是甘油三酯积聚过多而导致的一种状态。

体重是衡量肥胖的重要指标，而体重与身高有关，所以表达身高和体重的关系常用体重指数即体重（千克）/身高（米）。根据调查结果，儿童正常体重指数为15.5~21.2，15~19岁男女青年正常体重指数为18~22，20岁以上为20~24。如儿童期体重指数≥21，15~19岁≥22或20岁以上者≥24，则为超重；如儿童体重指数超过22，15~19岁超过24，20岁以上超过26，则为肥胖。

儿童肥胖症是指儿童体内脂肪积聚过多，体重超过按身高计算的平均标准体重20%，或者超过按年龄计算的平均标准体重加上两个标准差以上。

单纯性肥胖的原因比较复杂，有遗传的影响，有环境因素的作用，还与个人体质特点有关。这些因素相互交错，难以划分各自的明显界线，值得注意的是，儿童肥胖有两个高发期。

一是婴儿期（即1岁以内的孩子）。在婴儿期，孩子活动范围小，吃的食物又营养丰富，加上有的家长给孩子进食不予控制，孩子一哭就给他吃东西。这么一来，便出现肥胖。在婴儿期肥胖的孩子，到二三岁后肥胖现象可以改善，但有一部分则持续发展，一直维持到成年。

二是学龄初期（即6～8岁儿童）。中度以上单纯性肥胖的学龄儿童，开始发胖的年龄多在7岁左右。这个时期的儿童，就餐常不够规律，且有进食过快的习惯。有学者认为，进食过快与肥胖有关。另外，学龄初期的儿童多注重吃主食，而且吃得多，对吃蔬菜则往往忽视。其结果是使体内多余的热量转化为脂肪，导致肥胖。

一、病因

随着人民生活水平的不断提高，肥胖已成为社会问题，特别是儿童，营养过剩、缺乏运动，肥胖者逐年增多。肥胖症是以身体脂肪含量增多为特征的疾病，往往合并脂肪肝、高脂血症、动脉硬化、冠心病及2型糖尿病。据研究，阿根廷、哥伦比亚、墨西哥、德国、芬兰、牙买加等国家出现至少有50%的人超重，15%以上的人患肥胖症。最近出现两种令人担忧的趋势，一是肥胖逐渐向青少年发展，二是由第一世界向第三世界蔓延。在我国，研究发现70%～80%的儿童肥胖症将陆续成为成人肥胖症，所以对儿童肥胖症要加以重视。

（一）营养过剩

营养过剩致摄入热量超过消耗量，多余的脂肪以甘油三酯的形式储存于体内致肥胖。婴儿喂养不当，如每次婴儿哭闹时就立即喂奶，时间长了养成习惯，以后每遇挫折就想找东西吃，易致婴儿肥胖；或太早给婴儿喂高热量的固体食品，使体重增加过快，形成肥胖症；妊娠后期过度营养等，均可成为生后肥胖的诱因。

（二）心理因素

心理因素在肥胖症的发生发展上起重要作用，情绪创伤或父母离异、丧父或丧母、被虐待、受溺爱等，可诱发胆小、恐惧、孤独等，而造成不合群、不活动，或以进食为自娱，导致肥胖症。

（三）缺乏运动

儿童肥胖一旦形成，由于行动不便，便不愿意活动以至体重日增，形成恶性循环。某些疾病如瘫痪、原发性肌病或严重智力落后等，导致活动过少，消耗能量减少，发生肥胖症。

（四）遗传因素

肥胖症有一定的家族遗传倾向。双亲胖，子代70%～80%出现肥胖；双亲之一肥胖，子代40%～50%肥胖；双亲均无肥胖，子代近1%出现肥胖。单卵孪生者同病率亦极高。

（五）中枢调节因素

正常人体存在中枢能量平衡调解功能，控制体重相对稳定。本病患者调节功能失去平衡，而致机体摄入过多，超过需求，引起肥胖。

二、临床表现

肥胖症可见于任何年龄小儿，以1岁以内、5～6岁或青少年为发病高峰。患儿往往食欲极好，喜食油腻、甜食，懒于活动。皮下脂肪丰厚、分布均匀是与病理性肥胖的不同点，面颊、肩部、乳房、腹壁脂肪积聚明显。血总脂、胆固醇、甘油三酯及游离脂肪酸均增高。超声检查可见不同程度的脂肪肝。

严重肥胖者可因腹壁肥厚、横膈太高、换气困难、缺氧，导致气促、发绀、继发性红细胞减少、心脏扩大及充血性心力衰竭，称为肥胖性肺心综合征（Pichwickian syndrome）。

三、诊断与鉴别诊断

最简单又实用的方法是体重测量。肥胖小儿体重达到或超过按身长计算的平均标准体重的20%，有营养过度、少动和肥胖史，呈均匀肥胖而无其他异常临床表现者，可诊断为单纯性肥胖症。超过其同龄体重的10%为超重，20%为轻度肥胖，超过30%为中度，超过50%为重度肥胖，超过100%为严重肥胖。小儿身高的不同对体重的影响很大，因此应采用体重指数（BMI），即kg/m^2（kg为体重，m为身高）作为标准。2000年2月，WHO西太平洋地区肥胖症工作组提出亚洲成人体重指数的标准：BMI 18.8～22.9为正常，<18.5为低体重，≥23.0为超重，25.0～29.9为轻度肥胖，≥30.0为重度肥胖；但是儿童随年龄的不同，BMI值≥85%为超重，≥95%诊断为肥胖。

本病需与继发性肥胖症相鉴别，如垂体及下丘脑病变引起的肥胖生殖性无能综合征，又称脑性肥胖，表现为身材矮小，脂肪主要积聚腰部及下腹部，性发育迟缓，可伴眼底异常和尿崩症；肾上腺皮质增生或肿瘤引起的库欣综合征（Kushing syndrome），表现为身材矮小、脂肪向心性积聚，满月脸，水牛背，四肢细，可伴性早熟、多毛、痤疮、高血压、低血钾；以及其他继发性肥胖症。这些肥胖症各具有原发病的临床特点，可资鉴别。

四、治疗

小儿肥胖症的治疗，最主要的是饮食控制，其次是运动锻炼，太胖的需用药物治疗，关键在于自身下决心以及家长们的监督合作。目前国际上减肥遵循三原则，即不厌食、不乏力、不腹泻。

（一）饮食控制

首先是限制饮食，通过限制饮食既要达到减肥目的，又要保证小儿的正常生长发育。因此，开始时不可操之过急，使体重骤减，只要求控制体重增长，使其体重下降至超过该身长计算的平均标准体重的10%即可，不需要严格控制饮食，热量控制的一般原则为：幼儿按60 kcal/（kg·d），中小学儿童按肥胖程度为80 kcal/（kg·d），超重100%者应给予50 kcal/（kg·d），可每周选1～2天以菜汤、水果或1 200 mL牛奶代替主食。营养成分：蛋白质占20%，碳水化合物占55%，脂肪占25%。多吃杂粮、鱼类、蔬菜和豆制品，其次为家禽和瘦肉类。土豆、山芋、甜食材料及糖果尽量不吃。重症肥胖儿童可按理想体重的热量减少30%或更多来计算。饮食以高蛋白、低碳水化合物及低脂肪为宜，动物脂肪不宜超过脂肪总量的1/3，并供给一般需要量的维生素和矿物质。为满足小儿食欲，消除饥饿感，可进食热量小且体积大的食物如蔬菜及瓜果等，宜限制吃零食和甜食及高热量的食物如巧克力等。

（二）增加运动

肥胖儿童应每日增加运动，养成习惯，应从小运动量活动开始，尔后逐步增加运动量与活动时间。早期应避免剧烈活动，以免增加食欲，常做的运动可为：每日餐后1 h，慢跑30 min或爬楼梯、跳绳、打球、跑步机跑步、游泳，要做到身体能耐受即可，不提倡做无氧运动。

（三）行为治疗

教会患儿及家长行为管理方法，年长儿应学会自我监测，记录每日的体重、活动、摄食及环境的影响因素等情况，并定期总结，父母帮患儿评价执行治疗的情况及建立良好的饮食与行为习惯。

（四）药物治疗

在饮食控制和增加运动等方法未能收效时可加服药物治疗，主要有4类：食欲抑制剂、促进代谢和产热的药物、影响消化吸收的药物，及促进局部脂肪分解的药物。目前常用的有以下几种：

1. 芬氟拉明　属于食欲抑制剂，促进5-羟色胺的释放，还可以降血糖、降血脂。每晚睡前服40 mg，治疗6个月，安全有效，每月可降低体重2～4kg。5岁以下不用，患有抑郁症、癫痫者禁用，常见副作用有腹泻、口干、嗜睡等。

2. 奥利斯他（orlistat）或赛尼可（xenical）　抑制肠道脂肪酶的活性，以减少30%脂肪吸收，应食用低脂肪饮食，每日分3次服360 mg，尚有降压、降血糖、降低胆固醇的作用，甘油三酯下降较少。Norgren用其治疗11例8.3～12.3岁严重肥胖儿，3个月平均减轻体重4 kg，发现轻度的胃肠道反应，需要补充维生素A。

3. 曲美（诺美婷、西布曲明，sibutramine）　抑制5-羟色胺再吸收，增加产热。有致心率加快、血压升高的副作用。成人日服10 mg。未见儿童应用报道。

4. 二甲双胍　影响吸收的药物，有降血糖、降血脂的作用，适用于高胰岛素血症者，剂量0.5～1.5 g/d，分3次口服，肝、肾功能差及酮症患者禁用。

（五）中医疗法

在治疗时也可求助于一些中医疗法，如耳针可抑制食欲，减肥有良好的效果，体针亦然，物美价廉，值得临床推广。

五、预防

1. 孕期避免母亲营养过度和体重增加过多。

2. 围产期保健应包括婴儿喂养的指导，强调母乳喂养的好处，给予母乳喂养的具体指导，并宣传过度喂养的危害。在婴儿期，鼓励纯母乳喂养4~6个月。

3. 在出生后前4个月不添加固体食物。每月测量并记录体重，如果发现宝宝体重增长过速，要给妈妈及时指导，少给、晚给固体食物，尤其是谷类，代之以水果和蔬菜。

4. 早期要培养良好的进食习惯、建立规律的生活制度，避免过度喂养和过度保护。

5. 学龄儿童和青春期少年的自我意识和自我控制能力逐渐完善，加强营养教育和健康教育十分重要，应宣传营养知识，引导正确的食物选择，鼓励多吃水果和蔬菜，去除或减少饮食中多脂，含糖的食物成分。

6. 每天进行至少30分钟的中等强度的体育运动或体力活动。

7. 控制看电视和玩电子游戏的时间，并减轻学业负担。

8. 对已有肥胖和潜在肥胖的儿童，要进行包括饮食调整、运动处方、行为改善、追踪监测和临床治疗的综合性干预措施，但不主张采取饥饿、手术、物理疗法及短期快速减重。

第五节　小儿颅内出血

颅内出血（ICH）又称为出血性脑血管病或出血性卒中，系因脑血管破裂使血液外溢至颅腔所致。根据出血部位的不同，ICH可分为脑出血、蛛网膜下腔出血和硬膜下出血等。无论何种原因所致的小儿颅内出血，其临床表现有颇多相似之处，但预后则视不同病因而有很大差异，且诊断与治疗是否及时也是直接影响预后的关键因素。

一、病因

许多血液病、脑血管发育异常及颅内外其他病变均与小儿ICH的发生有关，可为单一病因所致，亦可由多种病因联合所致。临床由颅脑外伤、新生儿产伤、缺氧常致颅内出血。血小板减少性紫癜、再生障碍性贫血、血友病、白血病、脑肿瘤、晚发性维生素K缺乏症等，也可致颅内出血。

（一）脑血管畸形

脑血管畸形是儿童时期ICH的常见原因之一，可分为先天性、感染性与外伤性。先天性脑血管畸形包括血管瘤和动静脉瘘。感染性脑动静脉畸形如颅内细菌性或真菌性动脉瘤，系感染性心内膜炎的感染栓子所致；人类免疫缺陷病毒感染也可导致小儿颅内动脉瘤的发生。外伤性脑动静脉畸形较少见。其他类型的脑血管畸形有毛细血管扩张、海绵状血管瘤、软脑膜静脉及毛细血管的畸形、脑底异常血管网等。

（二）血液病

血液病是小儿脑血管病的重要病因，血友病患儿的ICH发生率为2.2%～7.4%。小儿特发性血小板减少性紫癜患儿的ICH发生率为10%。其他如白血病、再生障碍性贫血、溶血性贫血、弥漫性血管内凝血、凝血障碍等，以及抗凝疗法，均可导致ICH。

（三）新生儿颅内出血

新生儿颅内出血（NICH）主要发病因素为产伤和缺氧，前者正逐渐减少，后者有增加的趋势。其中，在<34孕周出生、出生体重<1 500 g的未成熟儿的发病率40%～50%。

（四）其他

尚有部分小儿ICH的原因不明，称为小儿特发性脑出血。颅脑外伤、颅内肿瘤、中毒性脑病等，以及维生素K缺乏症、维生素C缺乏症、肝病、高血压或结缔组织病等，均可导致ICH。

二、临床表现

（一）脑出血

系指脑实质内血管破裂所致的出血，常见于大脑半球，幕下脑出血（小脑或脑干）较少见。发病前可有外伤、过度兴奋等诱因。起病较急，常见表现有突发头痛、呕吐、偏瘫、失语，惊厥发作、视物模糊或偏盲、感觉障碍，血压、心率、呼吸改变，意识障碍等。重症患儿一般均有明显的生命体征的改变，并易伴发消化道出血，心肺功能异常，水、电解质紊乱，特别严重者可伴发脑疝而死亡。血肿破入蛛网膜下腔者常有明显的脑膜刺激征。脑室出血常表现为深昏迷、四肢软瘫、早期高热、双侧瞳孔缩小、去脑强直样发作。

（二）原发性蛛网膜下腔出血

原发性蛛网膜下腔出血是指非外伤性原因所致的颅底或脑表面血管破裂，大量血液直接流入蛛网膜下腔；而继发性者是由于脑出血后，血液穿破脑组织而蔓延至脑室及蛛网膜下腔。因动脉瘤、动静脉畸形等血管异常所致者以6岁以上年长儿较多见，且有随年龄增长而逐渐增多的趋势。

常急剧起病，主要表现为血液刺激或容量增加所致的脑膜刺激征和颅内高压征，如颈项强直、剧烈头痛、喷射性呕吐等，半数以上病例出现意识障碍、面色苍白和惊厥发作。病初2～3天内常有发热。大脑凸面血管破裂所致的蛛网膜下腔出血，若病变部位靠近额叶、颞叶时，常可出现明显的精神症状，可表现为胡言乱语、自言自语、模仿语言和摸空动作等。可伴发血肿或脑梗死而出现局灶性神经体征，如肢体瘫痪、脑神经异常等。眼底检查可见玻璃体下出血。

（三）硬膜下出血

婴幼儿多见，通常分为小脑幕上和小脑幕下两种类型。前者最常见，多因大脑表面的细小桥静脉撕裂出血所致；后者多由于小脑幕撕裂所致。硬膜下出血所形成的血肿大多发生于大脑顶部，多数为双侧。位于大脑半球凸面的硬膜下出血，若出血量很小，可无明显症状；若出血量较大，则可出现颅内压增高、意识障碍、惊厥发作，或偏瘫、斜视等局灶体征，甚至继发脑疝而导致死亡。幕下硬膜下血肿通常出血较多，往往迅速出现昏迷，可有眼球活动障碍、瞳孔不等大且对光反射消失、呼吸不整等脑干受压症状，病情进展极为迅速，多在数小时内呼吸停止而死亡。

（四）NICH

主要包括脑室周围-脑室内出血、硬膜下出血、原发性蛛网膜下腔出血和脑实质出血四种类型，小脑及丘脑、基底核等部位也可发生出血。脑室周围-脑室内出血主要发生于胎龄较小的未成熟儿，它源于室管膜下的生发层毛细血管破裂所致，多于生后24～48小时内发病，多数起病急骤，症状进行性恶化，生后不久即出现深昏迷、去脑强直与惊厥，多于数小时内死亡；但少数开始时症状亦可不典型，可有意识障碍、局限性"微小型"惊厥、眼球运动障碍、肢体功能障碍等，症状起伏，时轻时重，多能存活，但易并发脑积水。新生儿硬膜下出血临床表现与前述硬膜下出血相类似。原发性蛛网膜下腔出血临床表现与出血量有关，轻微出血时可无任何表现，仅有血性脑脊液；出血较多时，常于生后2～3天出现嗜睡、惊厥，可致出血后脑积水；大量出血较罕见，病情严重，生后不久即死亡。脑实质出血程度差异很大，大致可分为点片状出血、早产儿多灶性脑实质出血及脑血管畸形所致脑实质出血：单纯点片状脑实质出血临床无明显的神经系统症状，一般不会遗留严重问题；早产儿多灶性脑实质出血多发生在孕周和出生体重很小的早产儿，神经系统异常表现明显，预后不良，结局是多灶性脑组织液化；脑血管畸形所致脑实质出血多为突发性，预后与出血灶部位、大小、周围组织受压水肿程度、治疗状况均有关。小脑出血可因压迫脑干而出现四肢瘫痪、呼吸浅表、反复窒息发作等，短时间内死亡。

三、辅助检查

（一）实验室检查

1. 一般检查　ICH时可有贫血，血沉加快，周围血白细胞数增加，如为白血病所致时可见幼稚细胞。任何原因所致的脑出血，均可出现一过性蛋白尿、糖尿及高血糖等变化。

2. 脑脊液检查　适用于蛛网膜下腔出血的诊断，如发现均匀血性脑脊液，除外穿刺损伤即可明确诊断。在新生儿，尚可借助脑脊液内有无含铁血黄素巨噬细胞而予以区别，若有则为新生儿蛛网膜下腔出血。血性脑脊液可持续存在1周左右，离心后上清液的黄染逐渐加重。另有脑脊液压力增高，蛋白多增多，糖正常或稍低等表现。但如有严重颅内高压表现，或临床怀疑其他部位的ICH，则应暂缓腰穿检查，以免诱发脑疝。

3. 硬膜下穿刺检查　适用于幕上硬膜下出血的诊断，对新生儿和前囟门尚未闭合的婴幼儿在前囟的侧角进行硬膜下穿刺即可确诊。若为硬膜下血肿，可流出含有大量蛋白质的红色或黄色或水样液体。为明确硬膜下血肿是否为双侧性，对前囟门的两侧均应穿刺。对新生儿穿刺后流出0.5 mL以上的液体即有诊断意义。

4. 病因学检查　应结合病史与临床表现进行相应检查，如血象、凝血功能、骨髓穿刺等，以鉴别出血原因。

（二）其他辅助检查

1. 颅脑CT　是确诊ICH的首选检查，可精确判断出血部位、范围，并可估计出血量及查见出血后的脑积水。

2. B超　适用于前囟未闭的婴幼儿。对ICH的诊断率较高，可以随时了解血肿及脑室大小的变化。

3. 磁共振血管成像或脑血管造影　是明确出血原因和病变部位最可靠的方法。尤其是脑血管造影，既可确定诊断，还可进行介入治疗。

4. 脑电图　脑出血时行脑电图检查，可发现出血侧有局限性慢波灶，但无特异性。

四、诊断

任何小儿出现上述临床表现时，均应考虑到ICH的可能性。如有出血性疾病史或有外伤等诱因，而无明显颅内感染表现，更应考虑本病。应及时进行影像学检查，明确病因。

五、并发症

可致偏瘫、失语、惊厥发作、偏盲、感觉障碍，意识障碍、反复窒息发作等，严重者可伴发脑疝而死亡。并易伴发消化道出血，心肺功能异常，水、电解质紊乱，脑积水等。

六、治疗

（一）一般治疗

应卧床休息，保持安静，减少搬动。如因特殊情况（急诊检查及手术治疗等）需搬动病儿，应保持头部固定。昏迷病儿应置于侧卧位，保持呼吸道通畅。有高热时应及时降温。如有头痛、烦躁，可给予适当镇静药。注意保持水电解质酸碱平衡及足够的热量供给。对新生儿脑室周围—脑室内出血应注意纠正低血压，将血压提至适当水平。

（二）病因治疗

针对不同病因给予相应处理。对于血小板减少所致者，应及时输注血小板或新鲜血；对于血友病患者，应输注Ⅷ或Ⅸ因子；对于感染所致的弥漫性血管内凝血的低凝状态，应选用有效抗生素及抗纤溶药物；对于维生素K缺乏症，应输注维生素K和凝血因子复合物或新鲜血等。

（三）对症治疗

症状严重时，应及时处理，如积极抗惊厥和控制脑水肿、颅内高压等。抗惊厥常用氯硝西泮、水合氯醛、苯巴比妥及苯妥英钠等。脑水肿的处理常用肾上腺皮质激素。颅内高压者可静脉推注脱水剂或利尿药。

（四）腰椎穿刺

反复腰穿放脑脊液适用于新生儿脑室周围—脑室内出血及小儿蛛网膜下腔出血，可减少脑积水的发生。但如患儿头痛剧烈、呕吐频繁或极度烦躁，甚至已出现脑疝的早期征象，则应禁忌腰穿，以免诱发脑疝。

对于新生儿脑室周围—脑室内出血，通常每次可放脑脊液量3~14 mL。起初可每天腰穿一次，当颅脑CT或B超显示脑室明显缩小或每次腰穿流出脑脊液<3~5 mL时，则可改为隔天一次或间隔更长时间，直至脑室恢复正常大小。总疗程一般为2周至1个月。在整个治疗过程中，需要用超声动态监测。

（五）硬膜下穿刺

适用于大脑半球凸面硬膜下血肿的治疗，前囟未闭时尤为适用。穿刺成功后应让液体自动流出，而不要用空针抽吸，每次流出的液体量不宜过大（一般不超过15 mL），否则可能诱发再出血，甚至导致死亡。穿刺的间隔时间取决于硬膜下出血量或颅内压，一般可每天或隔天穿刺1次。两侧硬膜下血肿者，每天只穿刺一侧，交替进行穿刺。

（六）手术治疗

若出血量较大，脑实质症状严重或出现脑疝等，应早期进行手术，清除血肿。一般病例则应待病情稳定后再行脑血管造影及手术，包括血肿清除和对局部畸形血管的处理等，通常以发病后2周左右实施为宜。对大脑凸面桥静脉出血引起的硬膜下出血，多数可经反复硬膜下穿刺引流治愈，少数需手术治疗。对新生儿脑室周围—脑室内出血并发脑积水，主张反复腰穿放适量脑脊液或加用药物治疗如乙酰唑胺、呋塞米或甘油等，以减少脑脊液的生成，如无效时再考虑手术治疗。

（七）介入治疗

近20年多来，介入疗法迅速发展，使一些原来不能手术或手术困难且危险大的病变得到了治疗，改善了疗效。目前所用血管内栓塞材料可分为固体栓塞剂与液体栓塞剂。前者包括微球、吸收性明胶海绵、聚乙烯、手术丝线、弹簧钢圈、球囊等，主要是靠血流冲击作用将栓塞微粒送入供血丰富的病变区，将脑动静脉畸形或富血管肿瘤的供血动脉分支堵塞。后者主要有硅塑胶液与α-氰基丙烯酸酯两类。临床上应根据不同情况选择适当的栓塞剂与栓塞方法，如对于颈内动脉海绵窦瘘或其他颅内外动静脉瘘，宜行可脱性球囊血管内栓塞治疗。

（八）康复治疗

ICH一旦病情稳定即应进行康复训练，包括被动运动和功能训练等。有肢体瘫痪者应尽早开始瘫痪肢体的被动运动；有失语者应坚持早期进行言语训练。尽早让患儿取坐位和站位，不能独坐可先扶坐，坐位有困难者可先采取半坐位，不能独站可先扶站；开始可每天数次，每次数分钟，以后逐渐延长康复训练的时间。此外，还可辅以针灸、推拿、理疗等，以减轻神经损伤后遗症。

七、预后

脑动静脉畸形易反复出血，复发者病死率较高；如血液流入脑室系统与蛛网膜下腔，易致脑脊液循环通路阻塞，CSF吸收障碍，产生脑积水。脑动脉瘤破裂常产生脑实质内出血，多数病例早期死亡，幸存者多留有神经系统后遗症。

NICH预后与其出血类型有关。脑室周围—脑室内出血的近期预后与出血量大小有关，出血量越大，并发脑积水的发生率或病死率越高；远期随访，出血量大者多发生严重智能减退和运动功能障碍等。小脑出血预后差，生后不久即死亡。新生儿蛛网膜下腔出血主要系静脉破裂所致，出血量较小，大多预后良好；少数也可因先天性颅内动脉瘤破裂所致，病情多危重，预后较差，病死率高达40%。幕上硬膜下出血预后相对较好，而幕下硬膜下出血预后差。

八、预防

预防意外造成的颅脑外伤，尤其有凝血功能障碍的患儿；预防产伤和缺氧造成的新生儿颅内出血；提倡母乳喂养，生后常规补充维生素，以预防晚发性维生素缺乏症；做好预防接种工作，积极防治各种感染性疾病等。

第六节　儿童交替性偏瘫

儿童交替性偏瘫是一种罕见的综合征，特点是交替性偏瘫频繁发作，常伴短暂的眼肌麻痹、眼球震颤，不完全瘫痪的肢体有舞蹈动作及自主神经功能紊乱。进行性智能障碍也是本病的突出特征。

一、病因与发病机理

本病的病因及发病机理尚不清楚。有研究认为，本病与偏头痛有一定的关系，发病机理可能是因为脑内神经代谢通路或产能系统的异常或缺陷，这种异常影响皮层和基底节而产生弥漫性脑病，引发发作性偏瘫等症状。兴奋、啼哭、生气、接触强光、洗澡、特殊饮食都可诱发偏瘫发作。

二、临床表现

本病临床表现为偏瘫出现年龄小于18个月，偏瘫可突然或逐渐发生，常为双侧交替或从一侧转移到对侧，也可始终局限于一侧，少数病人为双侧瘫痪。偏瘫以上肢最重，下肢次之，面部最轻。偏瘫的肢体可有颤动、舞蹈样动作，皮肤冰冷或发热感、苍白或潮红、出汗等；同时可伴有双眼球震颤、双眼凝视。患儿偏瘫在清醒或活动时出现，睡眠特别是深睡以后消失。

本病患儿除偏瘫外，常伴有不同程度的智力障碍，表现为开始说话及行走较其他小儿晚，可有行为异常、活动过多、不知危险，严重者有认识机能障碍，不能入学或学习成绩差。这些智力障碍在开始呈进行性加剧，数年后不再发展。

三、治疗

（一）推拿治疗

辨证施治：

1. 辨证分型　本证以单侧上下肢瘫痪无力，口眼歪斜，舌强语塞等为主。初期患者肢体软弱无力，知觉迟钝或稍有强硬，活动功能受限，以后逐渐出现强直挛急，患者姿势常常发生在改变和畸形等。

2. 治则　舒筋通络，行气活血。

3. 基本治法　背及下肢部操作。①手法：滚、按、揉、搓、擦等法。②穴位及部位：天宗、肝俞、胆俞、膈俞、肾俞、环跳、阳陵泉、委中、承山、风市、伏兔。

（二）微创分离型脑起搏器置入术

人体生理功能的实现由锥体系和锥体外系两个系统共同完成，它们不断发出有规律的电信号，一个管运动，一个管协调。锥体系信号过强，临床上就会出现眼上翻、面部扭曲等；锥体外系电信号过强，临床就会发生偏瘫、共济失调等。磁场能够通用抑制电流使慢波变为快波，所有能够有效治疗偏瘫、共济失调等锥体外系疾病。

（三）针刺治疗

针刺疗法对偏瘫治疗有较好疗效，不但在脑血管病的恢复期可以普遍应用，对部分病例还可早期治疗。

第七节　周期性呕吐综合征

周期性呕吐综合征（cyclic vomiting syndrome，CVS）是一种以周期性或反复发作的严重恶心和呕吐为特征，而间歇期无任何症状，亦无器质性疾病为基础的精神障碍。多见于儿童，但也可见于成年人。

一、病因

目前，本病的病因和发病机制尚不清楚，周期性呕吐综合征的临床症状与儿童偏头痛特征的重叠，支持本病是偏头痛的一种变异形式的说法。因此，有学者提出偏头痛的相关机制和神经元超敏性，可能是引起周期性呕吐综合征的原因。

二、临床表现

周期性呕吐综合征以反复的发作性呕吐为临床特征，严重时可伴有酮症和脱水。发作在一天中的同一时间发生，持续时间亦相似，出现同样严重程度的相同症状。儿童发作的频率常较成人高，但通常持续的时间较短。通常可将周期性呕吐综合征分为四期：前驱期、发作期、恢复期和无症状的间歇期。

（一）前驱期

此期常以腹痛为标志，可以持续几分钟至几小时，预示恶心和呕吐即将开始。一些病儿在前驱早期服药可以阻止病情进展至发作期。也有些病儿的发作是无先兆的，在早晨醒来后就开始呕吐。

（二）发作期

出现不能控制的呕吐或严重的干呕，伴有恶心、腹痛，有时还有畏光、畏声、运动障碍。患儿常有口干、头痛、面色苍白、疲倦、无精打采。喝水常诱发呕吐。呕吐物可能有轻微血污。此外，患儿还可能出现发热、头晕、腹泻、面部潮红、明显流涎。

（三）恢复期

当恶心和呕吐停止时，即开始进入恢复期。患儿重新恢复健康的肤色、食欲和精力。

（四）无症状的间歇期

病儿显得很正常，无任何不适。发作间歇期为2周或更长。大多数病儿可以找到促使发作的诱因。

三、辅助检查

可行实验室检查以及颅脑CT或MRI、脑电图、胃肠道检查（如腹部平片、胃镜、钡餐等）等，必要时进行脑脊液检查。

四、诊断

根据周期性的、反复发作的、不能控制的、无器质性基础的呕吐，而在间歇期正常的特点，不难做出诊断。但对初次的严重发作，通常必须排除中枢神经系统疾病、胃肠道疾病等。

五、治疗

因本病的病因和发病机制尚未完全明确，目前尚无特效治疗方法，应尽量避免感染、食物、晕车等触发因素，对某些心理应激（如家庭和学校因素）也应避免。合理睡眠和饮食，适当应用抗焦虑药物偶可预防发作。现阶段的治疗分发作期支持治疗和预防用药治疗。

（一）急性呕吐发作期的治疗

将患儿安置在光线暗、安静的房间，尽量避免各种刺激，积极给予充分静脉输液维持水电解质酸碱平衡，以防止脱水和酮症发生。在急性呕吐发作期，可用5-HT3受体拮抗剂静脉注射止吐，同时使用镇静药或抗组胺药效果更好。

（二）缓解期预防治疗

预防治疗的目标是降低呕吐发作频率。如果发作频率1个月超过1次或发作延长每次持续3～7天时，推荐预防治疗，包括应用抗组胺药、抗抑郁药。

（三）精神心理治疗

本病除了使用有效的药物迅速控制呕吐外，还应认识到家庭环境和患儿的不良情绪等均可诱发呕吐发作，应积极进行心理治疗。